养 生 精 义

刘战魁 著

U0306051

中医古籍出版社

图书在版编目（CIP）数据

养生精义/刘战魁著．－北京：中医古籍出版社，2012.7

ISBN 978－7－5152－0197－9

Ⅰ.①养…　Ⅱ.①刘…　Ⅲ.①养生（中医）　Ⅳ.①R212

中国版本图书馆 CIP 数据核字（2012）第 084376 号

养生精义

刘战魁　著

责任编辑	刘　婷	
封面设计	韩博玥	
出版发行	中医古籍出版社	
社　　址	北京东直门内南小街 16 号（100700）	
印　　刷	三河市华东印刷有限公司	
开　　本	710mm×1000mm　1/16	
印　　张	24.125	
字　　数	330 千字	
版　　次	2012 年 7 月第 1 版　2012 年 7 月第 1 次印刷	
印　　数	0001～3000 册	
书　　号	ISBN 978－7－5152－0197－9	
定　　价	36.80 元	

‖ 序 ‖

力拓智慧传承教育文化之路

大任于肩：有志者当仁不让

现今国人大多把中华传统文化——儒、释、道、医、易、史等等称之为国学，但是"国学"为何？怕是很少有人说出一二，于是便成为了"中国传统文化知识"的代名词。

中华文化为什么能够历传数万年而不绝？就是因为先圣对于宇宙自然与人自身生命的践证和总结——这些超越古今的智慧文化的本质内涵，经得起任何时代、任何民族的实践验证。智慧传承教育文化是中华传统文化的精髓，因此她绝不是历史、哲学等范畴所能涵盖的，而是真真正正的树国魂、开万世的立命之学、智慧之学。

可是如今一些搞传统文化研究的人们始终跳不出经史、学术的圈子，这样就使得智慧教育文化离我们现实的生活越来越远了。孔子两千多年前就说过：道是"百姓日用而不知"的。只是没有人真正去践证道——践证无所不在的兼容遍透于日常生活中的智慧真理，所以这个"日用"被千百年来的知识分子们给一笔抹杀了，而将其束之于学术、礼教、仕学的殿堂，对老百姓的身心和谐、行住坐卧的生活内容没有起到实质的作用。这样的"传统"谁愿意接受？谁还愿意践证而"知之"？中华传统文化的方方面面都面临这样的问题，就是后人未见证其智慧真义，而使其在实际应用中发挥不了作用，最后来个"传统无用论"就把责任推给祖先了。

举个最形象的例子，现在不少学医者都认为西医是先进、是高端的，而中医过时了。可是有哪个从医者真正践证到扁鹊、华佗"望而知之"的境界？如张仲景直断二十年后发作之病的"上工治未病"之学，于时下西医诊断中可能找到？中医与其他中华传统文化一样，都强调人与宇宙自然共生共存的整体关系、人的身心整体生命运化的和谐性，这些古医家哪个不是生命科学的实修者呢?! 而现在很多中医者都流于下下工了，没有把祖宗的瑰宝继承下来。老百姓就看实际疗效，你没这个本事，就使得人们越来越质疑中医，很多从医者自己也对传统医学越来越没信心。归根结底，无用的不是"传统"，而是阉割传统教育文化的后学们！

文化、科技的发展，应该是以人为本的。可是现代人制造的各种环境的污染、思想的污染却在不断地侵蚀并伤害着人们的身心，破坏自然的生态环境，影响社会关系的和谐发展与生活秩序，人们在不知不觉间，在无知无明的状态下，亲手把自己和子孙后代往坟墓里送。面对这样的现实，我的老师——刘战魁先生的一席话，让笔者深有感触。

先生说：人类文明的发展，必须能够为我们达成身心整体的健康服务，为开发人的根本智慧服务，为繁荣社会、和谐自然服务。如今西医式的科学技术越来越发达，但是在某些方面却给人类自身的生命活动和生存环境造成了越来越大的危害。为什么会造成危害？因为现在的西方科学工作者，基本上不了解人的生命活动与天地间这个自然环境是处在一个整体之中的，不懂得人的生命活动有个总运化法则，不懂得宇宙间存在一个总自然运化规律，不懂得人类社会同样存在发展规律，不懂得是道孕生演化了这一切。因此，他们无法知道在人的生命运化法则与自然规律、社会发展规律及道之间存在同一性与统一体的关系。正是在这样的情况下，社会上才出现了盲目按照商业模式来发展社会文化与科学技术的现象。而发展人类文明所需要的智慧教育文化则藏在东方，数万年传承未绝的智慧之根在中国！

东方的智慧经典《道德经》、《南华经》、《金刚经》、《薄伽梵歌》……都是永不熄灭的智慧明灯。"智慧教育文化"并不是崭新的内容，因为她是五千年世代相传的智慧命脉；同时她又要以全新的面貌出现，要立足于今天的社会现实而赋予其新的内涵，真正为现代人完善身心、和谐生活起到实际作用。并不是我们老祖宗几千年前的文明文化不管用了，而是后人缺乏亲身实证，所以因读不懂其智慧内涵而导致无法运用，这就等于是站在了巨人的身旁而无视其存在一样。我们就是要站在巨人的肩膀上，用生命实证做基础，将智慧教育文化传承下去、发扬开来，这是每个炎黄子孙义不容辞的责任和义务，更是智慧见证者、生命科学实践者、社会教育工作者责无旁贷的使命。

平实又意味深长的话语，却有着振聋发聩的力量，让人感觉到的是先生"匹夫有责"的魄力与担当。

诚然，从唐装汉服的流行，到成年加冠礼、民间国学热的兴起，国人对于振兴传统文化的呼声不能说不强烈，热情不能说不高涨。在躁动空虚的普遍社会心理的影响下，人们向传统文化寻根是有其必然性的，但同时也不可避免地存在厚古薄今或停留于虚浮表象的盲目性，使之仅仅成为一种社会文化现象，而没有从根本上走向自我身心净化的实证之路、智慧教育传承之路。

现今社会流行着"崇古"和"非古"两种对立的极端风气，其中的本质问题，正是人们缺乏对于传统经典智慧内涵的生命实证。崇古者高喊"取其精华"，却没有践证到其智慧性，没有展现出其社会实用性，如此肤浅的认知很容易被人推翻，相互对立地在理论圈中打笔头仗，这样能拿出什么"精华"来为现实生活服务？非古者则高喊"落后"、"糟粕",可是实践是检验真理的唯一标准,对于这些传统经典的智慧之理学明白了没有?脚踏实地地实践了没有?绝大多数人对传统经典读都读不懂,更别说去认识其"智慧教育"的涵义了。我们必须真正学有所知、行有所得才有资格说"取其精华,去其糟粕",否则能够知道"取"什么、"去"什么吗?能够知道怎样"取"、怎样"用"吗?

我们不得不面对今天人类正处在智慧教育断层时代的现实,智慧教育文化传承的开拓之路也必然充满艰辛,甚至要面对众多的不理解和非议。但是"知难而退"绝不是借口,"当仁不让"才是智者的风范。我们需要更多像先生一样能够以身心活动的实证为依据、以智慧传承为己任并敢于奉献和担当的人,需要几代人坚持不懈的共同努力。这不正是《金刚经》中所言"荷担如来"的真实涵义吗?"如此乾坤须整顿,应有异人间起,君与我安知非是!"

教育误区:对古智慧经典现代译本的反思

一位老教育家曾经万分感叹地说:"我们小时候启蒙教育学的是'人之初,性本善',而现在小孩子们学的却是'小猫叫,小狗跳'。"于是,我们不得不重新思考"教育"的本质是什么,目的又是什么?

"师者,所以传道授业解惑也。"传道,是人立命修心的最根本的内容,也就是说要先学做人,然后才能学习各种知识和技能。人于孩提时进行正性端身的启蒙教育,如同在新垦的土地种下智慧的种子,否则长大后就会像没有根基只能在水面蔓延的浮萍了。因此,现在间接或直接喝洋墨水成长起来的青年一代,最大的困惑就是如何摆脱内心的空虚和浮躁,而少年一代则越来越沉迷于骄奢放纵的生活状态。这种表面无限风光的"浮萍现象",最终不得不在自我困惑的疑问中回到对生命之根、教育之根、成长之根、做人之根、文明之根、科学之根的反思中,但反思的结果往往使自己更加迷茫。

正是基于这样的原因，人们开始把目光重新投向经过千百年实践验证的中华传统文化中，以期寻找到人的自我本性之根、智慧之根、生命之根。但是，在如今物质利益高于社会责任与义务的利欲横行之风的影响下，"重译经典"可谓粗制滥造，泛滥成灾。我们要知道，《道德经》、《南华经》、《金刚经》等经典，都是古智者圣人智慧实证的结晶，是智慧传承教育文化的重要内容，其言外之意必须以生命活动的实证来契合，绝不是文字工作者的案头文学，更不是懂一点文言文就能够翻译的，否则那些皓首穷经仍感叹力不从心的古人们就未免太过冤枉了。

在先生的指导下，笔者翻阅了众多智慧经典的古今译解版本，其中不乏为后人推崇的名师大家。我们最先关注的是受众最多、对青少年影响最广的现代普及本，面对这些快餐文化生产出来的速成品，别说智慧内涵的阐释，就是连"治学严谨"四个字也已荡然无存了。

比方说在《道德经》的诸多普及译本中，对于"虚其心，实其腹……常使民无知无欲"是这样来翻译的："减少百姓的思虑而填饱他们的肚皮……永远使百姓没有知识、没有欲望。"对于《金刚经》中"随说是经"是这样翻译的："所到的地方随便讲讲这本经"。想想看，现代的青年人读到这样被歪曲了智慧真实义的译本，还会愿意进入传统智慧文化的修习中吗？那些早就把古智慧经典当成落后思想的知识分子们，更会将其视为宣扬愚昧的证明而厌弃嘲笑。

商家打着"经典"的幌子来谋利，而众多读者没有分辨的能力，也就只能跟着这样的商业文化导向转，像这样妄想以浮躁的心性来摆脱浮躁，怎么可能不失望而返呢？

对于智慧经典的译解，如果失去其智慧性的根本内涵，就不可能展现其对后人生命活动实践的指导意义，不能起到帮助人们启智明慧的的作用，不能符合智慧文化之教育性、传承性、社会性和实用性的要求。其实早在千年前，在文人墨客的手上，就已将其桎梏于门派纷争和学术理论中了，以至流弊于今，并且愈演愈烈。从春秋战国时期皆以人为本、以天道之自然为根、以社会现实为基的百家争鸣，到秦汉以后分门别教、互相批驳，再到后世重理轻行的舍本逐末，于是就出现了时人对明末儒家"圣人满街走，贤人多如狗"的讽言。印度的释伽牟尼也早在两千多年前就留下了"正法时期、象法时期、末法时期"的预言。

为什么智慧教育文化不能像一般的文化知识和科学技术一样越来越向前发展，反而渐趋没落稀罕呢？因为，见证智慧的过程是通过内向性运用意识的活动来完成的，是于提高人的身心健康水平的同时来跃升其智慧境界的生命活动实证的过程；而人们却越来越依赖于外求性的论证方式和逻辑推理，执著于从事物的形式、现象来认知和证明。直到今天，专门做古经典研究的哲学、文学、宗教界人士也仍然盲目地钻进理论学术中，进行艰深繁难的推论。

这样也就不难理解，为什么对《道德经》自古以来就颇多争议，有主张其为消极倒退论的，有主张其为权谋论的……针锋相对，众说纷纭；为什么像《金刚经》这样的超越宗教性的智慧经典，被拘禁在宗教领域，甚至成为玄学、神学的代名词。即便是古代名家也往往因缺少实证功夫、见地不透而妄自穿凿，失其智慧整体性之根本；食古不化而死在前人笔下者也甚多。

比方说对于《道德经》的解读，如王弼、董思靖、憨山等名家也不免将"王公"、"侯王"——人所呈现自觉自由的圣人之智慧境界，曲解为对封建统治者的教导。这样就违背了以人为本的智慧教育意义，与我们每个平常人本所具有的自然质朴之性、所需践证的觉悟智慧无关了。

没有真知灼见就不能够明了智慧经典的真义，反而自以为是地曲解，然后轻易地就为经典扣上"糟粕"的帽子。作为教育工作者，作为想发扬传统智慧文化的社会各界人士，这样来进行智慧教育文化的研究和传播必然会适得其反。

我们对于古智慧经典的学习和解读，一定要结合现实，为现代人的智慧教育服务，不能盲目地厚古薄今、食古不化；同时，即便是普及性的简析版本，也绝对不能流于庸俗粗浅，尤其是青少年教育读本，表达要深入浅出，但于智慧真实义不能有丝毫违背，否则读者必然在误导中反受其害。

　　"执古之道以御今之有"，能够站在智慧整体观的高度，并做到解析的深入浅出，展现出其教育实用性，归根结底还是需要真正的智慧见证者才能为之。因此不可凭一己之私愿来妄解经典。师道尊严，希望我们的教育工作者、文化传播者们慎之又慎。

师传实录：脚踏实地的践证"手把手"的智慧传承

　　笔者的朋友圈中也有不少喜好经史者，甚至几十年专研的也不乏其人，往往出言引经据典，似有所得。但是大家却都面临着同样的困惑，就是除了通过博闻强记、理论上似懂非懂的理解，将其用在文学写作或与人论辩上，对于这些传统经典的学习，在我们现实生活中为什么没有为自己起到启智明慧、修身养性的作用？为什么社会关系依然是疑虑而淡漠的，没有起到促进和谐交往的作用？难道真的有所谓的"历史局限"，传统就意味着"过时"吗？

　　现如今市面上所谓"养生智慧"、"处世智慧"、"经商智慧"等等以"智慧"为标牌的流行文化，对普通老百姓来说，为什么看着是那么回事，而到现实应用中却无法下手了呢？

　　就这样极具普遍性的问题，笔者曾经请教过先生。先生认为：不是古智慧经典过时了，而是千百年来见证到其智慧真实义的人太稀罕了。智慧教育文化是无古今、无国界的，其内涵具有智慧性、教育性、传承性、科学性、社会性和实用性。智慧教育实用的作用之所以在人们日常生活中没有被体现出来，甚至形成了如今智慧文化传承的断代现象，最根本的原因就是——缺乏智慧功夫的实证！

　　传统的智慧教育文化讲究"修身养性"，这是我们每个人呈现身心整体生命活动的根本。身因"修"而正，性因"养"而和，这是处处不离生命实证功夫的。老子讲"虚心弱志、专气致柔、涤除玄览"，释家讲"四果罗汉、智慧五眼"，无不重于理行并进的践行实证。儒家文化在中国千百年来对社会教育影响巨大，历朝历代无以计数的知识分子皆以"儒生"身份为荣，可其中有几人真正注重"止、定、静、安、虑、得"身心修证的功夫内涵？又有几人真正践证到"喜怒哀乐之未发谓之中，发而皆中节谓之和"的智慧修养境界？

就像《南华经》中的故事一样：庄子说鲁国儒者太少了，鲁哀公则认为举国上下的人皆着儒服，怎么能说少呢？庄子答说："儒者戴圆帽，即知天时；穿方鞋，即知地理；佩彩带玉玦，即达人事而至断。明其道者未必如此穿着，这样装扮的人未必真知其道。如果您不相信，可以下令'未达真儒修养境界的人，擅着儒装则处死罪'。"果然，令下五天，鲁国就只剩下一位有真才实学的人敢着儒服。

少真知、欠实证的"口头禅"之风非释家独弊，儒道后学皆从其害。"天命之谓性，率性之谓道，修道之谓教"，智慧教育文化的学习者与为人师者，皆当以此为纲纪。三家之言根本皆不离"道"之生命实证！一旦沦为知识、学术的"记问之学"，就必然失其智慧性，无法指导我们成就身心整体的健康与生活应对的自觉自由之智，那么教育的社会性和实用性作用又从哪里来呢？智慧传承又怎么可能不断绝？先圣言此"不足以为人师"，嘱后世为人师者切莫"毁"人不倦啊！

如此想来，先生在如今重西学而轻国学的普遍观念下，仍然致力于智慧教育文化的传承，并潜心深研传统中医，以继往圣之绝学为己任；在如今趋利浮躁的社会风气下，仍然能够真正俯下身来，用自己的生命实践，一步一个脚印地为后来人踏出一条更为平坦广阔的健康与智慧的践证之路，实在令人肃然起敬。

对于我们平常人来说，大多研读经典却不能解其真实义，想实证智慧却无法下手；书读了不少却不会实际应用，健康没有达成，烦恼没有减少，社会关系没有和谐，自然生存环境日渐破坏。面对这样的问题，先生认为：智慧教育的目的就在于获得身心整体的健康和根本智慧的开发，最终达成人与自然及社会关系的整体和谐性。健康的身心整体是成就智慧的基础，意识修养是达成真正健康的根本，而思想意识必须于日常生活之方方面面的点滴小事中修正，克除自我的偏执性要从产生意识的源头做功夫，从提高事物应对的警觉性入手。

　　在人的警觉意识没有初步建立起来的时候，不能够自觉修正，那么再多的理论也没有办法付诸实际了。这不是通过知识讲座的教育方式和书本的阅读所能够获得的，必须在实际生活中，由真正明理实证之师进行"手把手、传帮带"式的教育传承，随时随地进行解惑纠偏；而且其中还有一点最重要的内容，就是师者的"言传身教"。

　　确实，古时候的师徒传承方式有着现代教育模式难以取代的深意和作用。但是，能够跟在明师身边学习的机遇可谓是千载难逢，而现代人们想在紧张忙碌的工作和生活中抽出一定的时间和精力去寻师问道，也是十分困难的。怎样才能让更多的人如临其境地接受明师的教诲呢？因此我们想到，可以将先生的讲课和生活教学内容进行原汁原味的、全方位的实况记录，让更多的人从中受益，这也是我们出版本书的初衷。

　　"古今中外的一切文化都是为人服务的，而不是人成为文化的附庸"，这是笔者初闻先生《金刚经》的讲课内容时发自内心的感叹。以前很难想象佛经的文化原来可以这样贯穿到最实际的柴米油盐的生活过程中，真正成为生活的智慧、智慧的生活。有惑能解、拿来能用，这不正是我们接受教育、学习文化的目的吗？

　　先生于日常生活中亲传亲授的关于如何学做人的讲课内容也已

整理成书，这是现代版的修身立命之书、人生智慧之书，相信每一位读者都能从中感受到属于真正生命践证者的广阔胸怀和博大智慧。书中针对人们现实生活所存在的健康问题与不符合生命法则的各种生活习惯、偏执习性，从饮食起居、生理心理各方面进行了全方位的养生指导，包括疾病的防治和最方便有效的健身方法，以及开智法等"不传之密"，适合社会各层面人士的养生需求；同时，此书从智慧整体观的高度，将开发人的根本智慧、和谐社会、完满人生作为指导我们生命实践的根本内容。尤其先生对学生们在修身养性的践行过程中所遇到的各种问题，用最平易的生活语言答疑解惑——家庭关系、子女教育，生活和工作的点滴小事，以及疾病康复、心性修养无所不包——从中我们都可以看到自己的影子，困惑疑问就这样随之而解了。

为了能够将先生及其与学生间交流互动的教育内容、将智慧者生活中的一举一动——身体力行的带动与影响如实地呈现在广大读者面前，我们以近几年的讲话录音为依据，力求做到"真实再现"。为了在生活化的辩证施教的内容中突出理论整体的智慧性和教育性，因此以录音资料为基础，由先生亲自对其内容进行了补充和整理，更利于指导广大读者理行并入地进行身心实践，而在书的编校过程中不做任何雕琢，没有任何粉饰；大体保留生活化、口语化的语言风格，直接展现其亲切平易、幽默睿智的生活对话，让读者学习此书就如同先生时刻在身边耳提面命、手把手地教导一般，这样才能够真真正正地对我们修正意识、完美身心做出最切合实际的指导，因此值得每一位想获得健康、完满人生的朋友学习和践行。

就像一些接触过本书内容的朋友所反馈的那样："书中内容怎么好像是特意为我讲的，每句话都直指我内心最不愿碰触的困惑、矛盾与不安，让我看到了身心解放的希望。"

师者的"传道授业解惑"正当如此，直指根本！我们愿为智慧教育师承之路的开拓尽最大的力量。

薪火相传：你就是智慧之火的传播者

"为中华之崛起而读书"，这是周恩来总理少年时期所立下的志愿，言犹在耳。究竟从何时起，我们已经失去了这种主人翁的社会责任感呢？

一个没有传统的民族，是无土之花；一个没有智慧教育传承的民族，是无根之树；一个没有继往开来气魄的民族，是无志之邦；一个没有社会责任感的人，是无德之人。前人经过数千年对自然、社会与人生的实践和总结，将智慧教育文化传承至今；"为天地立心，为生民立命，为往圣继绝学，为万世开太平"，则是我们每一位来者对自我生命的回报与义不容辞的责任。

五千年的智慧文明薪火相传，智慧生命的践证当下即始，智慧教育文化的传承有你我同行，人类社会就会有和谐发展的明天！

最后，感谢田静、周彬、罗钰萍、高琼为本书录入和校对工作所付出的努力。

杨　明

二零零九年四月六日

‖ 引 言 ‖

　　人健身养生的根本之道就在于符合生命运化法则，就在于达成精气神相互转化的统一性，就在于身心行为与周围的生存环境和生活内容达成整体和谐的动态平衡关系，就在于行住坐卧的点滴细行中把握自己的心性。只有这样才能做好静养灵根、气养形神的功夫，这才是合本全末的延年益寿之要诀……

◆ 本书概要

　　《养生精义》分为功夫篇、践行篇、砺炼篇和杂谈答疑下篇。

　　『功夫篇』——人的身心活动是整体运化的，只有达成精气神的和谐统一性，才能真正强化人的生命力，才能符合人生命活动的运化规律，使身心活动达成动态的平衡；这样才能促进身心活动的健康状态发生质的飞跃，才能为开发根本智慧打下坚实的能量基础。

　　『践行篇』——智慧功夫的本质，是以身心健康为基础、以觉悟智慧为根本的。我们如何才能正确地指导自身的生命活动实践，不偏于斜途、盲目伤身？如何才能真正达到康复、延寿、觉悟的目的？必先掌握生命活动的运化规律，树立正确的养生观，这样才能于生活细行中，行有的放矢之功，合内敛涵藏之性。

　　『砺炼篇』——人的成长，是一个逆水行舟的过程。智慧生命的践证，也是在不断磨砺的生活中逐渐进步的。我们如果不懂得智慧文化之理，不对智慧文化之理进行践行见证，那么身心活动就不会产生翻天覆地的变化，就不可能在应对不同的人、事、物时常保觉醒清净的状态；如果没有自强不息的精进，那就不可能产生洗心革面、脱胎换骨的蜕变。因此，若是既想获得智慧的人生，又要获得健康的身心，那就必须从行住坐卧的过程中砥炼自我身心。人只要活在这个世界上，就一定会经历困惑、矛盾与挫折，所以老话说得好："不经一番寒彻骨，哪得梅花扑鼻香。"

『杂谈答疑下篇』——在健身养生活动中，即便能够常年坚持，依然会出现难以维系健康的现象，依然会遇到练功不长功的问题，这是众多锻炼者常会遇到的困惑。那么，出现这些问题的根本在哪里？大多是不明健身功法之理，不懂养生文化之义，不照练与养的要求去做，不知耗与蓄的辩证性。对此，如何安排才能符合身心整体健康的基本要求？我们又怎样才能将健身内容融入到生活的点滴细行之中去？……只有从现在开始，重新认识这几方面的理与行。

◆ 如何学习本书

1. 整体与辩证　首先需要明确，智慧传承教育文化的属性特征：无始无终，无内无外，形式就是内容，现象即是本质，过程即是结果。因此要将本套书作为一个整体来学习。因此本套书六辑为一、一分六辑，篇目、文章亦无主次，要将六辑作为一个整体来学习。

2. 泛读与浏览　要打破平时惯性的思维参照模式，建立起智慧性的整体辩证的思维参照模式，那么在学习智慧传承教育文化的过程中，就不能仅凭理解文化知识和逻辑推理的方式来认知，必须先通过"泛读"来奠定智慧传承教育文化的理论基础。因此在泛读或浏览的时候，切莫执思，切莫强辨。"浏览"式地阅读，可以帮助大家形成记忆中的印象本底，为日后能够与具体的人、事、物形成应对关系、与现实的生活内容相结合奠定基础。

3. 重复与圆熟　反复习读，不要在文字上找任何规律与关系。直至反复阅读到圆熟，如烙印一样印于脑中，为形成智慧性的一触即发的灵感思维而夯实基础。

4. 运用与自然　在重复研读与反复温习本套书的过程中，循书中所讲之理法在生活中展开运用。以理导行，以行证理，理行并进地为帮助自己修炼行神合一的智慧功夫建立基础。像这样学习智慧传承教育文化，则会帮助自身逐渐提升警觉意识，终达熟能生巧的智慧教育之目的，为读者成就智慧人生服务，为顿现自觉自性、自然无为的整体映现功能与辩证应对的觉悟智慧服务。

目录

功夫篇

浅谈人的整体 ······················· (2)
混元整体的内涵/3 ◇ 整体性需功夫实证/4 ◇ 身心整体如何
体现/5 ◇ 从自己开始 从现在开始/7

混元气理论 ······················· (8)
混元气的存在形式/9 ◇ 混元气存在的规律性/11 ◇ 用混元气
理论指导实践/12 ◇ 混元变化观/18 ◇ 混元整体辩证观/26

人的混元气 ······················· (29)
认识人的混元气/30 ◇ 人的混元气的存在状态/31 ◇ "复归
于婴儿"的智慧功夫/33 ◇ 人的混元气的三层面/36 ◇ 从中
混元谈生命整体性/39 ◇ 不断发展的生命科学/40

谈炼精化气 ······················· (42)
酌古斟今话践行/43 ◇ 溯源反思谈炼精化气/44 ◇ 三田之基
与炼精化气原理/49 ◇ 如何炼精化气/56

再谈炼精化气 ······················· (60)

从生命规律谈练与养/61 ◇建二田之仓 通阳关之道/65 ◇从整体的高度看炼精化气/66 ◇不舍不得 破旧立新/67 ◇不断开拓 证本归元/69 ◇内求诸己才是真理/72

炼气化神 ·· (74)
修炼功夫的四层面/75 ◇炼气化神的基本原理/78 ◇气如何转化为神/80 ◇神化气的内容/86 ◇在实践中继承与发展/88

神气形合一 ·· (90)
神气合一的三层面/91 ◇神形合一的三层面/93 ◇神气形合一/93

内气与修养 ·· (96)
健身中的普遍问题/97 ◇内气与丹田的重要性/98 ◇点火催发生命的动力/103 ◇呼吸操培补内气的原理/108 ◇从根本处转变意识/113 ◇生命解放从实践中来/116 ◇珍视健康 学会感恩/120 ◇做健康智慧的人/122 ◇积基树本 理法并入/127

践行篇

功夫的内容 ·· (132)
重新认识功夫的内涵/133 ◇意识修养功夫的三层面/136 ◇从整体观看功夫的内容/139

浅谈沐浴养生 ····································· (142)
生命结构与整体功能态/143 ◇养育生机/148 ◇身心整体的养生观/150 ◇如何沐浴/152 ◇沐浴的三层面/155

如何应对性的烦恼 ································· (161)
正确认识阳气升发/162 ◇功夫修炼的身心反应/162 ◇理入行入 智慧应对/164 ◇合理安排性生活/165 ◇建立正确的养

生观/166

正确对待活子时 ……………………………………（170）
　　情移而动志　冲气以为和/171　◇活子时的生理反应/172　◇能
　　量的蓄与泄/174　◇纵欲消耗生命力/176　◇驾驭感官心意/
　　177　◇活子时的应对法/179

性欲与性爱的关系 ………………………………（181）
　　从生化功能说性欲/182　◇利益观念下的盲目纵欲/184　◇无
　　劳汝形　无摇汝精/186　◇正确认识性爱的本质/188　◇理行结
　　合把握生命规律/190

阴阳双修路难行 …………………………………（193）
　　正确认识阴阳双修/194　◇两性双修障碍重重/196　◇明理正
　　意是根本/197

悟性　实践　真知 ………………………………（199）
　　以正确理论作指导/200　◇悟性与实践/202　◇真知灼见是发
　　展动力/204　◇混化中感受生命变化/205

学习与践证 ………………………………………（207）
　　能量传承的生命妙现/208　◇生命的衍化规律/210　◇智慧功
　　夫才是根本/211　◇异流同源的人类文化/212　◇内求诸己　合
　　度做人/214　◇在理与事的磨砺中成长/216

三口之家话修行 …………………………………（219）
　　孩子的变化/220　◇依理应对生理反应/221　◇觉醒从净化意
　　识开始/223　◇明辨情志反应/224　◇点滴起修　循序渐进/225

砺炼篇

践行《金刚智》 …………………………………（228）
　　学做人的宗旨/229　◇应化智的自然展现/230　◇以光明之心

感恩社会/232　◇修证自我　知足常乐/234　◇修身养性须称法/236　◇自由无碍慎独行/239　◇依法而行/240　◇健身养生须节欲/242

稳踏成长每一步 ……………………………………………（244）
外混元与内混元/245　◇万法助道却非道/250　◇脚踏实地　步步印真/252　◇健康修养　其理为一/255　◇于实践中不断觉醒/256

成长的砺炼与应对 ………………………………………（258）
人生改变须逆水行舟/259　◇不断精进的生命整合/261　◇身心反应的应对/262　◇理论与修养是关键/263　◇求同存异　学会包容/266

心与心的对话 ……………………………………………（268）
信心从本性中来/269　◇成长空间源于意识净化/271　◇智慧传承教育的模式/274　◇直指人心的智慧辩证法/276

杂谈答疑下篇
生命整体的健康态 ………………………………………（280）
交流健身感受/281　◇生命活动的整体性/283　◇练功与调病/285

功夫与能量传承 …………………………………………（286）
神气、神形与炼精化气/287　◇随机应事的分别智/291　◇螺旋体的功用与特点/292

随意发气　伤身害己 ……………………………………（295）
忠言逆耳莫骄慢/296　◇自适其度　称法而行/298　◇用气调治会伤身/300　◇符合生命规律的方便法/302

从练功理法话健康 …………………………………………（305）
丹田的反应/306　◇中脉与开中脉/308　◇对防病与治病的认
识/313　◇念诀的功夫力量/316　◇德行与谦卑/318

智慧功夫的"信愿行" …………………………………………（323）
超常思维和常态思维/324　◇蒸化功能的重要性/325　◇感觉
不是功夫/326　◇诚心　信念　实证/330　◇无古无今　内外一如
/332　◇人的类本质/337

将健康握在手中 …………………………………………………（340）
棒喝与健康/341　◇修正意识的重要性/342　◇浅谈辟谷/347
◇身心印证能量信息/350

健康根本与智慧映相 ……………………………………………（353）
丹田与延年益寿/354　◇健康要从根本解决/355　◇治病方法
与长功/358　◇智慧整体的映相空间/360　◇智慧独立性与整
体性/362

功夫篇

浅谈人的整体

混元整体的内涵

整体性需功夫实证

身心整体如何体现

从自己开始 从现在开始

混元整体的内涵

　　怎么理解身心活动与混元整体的关系？如何看待养生文化与健身锻炼的关系？怎么理解功夫？无论是谁，想要把这几个问题弄清楚，怕都不是一件容易的事。

　　理解这几个问题的关键在哪里？关键就在于让自己建立整体辩证观，让自己形成智慧性的思维参照模式。要建立整体辩证观，应该学习一下混元整体理论。在整个混元整体理论中最强调的就是人、事、物之间的整体辩证关系，所以在学习这个理论的时候，需要通过实践活动来证明人、事、物之属性特征及其相互之间混化以后的那种整体辩证关系。简单地说，任何人要践行见证人、事、物之间的整体和谐性，达成人与自然及社会之间的整体辩证关系，那就需要自己在生存活动与社会关系的交往中去证明身心活动的整体性，即身心形神合一的智慧境界。

　　进一步地讲，这种整体辩证性，是指在我们学习做人的过程中，把自己拥有的各种文化知识和人生经验同生命的实践活动圆满地结合起来，进而形成人、自然和社会不可分割的同一性及统一体关系；也就是说，是人践行根本真理、见证虚寂实相之后获得的整体和谐性的智慧境界，是人身心健康的完美体现。这才是混元整体的根本内涵。

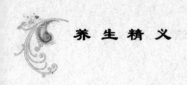

整体性需功夫实证

大家在学习了混元整体理论以后，会经常在口头上强调身心活动及人、事、物之间相互关系的整体性，说这是个整体，那是个整体，我是这样的整体，你是那样的整体，等等。其实，以这样的方式来讲自己理解整体观，那就已经脱离了混元整体理论的本质内涵。人的身心活动要出整体性，那是需要用修养身心的功夫来证明的；人、事、物之间要出整体性，那是需要通过行住坐卧的实践活动来体现的。

怎么理解功夫？功夫是指锻炼活动的时间加上净化思想意识的修养水平以及刻苦用功的产物。功夫绝对不是小孩子玩过家家玩出来的，也不是茶余饭后闲聊聊出来的。

近十多年来，大多数锻炼身体的人连一般的健康都维系不了，就没有必要讨论什么是功夫、什么是整体了。还有一点，大家张口混元气、闭口混元气，可有谁知道混元气理论是在什么基础上建立起来的吗？

"捧气贯顶"这套健身方法原来的名字是什么？叫"捧月贯顶"。混元气理论是在古人的元气论、在阴阳五行理论和现代科学理论的基础上，并结合庞鹤鸣老师多年的身心修养经验和总结数万人的健身活动实践而归纳出来的。说白了，混元气理论是建立在阴阳五行理论基础上的，是通过人之气与不同事物之气的混化而总结归纳出来的。这在混元气理论里已经说得非常清楚了：混元气是由两种或两种以上的物质混化而成的客观存在。

那么具体讲，人处在什么样的生命运化状态下才能符合混元整体观的要求呢？对此，我们是通过自身的实践活动一路见证过来的，当然，我们所证到的这些内容也仅仅只是个开始。

如果从哲学上来看混元整体理论，我们就会发现，它既是一种世界观又是一种方法论体系。据老师讲，这套理论是建立在唯物辩证观和历史辩证法基础上的。学习混元整体理论，可以帮助我们在思想上建立起认识各种各样事物的认识论与方法论，变换我们在认知各种各样事物的参照模式中的参照内容，使学习和实践者的认知能力变得客观、全面、本质、辩证和整体，进而促使人们改变思维参照模式中对不同事物认识上出现的偏颇，比如狭隘、僵化、固执、静止和片面的思想言行。像这样的内容，我在讲课中都讲到过。

简单地说：混元整体观是关于如何学习做人的系统学问。

从智慧功夫的层面来看，混元整体的本质内涵，就是要践证人的实相智慧——这一根本真理，并由此去践证宇宙自然的绝对真理——道。这就对我们每个有这样理想的人提出了一个要求，要学做一个什么样的人？我们认为：做人应该学会做一个心无障碍——不住分别、执著、妄想的人，做一个自觉、自由、平等、博爱的人，做一个自主、自强、健康、长寿的人，做一个圆满觉行的智慧者。

从修身的功夫层面来看，对于人的生理变化而言，我们是这样来认识其整体性的：形体之气的中心在下丹田；五藏之气的中心在中丹田，是以膻中穴里面的心窍为中心的；主导生命活动、或者说统帅身心行为活动的中心在上丹田。当中、下两个丹田合一时，人体生理活动的整体性就会呈现出来；当上、中、下三个丹田合一时，就标志着人的生命活动的整体性呈现了出来。

身心整体如何体现

在"塞其兑，闭其门"（《道德经》）的练功状态下，呈现的功夫境界是怎样的呢？我们力求用简单而又通俗的语言来描述。例如：守天门或百会，其中脉和会阴穴的气血会出现律动的状态。而且任何人践证的中脉，从内视内察和内觉的层面上来看，都会有一条线的不同层次，有相似于一根管的不同层次，还有中脉与三个丹田和谐共振的不同层次。还有一种，是生命活动自然形成的一种生理中脉的存在形式（类似于经络理论中的中冲脉的空间位置）：百会——会阴—两手心—两脚心的不同层次；中脉和脊髓神经组织、脊柱骨组织、脊柱前面的大动脉和体液、脏腑等相互混化的不同层次。这种情况下的混化，属于大中脉混元。各种生理方面的气化和化气的不同层次，以及不同层面的玄关层次等等，在这里就不一一列举了。

从"神、气、形"这个混元整体的角度来说：有神入气中的不同层次，神气合的不同层次，神入形中、神与形合的不同层次；还有神气妙的不同层次，神形妙的不同层次，以及神气形俱妙的不同层次。

我们再从生理方面细化的化气和气化的反应状态来讲：

守印堂时，其自身中的督脉和尾闾的气血运化状态会出现律动；同样在守印堂时，其任脉或会阴的气血运化会出现律动状态；而且其自身的任督二脉，也会发生能量运化方面的律动。同理，如果用意念察照周身的经络，那么任督、卯酉周天、十二正经以及奇经八脉等经络会出现不同层次的气化与化气的整体性的综合反应，而且是不同层次和不同层面的变化内容。

这些经络经脉之气，在进入脊髓时也会出现不同层次的气血律动现象。还有，当这些经络、经脉之气进入到脊髓神经系统时，也会出现不同层次的气化反应现象；当气或说能量信息，能够进入到脊髓神经中央孔时，还会存在不同层次的神气合化反应。

所以，在人的生命活动中，还有很多无法讲完、也无法讲清楚的经络经脉之气与脊髓之气及五脏六腑之气相混化的不同层次和不同层面的内容。

同样的原理，人体中的五脏六腑和四肢百骸都是不可分割的整体，如果意守心脏，小肠的气血是否会产生律动；如果守肺脏，大肠的气血是否会产生律动；如果守肾脏时，膀胱的气血是否会发生律动……

凡此种种，不一一举例说明了。

这种气血的动感是一种特殊的、高级的、融融的律动状态。即使是达到了这样的层面，也还不是究竟，还得做住无所住的智慧功夫，这样才有可能进入到见证智慧真理的境界中。以上只是生理方面的一部分内容而已，还有人的心理活动的整体方面的内容，以及身心整体与自然、与社会的整体和谐性的内容和过程等，无法在这里详细举例说明。

对于以上讲的这些现象和本质、形式和内容、过程和结果，我们认为既是混元的，又是整体的，是人在不同阶段中开发生命潜能的整体运化的生命现象。

从自己开始 从现在开始

每一个整体的现象都是需要我们亲身经历和见证的。无论你是用现代的方法，还是用传统的方法；也不管你是从外练到内，或从内练到外，还是运用无内无外的各种修炼方法，都必定会在不同的层面去经历和见证这样的一些过程。为什么这样说？因为这些都是人走向自觉自由的必由之路。对于那些想在生命科学领域有所作为的人来说，更是如此。

由于今天我们所处的自然环境、社会关系、生存活动以及生活方式、生活节奏和生活空间等，都给我们提出了更高的要求与更多的挑战。我们现在的生态环境已经遭到了全面的污染，从水到空气，从食物到文化等，都对今天的人们提出了这样的要求：加强、加快全面健身的步伐，开发生命潜能和根本智慧，来适应和改善这种越来越浑浊的生态环境。我们不从自己开始，不从现在开始，更待何时？

混元气理论

　　混元气的存在形式

混元气存在的规律性

用混元气理论指导实践

混元变化观

混元整体辩证观

今天我们要讲一下混元气理论。"混元气理论"是原来的叫法，现在叫"混元整体理论"，这个理论是庞老师在 1992 年 9 月讲的。

混元气理论认为，在宇宙中任何存在的物质都不是单一的，而是由两种以上的物质要素混化而成的混元整体。这就是说，在我们今天练功的过程当中所能体会到的混元气，至少是由两种以上的存在混化以后而形成的。

混元气的存在形式

有不少人讲："我练功体会到了先天的混元气。"如果是像大家现在这样的练法，告诉你们，那根本是不可能的。一般的人练功夫是根本就达不到见证先天混元气这个水平的，如果有谁能够体会到先天的混元气，那就至少是已经达到明心的功夫层面了。

混元气理论中讲到这些内容的时候，已经是讲得非常好、非常清楚了，像这样的存在要素混化而成的混元气之整体，它有几种存在形式。在宇宙之中，有两类物质的存在形式：

一种是无形的非实体性物质的存在形式，我们把它称之为混元气。由于这样的混元气存在是无形的，所以凭我们常人的眼睛是看不见的，用手摸也摸不着，它是这样的无形存在，说明它是非实体性的物质存在。

那么另一种，就是有形有象的实体性物质的存在形式，那就是我们日常生活当中看得到的、摸得着的，这样的实体物质存在。

在今天人类所能认识的宇宙自然里，我们所能认识到的事物，关于对物质存在的认识，就这两个方面的内容，两大类的物质存在，到此，关于宇宙间的一切存在都说完了。不过像这样去认识宇宙自然的存在就显得比较粗糙，那么现在请大家跟我一道从以下几个方面去认识不同层面层次的混元气的存在形式。

第一方面的内容，在宇宙自然之中，存在着无形的存在，这种无形无象的存在，在一般的存在意义中没有空间占位性，从肉眼的层面来观察，是一种比较虚态的存在。在这一切无形的存在之中，有一种最根本的无形无象的绝对存在，那就是道之体的虚寂实相的存在状态。

第二方面的内容，在整个宇宙间还自然存在着各种各样的有形有象的存在，这种有形有象的物质是实体性的存在，这种三维性的存在具有空间占位的特性。

无形无象的各种虚无性的存在和有形有象的实体性物质存在，构成了我们人能够认识的这个运动着的宇宙物质世界，以及其全部的整体存在。而且在我们人已经认识的这个宇宙间，这两种物质的存在是相互作用、相互转化的统一体，这样就构成了既对立又统一的一个整体。这是一个什么样的整体？从无形与有形的一切存在来看，是一个混然的呈相互兼容遍透的和谐整体存在。

第三方面的内容，就是对于任何一个实体物质的存在，不仅在其内部，而且在其周围都存在有该实体物质的混元气存在。对此混元气的存在，我们应该了解它是这个实体物质弥散的混元气的形式表现，而实体物则是该物的凝聚态存在。

第四方面的内容，在混元气的理论中，关于混元气的存在与实体物质的存在，都会有不同层面和不同层次的存在。

混元气存在的规律性

对于任何存在的实体物，以及实体物存在的周围，都有这样的一个规律：实体物质的密度越大，由其内部向外延展的混元气的浓度也就越大；实体物质的体积越大，那么其由内至外的混元气的延伸范围也就越广。以上是庞老师在总结混元气存在的客观规律的时候，对它存在的特性所作的具体的描述。

我们人既然已经认识了这个有形事物与无形混元气存在的规律性，那么作为每一个修身养性的人就都应该去践证这个规律：如果实体物质的密度越大，那么它由内而达外的混元气的浓度就越大；在质量相等的情况下，实体物质的密度越大，其混元气的体积的大小与密度的大小成正比，所以密度大、体积大的物质的混元气，由内向外延展的体积越大，其展开的范围也就越广。当然，混元气理论中的这些内容只有依靠自己的亲身践证，我们才会从中证悟到更多的内容。

另外，我们还必须认识到这样的规律：对于任何实体物的结构构成的变化与性能的变化，都可以引起实体物的内部及其周围弥散的混元气的变化，反之亦然。这样的内容非常重要，这对于我们认识自己身心混元气的变化是非常重要的，它具有指导意义和实践意义，所以我们要学习《混元整体理论》这本书。现在只是把这个概念讲给大家听，让大家回忆一下，没有学过的学习一下。

学到这里，有一点需要我们明白，现代物理学中讲到的什么能量信息，或万有引力、统一场等，当然还包括各种各样的磁场、电场、生物场（生命场）等存在，都只是不同层次层面混元气的存在状态。因此，中国古文化里的元气论与现代的混元气理论都已经涵盖了这一切形式的无形存在。混元气实质上涵盖了现代科学认识到的一切"场效应"与一切作用力的存在形式。

当我们看到这样的内容的时候，就要重新去认识混元气的存在特性。我们通过这样的回忆，把混元气这种存在形式搞清楚。混元气的存在特性，一种是弥散的，无形的，看不见摸不着的形式；一种是有形有象的，实体的。我们肉眼能够看到的客观存在的事物就这两种形式。

那么这两种存在形式是怎么样进行相互转化的呢？书中的大意是这样讲的：任何一种无形的混元气存在，它和有形有象的实体物质是呈相互兼容遍透的。不仅如此，书中也讲了它们的相互关系。我们谈到这个相互关系的时候，不是指宇宙之初的"恍惚"、"恍惚"（《道德经》）的那种绝对存在状态，而是讲现如今我们人所能认识到的客观世界的混元气之混化存在的特性。关于这一点，是不容许我们忽视的。

用混元气理论指导实践

如果我们对混元气理论的这些内容都认识不清楚，那该如何指导自己去练功？如何去展示更高级别的身心健康？并且我们在修身养性的过程当中对所看到的人、事、物的认识，就都会变得没有根据了。那么，大家学好这一节的内容对自己修养身心的重要性就不言而喻了。

我们在讲炼精化气的时候，讲了一下这样的内容：在人的骶骨板，腰椎和骶骨这个地方，在腹部小肠这个位置，有关消化吸收的这个功能区域，为什么会有那么强大的混元气场在起作用，即有强大的能量信息场在起作用。功夫界甚至把骶骨和骶骨前面这一块空间区域称作为智能能量库，或称之为雪山，抑或是称之为根达尼等。为什么？因为这里藏有先天之先天的神性——精。这个"精"在什么地方？就在下腹部，有些道家门派将那个地方称之为下丹田，或者称之为筑炉建鼎的地方。在中脉七轮里，这个地方则被称之为生殖轮。在人体生命的这个位置，藏涵了先天之先天的精。这个精与人的生命活动又有什么关系呢？由于这个精具有生生运化不息的孕育特性，所以无论人习练什么功法，都须要在人体中的这个区域来强化生生运化不息的孕育特性。也只有通过强化人的这种孕育特性，才有可能起到培补生命力的作用。

现在再来回顾一下，人生从何来？大家现在已经知道，人的生命源于受精卵。那么人这个生命的最早存在形式是什么样的呢？最早的存在形式就是最初形成的受精卵信息，胎儿的生命发育就是从受精卵信息开始发育成受精卵能量，以后逐步孕育为受精卵细胞生命，再以后就会经历受精卵细胞的裂变分化，然后形成胚胎；是这么一步一步地、生生运化不息地孕育成胎儿的。那么受精卵信息又是从何而来？是从道之虚无而孕生的。

学到这里，大家有一点要注意，精中涵藏的孕育特性一直会陪伴这个个体生命从生到灭的全过程。这也是老子强调处虚守弱的关键之所在。为什么会这样？这其中最关键的奥秘就是老子讲的"道冲而用之久不盈"。我们一定要知道，道的这种冲虚之机，不仅是孕生演化宇宙间一切生命的最初始、最根本的动力基础，还是道孕生演化整个宇宙自然的根本动因、动势、动能和动力。人体生命中的这种所谓先天之先天的精，就包含了这个孕育特性在其中。而这也是老子讲"道生一，一生二，二生三，三生万物"的依据，同时还是阐释"万物负阴而抱阳，冲气以为和"这个阴阳规律的前提条件。通过这样的讲解，我们现在可以认识和理解混元气是因何而存在之规律运化的机理了。

刚才不是说到了物质的密度所对应混元气的浓度，以及物质的密度与体积的相互对应关系吗？当然，物质的密度越大，其物质的体积不一定大，而体积大的物质，其密度也不一定大。密度大的物质其混元气的浓度越大，延伸的广度也可以说是越大的；但体积大的物质，就需要看其物质的密度来决定混元气的浓度的大小了。这样我们就可以回忆一下，在我们讲炼精化气的时候，讲到骶骨板这个地方就说了它为什么会成为能量库，而且还讲了人体能量的三个中心。但是，有一个中心我们没讲，古人练喉结，喉结这个地方是个什么中心，我们没有讲。以后我们再讲关于人的混元气的时候，会把它详细地展开，这样对于我们去认识关于人的混元气的存在，对于它的内涵，就比较明了了。

我们通过回忆以前讲课的内容就会知道，在人体范围内最密集的组织结构应该是脑细胞；那么第二个组织结构的密集区域在哪里？第二个密集区域，应该是人的脏器和腺体；第三个密集组织结构区域，也就是人的骨骼，尤其是骶骨。为什么？因为在骶骨的腔体中藏有马尾神经。

骨骼的组织结构非常的密集，而且还是一个活体。我们知道，在人的下腹部，有胯关节和骶骨等，在骶骨腔内还藏有马尾神经，还有小肠、大肠、膀胱等器官，这些不同的器官具有消化吸收、去粗取精、排浊留清、新陈代谢的功能，而这些功能能够形成相互作用的原初动因、动能和动力正好与精之生生运化不息的规律相关。所以通过能量信息的交换，通过能量信息的激化，我们就可以因此认识到那个地方为什么是雪山、是根达尼，为什么是智能库和能量库的原因。

我们再说一遍：在任何的实体物周围，都会有其弥散的混元气形式存在。我们这个骶骨在小肠的后面，在这一段区域里，在下腹部，在腰椎以下、尾骨以上，在这样一个盆腔的区域里面，骶骨无疑是最密集的地方。密集度越大的物质，它的混元气弥散延展的范围就越大，而小肠、大肠、膀胱等器官又是人体消化吸收、去粗取精、排浊留清、新陈代谢的加工厂，其物理的、化学的、生物的、生命的反应都非常活跃，非常集中。

混元气弥散的范围越大越广泛，那么人自身的感受感觉系统就越灵敏。这种感受感觉系统有几个方面的传导方式：一个就是通过神经系统来感受，来收发信息；另一个就是直接通过神经系统组织的混元气来传达和接收信息。关于这些内容，在混元整体理论里已经讲得比较清楚了。我们在座的很多人都学过混元整体理论，如果没有听过或学过的人，请把我讲的这段内容反复学，这样才能补充上。

现在对我们每个人的要求，那就是须要通过反复学习来认识和了解。认识什么，了解什么？认识和了解在任何一个实体物的内部……当然不仅在其内部，而且在其周围，都有该实体物的混元气存在。例如人的骶骨、马尾神经及小肠、大肠、膀胱等器官，不仅在其组织结构里有混元气的兼容存在，而且在它的周围，还有其弥散的、延展的、扩大了的、自然展开了的、稀疏的混元气场的存在，即能量信息场存在。

通过一定方式方法的训练，这个能量信息场是可以受人之神支配和调动的，因为在这个领域里，有马尾神经与骶骨、小肠等的混元气进行混化。我们可以通过自己的神去感受感知，可以把意识活动的注意力降到马尾神经组织、降到骶骨的这些地方，去感受感知这一区域整体的生理混化功能的运化状态。同时，在人的生命活动当中，还可以帮助加强消化的那个场性的活动，进行相互的混化，使之形成一个整体。而这样的能量对于我们人来说，只要有人的生命存在着，它就是取之不尽、用之不竭的，就好像喜马拉雅山和昆仑山的雪峰一样，总是有化不完的冰雪来滋养大地万物，而人体的这一区域则有化不完的能量。

为什么化不尽？就是因为在前面小肠、大肠、膀胱的区域有着不断的化学、物理、生物、生命的反应，在后面还有马尾神经系统的参与调控，这样就自然地加强了人的意识对自身生命活动的统帅与促进作用。神的统帅作用促进了人的下腹部内与骶骨之间的能量信息场、神经的能量信息场乃至于物理的、化学的、生物的和生命的混化反应运动。在这样综合性反应运动的同时，人的生命场能也同样发生着混化的运动。像这样的能量对于维系正常人的生命活动来说，就是取之不尽、用之不竭的。这样的能量上行可以营养人的五脏六腑，营养人的脑；下行还可以滋养人的四肢百骸。它既可以是智能库，又可以是能量库。

所以，对于雪山的问题，对于根达尼的问题，我们就已经讲得非常透彻了。当然，里面还有更深刻的内容，但不在这里复述了。所谓的根达尼，就像一个原子反应堆，那么它靠什么来激活？靠人的精、神、魂、魄、意之生命运化规律来激活，靠人的精神活动统帅身心行为活动来维系，靠人之精、神、魂、魄、意的五种功能来主导生命活动进行混化。

然后我们再来理解一下这样的一句话："对于任何实体物的结构构成的变化，及性能的变化，或者是属性的变化，以及特性的变化，都可以引起该实体物的内部及周围弥散的混元气的变化，反之亦然。"这句话的涵义非常重要。由于人的神起了主导生命活动的作用，具有统帅身心行为活动的能动作用，就是具有主观能动作用，所以我们这个三角地带——根达尼这个地方，它生命的场能、生物的场能，包括化学的、物理的反应内容等，都是可以受人的神意支配的。这样一来，我们就知道了人的主观意识活动的变化是可以引起生命活动的变化的，那么通过内向性运用意识活动的锻炼，人是可以达到对自身的生命进行健康性活动改造的目的的。因此，人身体的各种变化就成为可能，改变就成为必然了。我们得像这样去认识才行。

"在整个宇宙自然中，任何实体物的存在，都是该物的实体性存在与非实体性存在的统一体。"这句话的涵义我们要能够读得懂才行。怎样理解这句话？比如说，刘老师这个人的实体，以及包括刘老师的身体内部、及周围弥散存在的那个能量场，都是什么？都是刘老师这个人的有形有象的实体性与无形无象的非实体性事物的整体存在。

如果认为除刘老师身体以外再也没有什么其他别的东西存在了，有这样的观点就错了，如果像这样说，那么人的这个整体就不存在了。刘老师这个整体，是包括这个人的实体的存在，还加上身体里面的一切有形有象和无形无象的存在，以及包括这个生命活动的运化内容和运化过程；在这个生命活动的动态运化过程中，还包括其周围都有其弥散的能量场。这个无形的能量场与生命体是融合在一块儿的。把这几个方面的内容结合起来认识，所形成的统一体才叫一个生命存在的整体，否则就不是整体了。

所以，对于这样一个整体，对于这样一个混融合化的整体，我们把它称之为混元体。这个混元体是个"一"，"一"的存在就是一个整体性，它不可分割。是一，不是二；一就是元，元即是一。这个"一"是指人身心活动的整体性，或是人生命活动运化状态的整体性。所以，在不同事物的混元体之间，既可以是互相作用、混化生成更高层次的混元体，也可以分化形成为层次较低的混元体。对于这样混元体的整体特性，人的特异思维或超常智能是可以察知的，而现代的科技技术对它却束手无策。

在这里我们就不探讨现代科学了。刚才讲的神贯穿于整个骶骨、整个下腹部腹腔内肠道等器官的生命运化过程，其中的这个能量混化的过程，实质上是什么？就是生命运化规律之神性主导下的行为。神性主导下的行为是一个经历不断混化的过程，经历了混化过程以后，生命就发生了变化而成为更高级阶段的事物了。反之，一般的人如果不进行锻炼——思想意识方面的修养内容与生命活动方面的锻炼过程，那么生命就会按照有为造作的生老病死的方式进行。这样一来，人的生命机能就会因主观妄为而导致精气神耗损和生命力衰弱……

当然，世间的任何人都会随着年龄的增长而逐渐地变得衰老，但是锻炼的人是可以帮助自己获得健康而延缓衰老的，是逆流而上的积极的人生过程，而不锻炼的人则是顺流而下的人生。我们根据混元气理论的内容，已经把道理说得非常清楚了。

"混元气的存在与实体物质的存在，都会有不同层面和不同层次的存在。"这句话怎样理解呢？在宇宙中还有一种最基本、最原始、最根本的存在——道，由道衍生出的"一"，可以把这个"一"看成是所谓原始层次的元气。这种原始的元气是一种质地均匀、性能没有区别的特殊物态，充满了整个宇宙，并贯穿遍透于万事万物之中，而且还是不可分割的整体。这个"一"简单地说，就是由道而孕生出的冲虚之性，宇宙自然中的万事万物存在皆因这个冲虚之机而生的，阴阳五行规律与生长化收藏的法则同样也因这个冲虚之机来展现的；同时"一"还混化生成了万有层次的非实体性物质的存在①。

关于对道的认识，在这个地方我们也只是简单地过一下、提一下，只有当你觉悟之后，才能于某个刹那间映现道之体——虚寂实相，即对道的这种绝对存在产生一个根本的印象。明心也好，觉悟也好都只是刹那间的事，只是在刹那间呈现了实相的认识而已！然后以这个刹那间的印象为参照标准，其实就是指开悟见道的那个当下，开始人的修证历程。在这里我已经强调好几遍了，要知道悟后方修道。

混元变化观

下面我们开始讲混元变化观。关于混元变化观，我们来看一看，混元气理论认为，任何的物质存在都是处于不停的运动变化过程中的，其运动变化的形式有两方面内容：

第一方面的内容，是实体物质与非实体物质之间的相互混化，古人对此则认为是无生有、有化无，无有相生的过程。要知道这一过程，是混元气进行升降开合聚散化而衍生演化出来的结果。在整个宇宙间，万有万象的生与灭，都与循环往复不止和生生不息之规律的运化相关，都是宇宙自然中的万事万物处在不断运动、变化、发展过程中的具体表现。人类把这种宇宙间存在的不依人的意志为转移的有无相生的现象总结归纳以后，称为"规律"。人通过内求净化自我意识的践行而见证了宇宙实相之道以后，就知道了人脑的智能效应功能态同样存在孕生演化思想意识活动的功能，人的生命活

---

① 关于对此内容的理解，请参看作者在《道德经》的讲课中，对"道生一……万物负阴而抱阳，冲气以为和"这一段内容的释解。

动同样存在升降开合聚散化的运化功能，人的身心活动同样可以在特定意识活动的统帅下演绎出升降开合聚散化的内容。其实，修身养性的根本任务，就是强化意识的净化过程，从而认识和掌握混元气的运化规律——升降开合聚散化。

第二方面的内容，就是任何无形事物与有形事物都是从简单到复杂、再从复杂到简单的运动变化发展过程，也可以认为存在这两种运动变化的方式。但是，其任何事物的运化发展过程，都是在道的背景中或者说是在道之体中完成衍生演化的。在宇宙自然中的任何事物，都在不断运动变化的过程中进行着升降开合聚散化的运动过程，都符合这样的规律，而且其中的每一事物还有其自身的生长化收藏的运动变化过程，这些都是与其自身的以及周围的混元气相互混化而归元的结果。

今天我想补充地讲一讲，关于古人认识的升降开合聚散化这个规律。因为从性质上来看，现在还不能把古人关于升降开合这个内容用"升降寓于开合之中"来涵盖。如果在古人的基础上把升降归纳到这个开合之中，我觉得倒不如说，通过这些年生命科学探讨的实践，发现在自然规律中，不仅有升、降、开、合、聚、散、化这七种属性特征，还有"出"与"入"这两种属性特征。如果要将出与入归纳到升降开合聚散化这个规律之中，那么可以说"出入寓于开合之中"，像这样来涵盖其义会比较好一些。这些都只是我个人的观点，是我通过学习和实证以后总结出来的。因为，讲宇宙间自然运化规律方面的理论，都是人通过践行实证而认识到的。

大家学习的这个混元气理论，从现在的实践内容和过程来看，应该是比较粗糙的。但是，我在这里能补充讲解的内容也不多，需要以后的、未来的生命科学家不断地来丰富混元气理论，在现在的这个基础上不断地丰富前人的经验。以后的人就是丰富我们的经验，我们现在丰富老师的经验，正好符合什么？符合历史辩证法的观点，也符合整体辩证观的原理。我们从哪个角度讲都应该符合生命科学的本质内涵。

　　庞老师讲了混元气的运动性，着重谈到了转化——相互转化的内容，没有谈到具体混元气的实体物质的运动性质。我今天应该讲的是什么？讲混元变化观中的关于实体物与非实体物混元气的运动性质，这也是我通过自身的实践而认识的内容。如果我现在所讲的内容还存在不圆满、不完善的方面，后来者是可以修正的，还可以批评和指正我所讲的理论。但是，如果我不讲，就不能帮助大家解决这么多年来于身心活动实践中所遇到的不同问题和存在的各种矛盾。

　　我们认为，混元气的存在，不管是实体的还是非实体的混元气的存在，都有一个运动态。这个运动态可以是微妙的、微观的运动，也可以是宏观的运动。那么这种运动态的性质，就决定了一个事物的运动变化过程和运动变化内容。

　　打个比方，任何一个具体事物的混元气的存在都具有什么？具有运动性和稳定性的特征。我想应该这样说，具有运动发展性和运动稳定性。这个听起来有点矛盾，我们只能是现在这样说一下，以后我们可以进一步去界定它的内涵与外延。

　　运动的发展性，说明了一个具体事物的混元气的存在，具有运动的向前发展的特征；运动稳定性，描述了任何一个实体客观存在的事物，其内部的运动状态相对稳定。这个运动状态是指内部的运动状态，因为没有一个事物不是运动着的。如果说在这样的前提下，那么就可以直接谈运动性和稳定性了。

　　比如说这个桌子，其整体存在也是处在不停运动的过程中，但是这个结构受结构力的影响，它的内部具有运动过程当中的相对稳定特性，它的发展特性表现为缓慢，或者说非常地缓慢，所以这个桌子它就不会垮掉，做起来以后我们就可以用了，就是这个具体的事物，它具有稳定的结构特性。然而另一个方面，就是一个具体的事物，它的运动发展特性，决定了这个事物通过混化，通过如物理的、化学的、生物的，包括生命的、还有意识的混化，它可以改变这个具体事物的特性和原貌，可以在短期内改变它的原貌。这是由

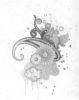

每个事物的运动属性所决定了的。

应该这样来讲，就像我们习练捧气贯顶这样的功法一样，人的意识活动与形体相结合。那么这个形体的特性，比如说，我们肩膀上的肌肉，它的起始点、不动点在肩膀上，它的运动点从这个起始点开始是向远端延伸的；还有的肌肉是相反的，起始点在远端固定，延伸到近端形成运动功能，那么这个肌肉的运动特性就是向近端延伸的。这就构成了这一事物的相对稳定性。但从整个手臂的总体运动特征来讲，这个肌肉是维系运动特性的一个结构。所以，我们习练捧气贯顶，习练形神庄，就是我们更多地运动了形体，运动了膜络。膜络里边包含什么？包含肌肉。那么这所有的肌肉都是什么？都是关于人体维系运动机能的存在。

人的思维活动也是在运动变化过程当中来聚散混元气的。所以我们在做捧气贯顶时，练的这个混元气具有了什么样的属性特征？通过意识和自然之气混化，在这个过程中符合了人体生命的运动属性特征。对此，我们应该知道，这种混化之后的混元气不具有稳定的属性特征。因为人在做这套功法的时候，运动最多的是肌肉。比如我们可以运动身体四肢上的关节，这样混元气的信息量主要集中在人体和四肢上了，它的关键性和规定性也在这里。人的运动系统主要靠周身的关节与各种肌肉来协调，因此只要功法强化了运动系统，那么这种功法所练的混元气就会形成运动性质的属性特征。这样一来，功法强化了人的运动系统的运动功能。只要你运动它，那么自己的周身关节和四肢百骸的经络气血就会因此变得通畅，当然包括周身的肌肉和各种组织器官的膜，也同样会得到强化；如果你不运动它，那么这些地方就会因营养不良而导致功能衰弱、肌肉萎缩等现象。这些现象都是由事物的运动发展的属性特征所决定的。

社会上大多数喜欢锻炼的人，大多喜欢通过动功来达成锻炼身体的目的。比如有些人在十几年的时间里，都能够做到坚持习练捧气贯顶、形神庄、太极拳等功法。他们坚持习练这些功法，直接强化了人形体的运动系统的属性特征，而很少有人练站庄类的功法。

如果练站庄，则会体现出不一样的效果。为什么？因为站庄强化了人生命活动的整体性运化功能，即强化了周身气血，当然也包括五脏六腑与四肢百骸的经络气血的内敛功能，所以像这样练出来的混元气就会呈现出稳定的属性特征。简单地说，习练各种庄法容易强化人的混元气的稳定性。

因此，如果在平时做的动功比较多，那么思想意识活动与运动系统的筋脉皮骨肉的能量信息就结合得越多，这样一来，自己在无形中就强化了混元气的运动特性。导致这种现象的原因，在于习练者在无形中直接强化了运动系统的混元气，比如直接强化周身及四肢方面筋脉皮骨肉的混元气。像这样强化训练的结果，必然会促进运动系统的运动功能及运化机制。这一结果是由锻炼方法与生命活动的生理结构及其运化功能所决定的。因为周身及四肢之筋脉皮骨肉的混元气本身就具有运动特性，所以无论人在平时的生活中是否参与锻炼，思想意识活动总会与之结合，与自身的运动系统发生关系。因此，当人在锻炼身体的时候只注意到了运动形体的时候，意识活动与生理活动就自然会形成一种外向性运动的习惯，那么其所练的混元气也会随着自己应对日常生活琐事，被无辜地消耗掉。

由于练功多年的人，大多都没有形成丹田，即没有把丹田练出来，所以在练各种动功时，就会出现做得越多消耗也越多的现象。虽然习练者在刚开始练功时，会产生明显的康复或健身的效果，但是在刻苦练了两三年之后，就会出现"练的时候舒服，不练的时候就不舒服"的现象。由于在功法理论中缺少或没有强调混元气的稳定性练法，大家不懂得人的生命活动应该遵循生长化收藏的运化法则，没有做到符合生命活动的内敛涵藏特性，所以才出现这样"练功就挺舒服，不练功就不舒服"的缺气状态。

人体中的混元气应该分两部分内容来认识：一方面，是混元气的稳定特性；另一方面，是混元气的运动特性。这两方面是由人生命活动之混元气的属性特征所决定的，这两种特性在维系人健康的生命活动时是相得益彰的，而且还是缺一不可的。如果缺少了混元气的稳定性，而只强化了混元气的运动特性，那么人生命活动里的能量信息或称混元气就很容易随自己的思想意识活动"驰骋畋猎"了，因人的心猿意马随意纵驰了。不管你练什么动功，或者是其他的什么健身方法，其结果都是一样的。因为很多人都不强调练站庄，即使我们强调了练站庄，但站庄的本身还是强化了形体，最初的时候是强化了形体。

那么仅仅只是强化形体，形体的混元气又具有什么特性？具有运动特性，因此人的精气神，或混元气，同样是会随自己应对日常琐事的思想言行而消耗掉的，这是由混元气的运动特性所决定了的。所以不管怎么说，大家所练的功法，大多都缺少练习混元气之稳定性方面的内容。

那么在人体里面有没有稳定性内容的组织结构呢？有。比如人的五脏六腑。人的五脏六腑和骨骼的混元气，都具有相对稳定的属性特征。我们可以观察一下五脏六腑的组织结构，比如说肾脏，大家可以看一看肾脏形体的解剖图。虽然肾脏也会运动，但它的运动特征是向内的。我们可以从肾脏结构中的肾柱来看，它是一条一条的，其组织运动的方向是向内的，而且将脏器器官的外部特征与周身形体四肢的外部特征相比，脏器器官自然会比形体细腻得多，其组织与形体上的肌肉组织相比也要均匀得多。要知道，肾脏器官的运化功能是向内收敛蛰藏的，而不是延伸到身体以外去的。

通过这么多年锻炼活动，我们已经证明了，什么样的形式就决定了什么样的内容，什么样的结构同样也决定了什么样的性质；因此，在这个世界上，无论存在什么样的形式或现象，那都一定会存在与此相关的内容与本质，同时还决定了其混元气的属性特征；反过来说也一样，有什么样的内容就决定了什么样的形式存在，它们是相互影响的，形式与内容、现象与本质、过程与结果本来就是一个不可分割的整体。比如肌肉，就决定了肌肉这个混元气的存在是符合运动特性的，而且质量较脏腑混元气要粗糙一些。

那么我们五脏就不一样了。例如说肝脏，肝脏的运动特征它也是向内敛的。它要生成胆汁，通过肝管到胆囊。肝管是分布在整个肝脏的各个不同的区域，血管也是供应在不同的区域。它是通过放进去、收回来这个运动过程来一开一合的，它就是一个开合。一开一合，这个混元气它不是往外散掉的，而是开合用于有无相生的，是通过疏泄条达与收敛的综合功能来符合生命运化规律的。

肝脏的属性符合肝脏的特性，肾脏的属性符合肾脏的特性，脾脏的属性同样符合脾脏的特性，心脏的属性符合心脏的特性，肺脏的属性符合肺脏的特性。它是由这一客观事物属性特征的功能态来决定该事物之运动状态的。它不是向外延伸的，而是在五脏的区域里面进行相互混化的内容与过程。所以，应该是依据事物的属性特征，来决定其存在状态与运动形式，来看其混元气的运动方向是向内还是向外延伸的。

我们人的五脏之气一般情况下是不容易外越的。为什么？因受其自身结构和运化功能的影响，并且还受躯体混元气所形成的那道屏障来保护。所以人的一般思想意识活动，对于五脏的混元气消耗会少一些。但是社会上，大多数参加健身活动的人都不懂得这些内容，更不懂得这些理论。虽然功已练了多年，却没有学习到这些理论，也因此无法强化这几个方面的内容，所以在练功多年之后自然会出现瓶颈，出现练功不长功的现象。

这种现象的出现，是因为习练者没有认识到人体生命活动具有不同层次层面混元气的属性特征所造成的。总而言之，是人处在不明健身功法之理的情况下造成的。不同的脏腑器官也都是不同的个体，也都只是人体中的一部分而已，人体内司职不同功能的组织器官具有不同的属性特征。相对来说，人五脏之气与周身运动系统的混元气都具有一定的稳定性和运动性，但就二者的运动性来看，五脏之气要稳定得多。

我们这个健身呼吸操刚编出来的时候，还没有总结这么多的理论，大家还没有认识到这个高度上面来，但是今天讲课的时候我们就认识到了。为什么呼吸操启动真气快？为什么能够很快地调动人体生命活动中心的气？就是因为呼吸操培补了五脏六腑的混元气，濡养了五脏六腑这个生命活动中心。人这个生命体的中心它不在四肢上，它在哪里？在五脏六腑里，人的生命体是以五脏六腑为中心的整体；关于人存在的中心，它在脑中心，就是人孕生演化思想意识活动的这个根本处所。

所以，当五脏六腑的气被调动起来的时候——不管是五脏六腑的形体之气，还是五脏相互混化形成的脏真之气——它受粗的运动形体的、肢体的这样一些混元气的包裹，把它屏障住了，所以它不容易外越，它形成了一种生理的自然运动保护机制。但是一定要知道，人思想意识活动的稳定与否，是关系到濡养精气神之修养质量的根本问题。

如果人能够认识到混元气的不同属性特征，就会察觉到自己在健身活动中所犯的错误在哪里，缺憾在哪里。不属于错误就是缺憾，缺憾也是错误。为什么打拳的祖师们会说："练拳不练功，到老一场空"呢？空在哪里？空在没有练脏腑之气这个问题上。他们的运动主要是运动到形体上了。虽然把形体的气练得非常充盈了，但是五脏六腑的混元气却没有被强化。所以有不少武术家都是到了晚年才知道需要养五脏六腑之气的，都是到那时才开始进行这些内容锻炼的——养自己的五脏六腑。不过，到那时就已经显得有些晚了。

从历史来看，上千年以来的养生文化，看一看我们的养生家，像这样的一类人，他们是怎样走过来的？他们都是把自己的精气神凝炼成一个整体，就如"载营魄抱一能无离；专气致柔能婴儿"（《道德经》）一样，展示了人这个生命属性特征的各个不同层次的内容，尤其是以五脏六腑为中心的内容和以人存在为中心的神的内容相结合。炼丹不就是这样的吗？神入气中，入哪个气？是入形体的气吗？不是，是入脏真之气，和脏真之气结合为一体，神气合一。这团气不散，生命长存。所以，过去修仙修道的人可以非常长寿，为什么能长寿？就在于这些生命科学家，在不自觉当中认识到了符合这个生命不同层面事物的混元气的规律性。

那我们讲的这个内容，简单的一句话就是：混元气存在的运动属性，运动属性包括运动性和稳定性这两方面内容。就好像有的人练动功，有的人练静功，练静功的人说练动功低级，练动功的人说练静功愚昧，其实两者的内容是互为补充的，是一个整体，它表现了人对生命活动认识的两个方面。如果我们把运动特性和稳定特性结合起来，无疑对修养身心的生命科学是一大贡献。只有通过我们自身的反思，才能认识到关于人这一事物自然的属性特征与运化规律。

混元整体辩证观

由于世人大多都不认识、不理解养生文化，因此也就极少有人借助现代科学文化来释解传统的养生文化，尤其是新中国建立以来，关于传统养生文化，都将其归于封建迷信方面的内容。所以，当科技革命、社会生产力发展到现在这个状态，反而出现了不能用现代的科学观点来解读或认识生命活动的运化规律的现象。对于古智者圣人给我们留下来的智慧经典来说，现代人已经很难读懂这些古智慧经典了。为什么？因为现代人根本就不懂得只有依靠亲身的实践活动来见证古智慧教育文化，才能印证智者圣人见证的智慧真理。

因此，现代人在解读这些智慧经典时，不仅读不懂古代的文言文，而且还不知道如何通过实践活动来见证古经典中藏涵的智慧性内涵。所以我才说，现代人想了解古智慧教育文化，那是显得非常困难的。

由于现代人解读不出古经典文化里隐涵的智慧性，所以会感觉古经典表达隐晦，我想那应该与当时的生产关系以及社会文化有关系，与当时生产力的发展状态有关系，与自给自足的小农经济的发展模式有关系。对某些理法论述不透，或者是作者的文化基础不够，无法做到言简意赅，抑或是对某些内容没办法用语言来表述，对某种境界的见证不能以语言文字的传承方式来达成，等等，应该是与诸多因素有关，所以才使得现代人错解或误解古智慧经典，才使得现代人不理解生命活动存在不同层次的运化功能，才导致了现代人在改革健身功法与养生文化时出现了失误。

当然，这也是发展现代智慧教育文化过程中必然会遇到的实际问题，因此社会上出现错解、误解健身功法与养生文化这样的现象，也就不足为奇了。所以，我们现在不仅要把古智慧教育文化里的经典篇章翻译成现代文，而且还要结合现代的社会文化与科技知识，结合现代人的生活方式与思维模式来进行释义，当然还得加上自己的亲身实证来证明这个智慧真理作为根本条件。像这样来认识和掌握健身理论与养性精要，才有可能见证并揭示出生命运化的属性特征与规律。尤其是作为我们探讨生命科学的这些工作者来说，应该要在这个层面上、在这个高度上去认识，否则就会堕入到无知无明的泥潭中。

由于后人在阅读古智慧经典时，解读不出其中蕴含的智慧性内涵，因此会觉得其行文生涩隐晦，比如《道德经》、《南华经》、《易经》和《黄帝内经》等，当然还有《金刚经》、《楞严经》及《薄伽梵歌》等。所以大家学着学着，就把古经典中藏涵的智慧性变成了不可知的东西。其实我们对生命的探讨，在这个层面上应该来说是可知的，而且方式方法、修证的路径都是非常明确的。

不管是什么功法，你只要遵循这个客观事物的运动特性和稳定特性，就可以达到和认识这个事物的整体特性。如果我们不能从这两个方面去认识客观事物，没有建立起这样科学的养生观，自然会得出谬误的结果，那么在谈到辩证法的时候，它就没有辩证可言了。所以"文武之道，一张一弛"，运动特性为阳，稳定特性为阴，阴阳要结合，事物才能混化归一，归到混元这个层面上，归到整体这个层面上。

如其不然，大家练功练了很多年，练功不长功的现象也就成为这个不能完全认知生命运化规律的必然结果了。我们学习智慧教育文化的过程，也是不断重新认识生命运化规律、身心活动规律、成长规律的过程，还是不断总结生命科学理论的过程。关于混元气，我们一定要有这样的认识。我们在这些方面提出自己的观点，属于抛砖引玉，以供大家借鉴。

任何一种强调事物的稳定性，而又同时忽略事物运动特性的观点都是偏颇的；强调事物运动发展的这种特性，而忽略了事物发展的稳定特性的时候，也是个偏颇的观点。只有把这两个方面的内容结合起来，事物才是整体的存在状态，才符合自然发展规律，而只有当人的思想言行符合了事物的属性特征与发展规律时，人、事、物才会呈现出动态平衡的发展关系。

简单地讲，就像孩子的成长过程一样，任何一个孩子要长大，在成长的过程中既要长高，又要储备。宇宙间的任何事物要发展，都会存在储备能量信息与运动变化发展的现象交替出现的衍生演化状态，这与孩子的成长道理一样。只要注意观察孩子长身体的现象，大家就会发现，孩子在一年当中长身体的时间，只需要两三天——"噌、噌、噌"就长了几厘米。这样就可以发现，孩子在成长期，用一年的时间来储备生命能量，那么长身体的时间只需要两三天就完成了。

有人会问，孩子为什么能在几天里长高几厘米呢？是因为积累、储备了一年的生命能量。在这一年里，积累与储备的过程正好符合了人这个事物稳定的属性特征。孩子之所以能够长身高，也正是由这种属性特征所决定的；一年只能在几天里长几次，而几天的成长能够长高几厘米。如果把自然运化规律的这一属性特征，拿来衡量现在的企业发展，其道理也是一样的，没有积累，哪来的扩大再生产？

我们现在讲的生命运化规律方面的道理，也适用于社会实践活动。因为今天的社会文化，包括一切社会文化的成果，一切生产力发展的成果，都是人生命力外化所展现出来的成果。只有我们更好地、更深刻地揭示关于人的生命运化规律的属性特征，才会认识到社会文化与科学文化的发展规律与人的生命运化规律及道具有同一性。

人的混元气

认识人的混元气

人的混元气的存在状态

『复归于婴儿』的智慧功夫

人的混元气的三层面

从中混元谈生命整体性

不断发展的生命科学

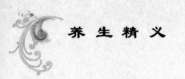
今天还是再讲一讲人的混元气。对我们人来说，对于喜欢养生锻炼的人来说，需要正确地去认识人的混元气。

认识人的混元气

现在有很多人把混元气与丹田气区别开来认识，其实形成丹田气的还是混元气，因为它是复合信息的存在及综合的能量信息存在。由于下丹田是由小肠、大肠、膀胱、骶骨、胯骨、盆骨和马尾神经等组织结构功能的混元气所组成，那么把以上的组织结构功能的混元气有序化以后，我们就称之为下丹田。这里面的内容不还是混元气吗？

混元气的存在性质，主要是由人的组织器官结构和其功能态来决定的。混元气的功能态和运动状态，取决于人的生理组织结构和功能态的状态。我们以前的课中讲到了人体有三个能量聚集区：一个在肚脐里面，一个在胸腔膻中穴的后面——在胸椎骨的前沿，还有一个就在印堂里——在脑中心。如果把这三个地方的气机有序化了，在传统的修行文化中就称之为下、中、上三个丹田。

今天不讲这三个能量聚集区，我们讲一讲关于中脉混元的混元气的存在状态，这是需要我们重新在更高层面上去认识的问题。因为，我们现在的健身呼吸操、梳头操等方法和修养身心的内容，与过去的强调气的练功内容相比较，已经发生了非常大的变化。既不是练结丹，也不是专门练神的独立性，而是要强化人的生命力之精、气、神三者的同一性与统一体关系。正如吕纯阳真人所言："精养灵根炁养神，此真之外更无真。"张景岳对此评曰："此言修真之道，在于精炁神也。"

我们的目标很明确，通过强化人自身的生命力，来促使生命活动的运化功能和身心活动的状态达到高度的和谐统一。所以说，修炼不仅是个炼神的问题，同时也是个炼精的问题，还是个炼气的问题。我们只有更好地认识到人身体的混化过程，才能真正去认识人成长的混元气的存在。只要把人的混元气状态与其中的内容认识清楚了，我们就好练功夫了，就知道了我们练功所要遵循的原则。

其实把定义讲出来，或者说是把范围讲出来，那么我们就很容易理解人的混元气的存在状态。

人的混元气的存在状态

就人的存在来说，在人之初，在精与卵的信息结合的一刹那，至形成受精卵细胞的信息的衍生演化过程，对于这种混沌态，我们称之为人的初始元气。由形成受精卵细胞的信息到演化生成受精卵细胞能量的全过程，即受精卵细胞实体组织未形成之前的那个混沌态，对此我们称之为人的初始混元气。这时在人的初始混元气中，关于人胎儿生命的全息就已经有了，同时也标志着形成人生命活动的整个混元气信息的内容和过程都包含在里边了。当然也可以把受精卵实体细胞形成之前的整个信息能量叫做人的初始混元气。

这个初始混元气，它能够把人在生长发育之初的受精卵细胞裂变发展至胚细胞，胚细胞发展为胚胎，直至形成胎儿，这样的整个过程中的一切信息都包含在里边，当然还不仅仅只是这些内容。初始混元气在人的生命活动或身心行为活动出现任何反应的过程中，始终都包含着巨大信息能量的衍生演化。其中信息能量的生生化化与化化生生，演绎了人这个生命个体从无到有的全过程，也涵盖了整个人类进化、进步的全部历程。

总之，从受精卵细胞通过裂变的运化，发展至胚胎，到胎儿的形成、胎儿的出生过程，对于这一阶段的混元气，我们称之为胎儿的混元气；从出生"哇"地一声开始，至1岁以前的阶段，我们称之为婴幼儿的混元气；1岁至3岁，为幼儿的混元气阶段；4岁至7岁，为儿童时期的混元气阶段；8岁至14岁，为少年的混元气阶段；15岁至35岁，为青年时期人的混元气的运化发展状态；接下来36岁至49岁以前，是中年人阶段的混元气；49岁以后，女性就逐步进入到老年人的混元气阶段，男性从55岁以后，就逐步进入到老年人的混元气阶段。像这样简单地划分一下，来帮助大家对人的混元气进行认识。这样我们就知道了，人的混元气应该有这样必然的成长发展过程。

当胚细胞的发展形成了组织，到形成胎儿的组织器官、骨骼结构，以及到最后脑神经细胞的形成、整个脑的形成，一个生命体的全部完成，这个过程大约要花七个多月的时间。也就是说七个多月的时间，完成了人从最初的受精卵细胞信息的存在，到胎儿生命体的形成。那么，七个多月以后，作为一个完整的生命体就可以开始运作起来，但只是个隐动状态。只有当胎儿出生以后，剪了脐带，第一个声音发出来了，这个生命个体——"人"才被我们这个客观世界所认可，一个新生儿就这样诞生了。

新生婴儿的混元气相对于其他年龄阶段的混元气来说是非常均匀的，但较之出生之前在母体羊水里那种均匀状态已经相差较大了，不过还是可以忽略不计。所以出生后的幼小阶段，婴儿身体的成长速度是非常快的，需要大量的营养；人的意识活动处在质朴的状态下——非常简单自然，因为还没有建立起人自身与周围环境及各种客观事物的主观参照标准，以及各种联系，在很大的程度上，这时的人还只是处于一种自发的自然无为状态。注意，婴儿的这种自发的自然无为境界与人所践证到大智慧之后的自然无为境界是不能相提并论的。

婴幼儿时期是人整体生命活动的迅速成长时期，大量的营养促使身体不断地生长。满月的小孩，体重从出生时五六斤至七八斤不等，可以增加到十几斤，一个月长好几斤。所以，人之初的生命活动就是在这样的自发的自然意识状态下进行的，这是人来到人世间的最初的对宇宙自然的适应过程。

"复归于婴儿"的智慧功夫

　　我们修养身心的目的是什么？从本质上来看，是要符合婴幼儿时期的那种周身混元气的均匀状态，以及其生命力的活泼之性。在婴幼儿这一时期，五脏功能的协调性、形体的协调性，以及形体组织的混元气的存在状态，都没有太大的差别。为什么没有太大的差别？因为这一时期人的混元气基本上都统一于人高速的整体性的"成长"过程中。

　　当然，修养身心之人与婴幼儿时期的生命活动内容是有天壤之别的，因为他们的生命活动内容是需要高度地统一于身心健康的整体性的，而非婴幼儿时期生命活动呈现出的那种自发性的整体性成长状态。其目标就是向智者圣人们看齐，而这些智者圣人们的境界，就是能够常处于内外均匀无别的状态中，具婴幼儿时期的那种生命力状态的"活泼性"，而不是婴幼儿时期的混沌无知的、自发性的生命活动状态。

　　对此怎样理解？我们人通过修身养性要达到的境界，是通过自觉自性、自然无为的身心活动来符合道、自然、社会、人的同一性与统一体关系，使自己的智能效应功能与生命活动呈现出类似婴幼儿时期的那种生命力状态，呈现出婴幼儿时期的那种自然而然的质朴状态。婴幼儿的这种生命力的活泼性与自然的质朴之性，会使人的生命活动呈现出盎然的生机、蓬勃的生机，是回到那样的状态。

　　我们不是要成虚幻不实的仙与佛，即不是人们现代观念中已经神化了的宗教迷信化了的佛与仙，但要成就的是类似于婴幼儿那种非常和谐的、非常活泼的生命活动运化状态。当然不是要返回到婴幼儿时期那种浑浑噩噩的不能自给的智能状态，请注意，我们所要达到的智慧境界是一种自觉自由的、智慧的、自然而然的无为而无不为的状态。那是在人之神主导下的一种自然无为的境界。它符合于什么？符合于生命活动的运化法则、自然运化规律、社会发展规律和道的属性特征。

人在婴幼儿时期，事实上是从无到有的生命运化过程，人本身就具有这种有无相生的运化功能。世上的每个人都具有这样所谓的特异功能，从来都没有消失过，只是我们一直不会运用它而已。很多人喜欢追求这种特异功能，其实没有必要去追求，只要你生命恢复到那样一种净化了的、自然无为的身心活动状态，那么人很多功能就会自然地展现出来。通过修身养性的修炼活动，一个人的生命力状态可以返回到 14 岁，这之后还有一个坎，如果想恢复到 7 岁以前，那就相对要困难得多。

后天返先天的修炼方法，须要通过"载营魄抱一"来进行，但是修道者多不理解"载营魄抱一"的涵义。当然，由于古今以来，也有通过结丹来践行的，这是过去有些修道者所使用的方法之一；还有的是走中脉，这个现在国内国外都有。采用炼丹的方法现在已经非常稀少了，因为没有已经真正结了丹的老师来指导，所以肯定是不好练的，练几十年也结不了个小丹。过去在修丹道的领域，在修丹有成的老师的指导和帮助下，有的用三年时间就可以结成小丹。不过，在民间却极少有人结丹，这种现象可能与修丹文化的失传有关。所以到后来，有些人用十几年、甚至于用几十年的时间来修丹，结果也没结成小丹。所以说，大家不要把练功夫当儿戏，练功夫其实是非常难的。

那么从中脉上走，又有很多种不同的中脉。道家的中脉，就在人体的中间位置有一个管、或者说有一条线，从头顶天门到会阴，这是道家的中脉；佛家的中脉七轮或五轮，从头顶天门到会阴，有个气柱子，在这个气柱子的两边还有旁脉，有的旁脉是直的，有的旁脉是扭着的、螺旋式的；还有的修炼家修出了一个更细的脉，在脊髓管内中枢神经中央孔的里面出了一根脉，叫金刚脉；还有生理中脉，其实，只要是见证了这种生理中脉的人都知道，这种中脉既不是一根线又不是一根管子，从天门至会阴，它自然存在于人体之中。

这些中脉的产生，是因练法的不同和个体生命的差异而造成的不同。但所有的中脉都是围绕着从人体天门到会阴，或中间、或靠后一些，围绕着这个"中"来平衡人的身心活动，来平衡生命活动的运化功能态，来平衡人的经络气血之气化与化气的功能状态。对于这个平衡的理解，应该从生命活动的左右来看、从前后来看、从上下来看。所以密宗讲，人的身体里有左行气、右行气、上行气、下行气这四个气；而中医则把气分成十二正经，奇经八脉，营气、卫气、宗气等等；那么道家呢？分元气、真气等等。各家有各家的分法，各家有各家的练法。其实关于气的理论——气论发展到今天，我们应该既从古智者圣人们的智慧实践去认识，又要结合现代的混元整体理论来实践它。

庞老师讲了一个"混元整体观"理论，给现代人的修证实践带来了方便。根据这个理论的指导，并从我们自身的功夫实践证明，其实人的气应该以人体之中为中，既有左右气，又有前后气，还有上下气，这样才能符合人这个生命活动之整体运化的法则要求。只有当我们完整地、全面地认识到人这个客观事物存在于六合虚空之中、存在于宇宙自然这个环境之中时，我们才能真正明了生命活动的存在意义。

所以，我们探讨的目标较古人的践行途径与方法、较现在人们理解的宗教观是有区别的，但是我们不能摒弃古人对生命运化规律的认识，那是古人用自己生命活动实践所见证的宝贵经验，同时也不否定宗教里边包含着的对生命运化规律认识的内容以及观点。我们正是借助于传统的养生家们、传统的修炼家们、传统的祖师们对生命活动的探讨所获取的经验，结合现代医学对人体生理解剖的分析，以及生命科学对生命活动功能态的认识，并通过自身生命活动的实践，总结出这样一套理论。所以说，人是个客观的复合的整体的智能存在，但人在多维空间层面上还有着不同的事物可以展现出来，这是未来需要我们去探讨的内容。

人的混元气的三层面

人的混元气的存在形式，与生命体的组织结构、脏器的功能态有着密切不可分的关系，人的混元气大致可以分为三个层面：

第一层面，运动系统的混元气。人的四肢百骸——皮肉筋脉骨构成的运动系统具有运动性和协调性，其混元气也具有运动性、流通性和弥散性的特征。这个气在意识活动的支配下，既能向内又能向外。

运动系统构成了我们人生活于这个自然环境的运动协调功能，同时也维系了人的身心行为活动。由于人的运动器官具有维系生命存在的功能，其运动的方向和内容都是向外的，同时也受意识支配来进行生活、学习和工作，运动器官的运动是这样向外的、外延的，所以它的混元气与运动器官的运动方向相一致，也同样是向外的，向外延伸延展的；其混元气具有运动性、流通性、弥散性的特征，是属于运动协调的弥散存在内容。这是生命活动整体运化状态中不可缺少的躯体混元气的基础内容。

第二层面，五脏六腑的混元气。由于五脏与六腑存在着阴阳互生、互化、互合、互离、互根的规律，存在功能态上的联系，因此五脏的混元气和六腑的混元气的运动状态，与五脏六腑的组织结构及其物理的、化学的、生物的、生命的和思维意识的功能态有关。

六腑的混元气既与五脏的混元气相互联系、相互转化，又互为表里，不仅为脏真之气进行有无相生的运化奠定了基础，而且还为我们人体的运动系统输送了能量。六腑（包括胆、小肠、胃、大肠、膀胱、心包与三焦）的混元气的运动内容、运动过程及运动方向，与六腑的实体组织结构和功能态有关。六腑的混元气的属性特征具有开合性、运动性、流通性、协调性和稳定性，与运动系统混元气的特征相类似。

对于人五脏的混元气的认识，也应该从五脏（肝、心、脾、肺、肾）的组织结构和功能态开始。事物有什么样的组织结构，就会有什么样的混元气存在；事物有什么样的功能态，就会有什么样的混元气的运动过程、运动内容和运动方式的存在。五脏的形体组织结构是一种相对稳定的结构，五脏各自的功能态都具有有化无、无生有——有无相生的特性，主要体现在升降、开合与聚散的相互转化之中，体现在有化无和无生有的功能运化的过程中。

人这个生命体中能量的加工、分解、合成、储存以及转化等生命活动，都必须在五脏六腑的运动变化中进行。关于这一点，不仅从五脏的功能可以看出来，也可以从五脏在人体中的结构位置上表现出来。那么五脏混元气的运动过程、运动内容和运动方式在生命当中的地位就客观地体现出来了，它毫无疑问地是人体生命活动的中心。升降开合聚散化，不仅是五脏运化功能的具体内容，而且还是五脏混元气的运动方式——有化无和无生有的运动内容。五脏向内收敛的功能特性决定了其混元气的运动过程。

五脏的混元气具有良好的稳定性、开合性、升降性、聚散性，还具有互生、互化、互合、互离、互根的特性。五脏整体的运化功能状态，形成了有无相生的功能性，形成了符合自然运化规律的循环往复不止、生生运化不息的属性特征，形成了生命运化法则的生长化收藏之属性特征。它不像形体之气那样具有奔放的运动、流通、弥散的属性特征，它是向内收敛的。

五脏的混元气既有左行气与右行气，又有上行气和下行气之分，同时还有前行气和后行气及中行气之分。当然，五脏的这些气都仅仅只是围绕着人的生命运化功能展开的，看似在其生命活动的内部进行，实质上是以五脏六腑为中心而展开的，具有无内无外的功能特征。这种功能展现于内，则是人的运化功能；当这种功能呈现于外时，则展现出有无相生层面的特异功能态。

为什么会存在这样的现象？因为五脏的组织脏器的密度较形体的密度要大，而且质地也更细腻，所以它的混元气不仅可以贯穿其形体的层面，而且这种整体性的功能态还可以兼容于其他事物之中；同时，这个层面的混元气也能使形体之气得以安定。六腑的功能也是一样的，它只是较之五脏的气来说是相对低一个层次的内容。

第三层面，人之神，与所谓的神的混元气。从虚寂实相这个根本智慧层面来讲，神是人自身各脑组织器官的功能态与自身神经细胞的混元气在映现和反应人、事、物过程中，自然呈现出的一种智能效应功能态的整体性，是人的这种智能效应功能态的整体性对各感官功能——眼耳鼻舌身意的直接映现或正常反应。这种智能效应功能态的整体性所显现出来的映现内容与应对过程，都会以心意活动的方式呈现出来。

所以大家不能理解为有一种神的混元气存在，当然，也不能把人之神与各层面的混元气之间的关系割裂开。人的神不是混元气，而是人反映自然环境、应对社会关系的一种智能效应功能态的整体性的存在，它不同于五脏的混元气。人的神与各层面混元气是不可分割的共存关系，与自身生命活动中各层面的混元气呈兼容遍透。所以，自身生命活动中各层面各层次的混元气的属性特征，也都符合神的属性特征要求。

人之神是这样的一种特殊存在，具有统帅性、主导性、兼容性、遍透性、随意性等属性特征，并符合五脏六腑及四肢百骸的属性特征。

在人的脑中心——人的脑神经组织细胞的结构中，其混元气的运动特性，并不像形体的气是张扬的，但是它又能够符合生命存在的内外统一的特性。

我们通过对人之神及脑神经组织细胞结构、及各脑器官组织细胞结构的混元气的运化功能的讲解，对形成这种整体性智能效应功能态有了认识，并了解了其因此形成的智能效应功能的动态整体性具有接收、识别、加工、综合、储存、拣择、提取和发放等特殊功能，由此而知，这就是人的神所体现出来的功能分工。

以上是对人的神与气，对五脏六腑的组织结构功能的简单认识，以及对形体运动器官的组织功能的认识，依此来谈混元气的不同层面。这几个层面的气都得由神来统一，统一到中混元的功夫境界中。只有把它们统一起来、贯穿起来，才能由中混元来完成生命结构的统一与整合。关于神与智慧的内容，在讲智慧的规律中会进行详细的论述。

从中混元谈生命整体性

中混元实质上是什么？中混元不是中脉，它没有大小、粗细、内外的分别，是一种非常均匀的状态，是玄关以上层面的内容。它是把左行气、右行气、上行气、下行气、前行气和后行气及中行气统一起来的一个整体。中行气一般是不明显的，它需要我们自己来锻炼，另外通过精神活动的净化，通过生命活动的实践，来使它展现出来。所以，中混元这个东西，只能叫中混元，而不能叫中脉。中混元什么时候形成？那是开了中脉、通了中脉以后的事。

中脉混元能够强化人生命活动的整体和谐性，从前、后、左、右、上、下六合还包括一个中——注意！这个中不要单纯地理解为中间，而是既在中间之中，但又不离这个中之外的内外无别的玄关境界——是在这个层面得到完整和谐的统一的，即七个方面的内容得到完整的和谐统一。光说六合的虚空还不行，六合的存在也不行，还有中在里边，中混元在里边。当然只要能够达到中混元，那么其他六合的内容也就消失了，成为一个混元的混然整体了。

所以，每个人就要这样去认识中混元。中混元是把左混元、右混元、前混元、后混元、上混元、下混元，包括中混元自身的运动全都统一起来。只有当你把左右、前后、上下统一起来的时候，才有这个"中"——中混元。"载营魄抱一能无离"的功夫是这样诞生的。即使我们出了中脉还不能代表中混元，中混元的概念不同于中脉的概念。中混元必须得把五脏六腑、把四肢百骸全部统一到"中"上去，这样中混元才能真正被形成，那时人的生命活动和精神活动就完整地统一起来了。这是我们研究和践行的方向，也是我们正在实践的内容。

大家不要觉得有中脉就很了不起，那才是个开始。你有了下丹田，才是个最初的开始；有了中丹田，又是一个开始；有了上丹田，还是个开始。一下子开了三个丹田，是不是开始？同样还是个开始。有了中脉或中混元是不是开始？也是个开始，它只是走向更高级别身心整体健康的开始。所以在功夫层次上，在智慧功夫层面上，只有不同层次层面的进入和更高级层次层面的整体呈现，没有终极与终点。只要我们有这种追求，就可以逐步地见证到；只要我们努力去做，我们就可以通过自身的实践去印证它。

不断发展的生命科学

今天讲气讲得很少，但是对如何去认识气就讲得多一点。其实我这个水平也讲不出更多的道理，希望未来的生命科学家们一起来丰富和完善关于对人这个生命之气所存在的内容和运动规律的认识。我今天这样讲，只在抛砖引玉，只是为以后的人们提供一个探讨的方向。

人对生命科学的探讨已经非常久远了，从中国的历史上来看，古大德好像都是讲得非常简单，其实不然。据史籍记载，黄帝至崆峒山见广成子求道，广成子告诉他说："至道之精，窈窈冥冥；至道之极，昏昏默默。无视无听，抱神以静，形将自正。必静必清，无劳汝形，无摇汝精，乃可长生。"在那个久远的时期，我们智慧的祖先们就已经有了非常完善的修炼方法体系，关于这一点，大家从以上的引文中可以看出。

但是时代变了，人类社会的科技文明已经有了空前的发展，所以在智慧教育文化发展的过程中，自然会发展符合今天这个时代的智慧教育文化的养生理论体系，但其智慧教育的本质内涵与古义无有差别。

所以大家应该明白，任何时期的智者圣人，对人认识的理论和实践都是不断向前发展的，没有终极。我们今天讲的内容只是把中医学、西医学及现代生命科学对人体生命活动的认识结合起来讲的，把古今中外智慧修行家们对生命实践的认识结合起来讲的，希望大家好好地学习这些内容。切记，不要执著！

谈炼精化气

酌古斟今话践行

溯源反思谈炼精化气

三田之基与炼精化气原理

如何炼精化气

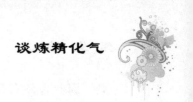

昨天我们说，要讲"炼精化气"的课题。这个问题不讲明白，以后练功就成问题了。从古至今，任何人修身养性、做功夫都会遇到炼精化气的问题，而且这个话题已绵延了上千年。无论是哪一个养生修炼的派别都会去研究、探索如何进行炼精化气。

酌古斟今话践行

时代不一样了，社会文化和科技文明发展到了今天，我们对这个问题得重新去认识。但是，古人几千年以来对炼精化气的认识不可以丢弃，为什么？生命科学是以承接古大德和今天我们自身的生命活动实践的践行成果，并借助于现代科技文化知识来发展的。结合古人养生文化的认识、对生命的认识，结合今天的科技文化成果去认识，在这个基础上，现代的养生文化和实践就有了新的天地。

我的有些东西是老师传的，有些东西是自己悟的。像呼吸操是怎么编创出来的？一是老师给我们传授了理论，通过理论知识的学习而受到了启发；二是靠自己在平时生活中能够坚持不懈地把所学的理论用于修养身心的实践活动中，在这个过程中去融会贯通而获得的真知灼见；三是形成勤思考、重研究的习惯，这样才能产生灵感智慧，了悟出来。

每一个出智慧功夫的人都是这样经历的。只有脚踏实地去学习、去践行、去印证，那么真知灼见才会在践证的过程中自然地产生出来，因此也就有很多古人的践行经验能被我们证明。比如证明炼精化气的生命活动就是这样的。

溯源反思谈炼精化气

炼精化气，是通过强化人的神经系统同五脏六腑及各层面腺体的相互协调的功能，从而促进神与生命运化功能的整体协调性，使人体中各种精微物质的有化无、无生有——有无相生的功能得到全面加强的过程。

炼精化气，一般来说分三个基础阶段。其一，打开中、下二丹田，进行丹田点火；其二，二丹田之气与脊髓神经进行混化，让气循行起来，促成神与气的混化；其三，打开上丹田和喉结，与人周身之气形成整体；其四，再回头来打开会阴穴（海底轮）和下丹田（生殖轮），并在这里进行筑炉建鼎。关于筑炉建鼎的具体内容需要有一定的针对性，需要对不同功夫层面的人进行具体指导。这样才有可能把精气化到脏腑和四肢百骸里去。需要特别注意的是，前两个阶段都是准备阶段。

第一个阶段，是打开下丹田和中丹田。为什么要把这两个丹田打开？这是从炼精化气的机制上去完成生理方面的基础内容。打开这两个丹田，就完成了我们第一步的准备阶段，炼精化气的第一阶段的第一部分基础内容。

如果仅仅只是打开了下丹田，依现在社会上流行的各种功法的练法，是完成不了炼精化气这个阶段任务的。因为现今的这些练法，跟古人的那些能够炼精化气的方法体系完全不一样。古人那些练法都是已经通过实践检验了的方法内容，而现在诸多练功方法的编创者自身都没有完成炼精化气的内容，怎么可能使大家达成这一步功夫的基础内容呢？

修丹道的，炼精化气要筑炉建鼎。他们筑炉建鼎的位置非常低，相当于密宗所说的生殖轮这个地方，或是道家说的在关元穴的深处，在那里建鼎。那么火在哪里起？起码在会阴这个地方，或者说是比会阴稍高一点的地方起火。为什么古人修丹道的只开一个下丹田，就可以把炼精化气这个问题解决了？这涉及我们对生命活动运化规律的认识。

当然，开了下丹田能够解决精化气问题的也是极少数人，大多数人是解决不了的。古人练内丹，通过筑炉建鼎，首先在关元穴或气海穴这个地方形成下丹田，然后再巡行于周天，使精化之气充盈于任督二脉，流行于周身。在关元或气海这个地方形成下丹田以后，人的精气是会非常充盈的，这是我自身通过践行所验证的、走过来的一条路，同时也印证了古人在这个地方筑炉建鼎是非常正确的。

当精气充盈了以后，再怎么来解决？精气充足了，怎么化精？什么武火烹、文火养，关于这些专业术语我们了解得不是太多，但是通过返先天——打开生殖轮，即筑炉建鼎，来启动藏涵在鼎部的生生运化不止的孕育特性与功用，另一方面强化会阴窍、即海底轮，通过提高海底会阴部位的温度来提高生命能量信息的活泼性，这样可以使生命中的各种精微物质与能量信息得到生生运化不止之功能的孕育，即帮助人生命之精华化成气。化成了气以后怎么办？气怎么走才能被运到周身，然后通过经络的巡行，最后炼成为小丹？那就是用卦爻周天，丹道周天讲卦爻，用呼吸来催动气机的运行。

丹道周天运行小周天。筑炉建鼎，随着腹部温度的升高，这个气由经络——任督二脉运行，逐步深入，最后走到脊髓管里去。只有当气走到了脊髓管里，通过脊髓管这个督脉上升的时候，炼精化气才有可能完成。只有当气在脊髓管里循行，才能为后来的结小丹奠定基础。如果走不进去，那肯定就结不了丹，你可以把精气运到周身去，但就是结不了丹，这是关键。能否启动精之神性功能，是决定炼精化气的根本条件。

现在社会上有些人，功没练几天，就自认为自己已经结了小丹，那简直是笑话。有的人认为自己已经练了几十年，能够看到自己的丹田中有类似于光团的能量，也认为那是丹，在这里告诉大家，那

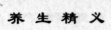

肯定不是结小丹的内景。

我们讲的是行气的深度与精度。这个气，主要是指什么？指我们肾的精气，它的全息性很强。大家可以了解一下精虫的形状，有一点像胶原神经细胞，是长形的。打个比方，例如，中药治病它讲形和味，那么我们从这个道理上去认识看看，精虫是长形的，我们的神经细胞也是长形的，从形体上来看相似。所以这个气很容易被我们的神经系统所感知，通过生命的整体信息，然后进行混化。气只有走到脊髓管里，才能和我们的脊髓神经进行混化。

像精之神性孕育出来的能量信息都具有整体性，这种能量信息就是气化之后的东西，它可以沿督脉升上来，经任脉下降至下丹田。这种带着整体性信息的气，在沿任督二脉的循行过程中，就能把五脏的信息全部整合到这个气里面，因为我们人的中枢神经各分支系统，都已经深入到五脏六腑里去了。丹道之气在经络里面循行，在周天里面、在脊髓管里面循行。督脉之气上行，气可以升入五脏；任脉下来，气也可以出入五脏，就是这样把人体的先天之气通过蒸化，然后由督脉走脊髓管运行上来，和人的神经系统之气进行混化，和脑胶原细胞神经系统之气进行混化，和五脏之气进行混化，是这样逐步完成炼精化气的。

如果不能明了古人炼精化气过程当中这些内容的本质内涵，我们就不可能形成新的养生文化理论来了解炼精化气的全过程，这样"古为今用"就成了一句假话，就没有借鉴到古人的实践经验。想从头开始探究炼精化气的内容，而且完全地放弃古人的成熟经验不用，像这样去创出一条新路来是不可能的。没有过去的智慧教育文化作为基础，想来发展今天新的智慧教育文化，那是不可行的，也是行不通的。

我所讲的内容是关于践行智慧文化共性方面的东西。

通过任督二脉之气的运行，使人的神与各种精微物质之气进行混化，在往返运行的过程当中，使蒸化之气、精化之气畅通起来，匀布到周身。只有像这样去进行炼精化气的内容，那么人的精气才得以化。

我们假设，如果人的精气真能化了，但运不走，那么反过头来还是会化成浊精外泄掉的。如果这个方面的理论不讲，今后大家遇到这方面的问题，那么炼精化气就解决不了，没有办法完成。这是过去修行人的一个思路，一套渐修的方法体系，也是一条路径。不仅是丹道，还有其他道家的门派，而且佛家的密宗、藏密等基本上都是这样的化气原理。

反过来，看看我们学的功法，提出一个新的观点：关于炼精化气，不往下行，直接把精气化到周身去。这样的方法对不对？对。化没化过？我化过，但是对意识有极高的要求。1992 年 3 月，我去秦皇岛康复中心学习三个月，我那时的精气——精液之气全部匀布到周身去了。这种理论对不对？对。因为在这三个月中，我对练功的注意力是非常集中的，很多的时候是忘我的。没时间也没有精力去想与生理活动——感官功能的本能需求有关的内容，当然也没有时间和精力去了解社会上的事了。脑子里的想法很单纯专一，没有这些乱七八糟的念头，一心一意地就是练功和长本事。

这种练法也可以把精气化于形体之中，它是把精气化到周身的形体上去。但是对意识的要求、对全身心的投入要求非常高，马虎不得！有一点杂念，你就化不了。这是不是一条路？也是一条路。但是不是唯一的一条路？绝对不是。我们说这个方法马虎不得，难道古人的那个练法就可以马虎吗？那同样也不能，而且比这个要求更高。其实要求都是一样的，说更高也好，说要求高也好，其实都是一样的，都是需要人的精神高度集中，需要一心一意！这样才能把精化成气。

但是，有一点我得讲出来，我们以前所练的关于炼精化气的这个方法，非常难。即使是化了，这个气的生命效应也赶不上古人所讲的炼精化气的那个效应，赶不上的。因为古人炼的那个气直接化到哪儿去了？化到任督二脉、化到五脏六腑、化到脑子里去了，化到神经系统里边去了，营养人的神与整个生命活动的中心去了。而我们现在的这个方法，把所化之气营养到哪儿去了？营养到人的生命形体上去了。这是很大的区别，是本质的区别！

传统的健身方法和养生文化都是这样的，现代的锻炼方法我们练了这些年，也有些成效，可是今天我们结合健身呼吸操这种无内无外的练法，对炼精化气的内容又提出了新的要求。一个方法出来以后，它保持了生命运化功能的和谐度，那么接踵而来的是理论指导，没有指导，练到后来一定还是不行的。

由于这些年大家练功不是缺乏形体之气，而是缺乏营养五脏六腑的内气。现在我们提出练呼吸操，可以补充内气，那么我们就必须得重新去认识炼精化气的内容。在大家习练的功法理论体系中，没有强调中丹田在膻中穴的里边，就说中丹田在混元窍这个地方，可不可以？我以为是可以的。但是，这其中是有先决条件的，要先开下丹田，再通任督二脉，然后再把混元窍这个地方打开，并作为中丹田。

现在有很多人执著于某种观点，认为可以把精气提到混元窍这个地方来化，行不行？可能会有特殊的情况存在，但我没有遇见过，不知道，但从炼精化气的规律来看，从中医的理论来看，肯定是不行的。从人的生命运化功能来看，没有打开下丹田的人是不能这样练的，绝对是不行的，像这样去做是会出毛病的。人为了炼精化气，总是把意念往上提着，提多了以后脾脏部位的湿就会加重，像这样精气根本就化不开。虽然脾司职运化，并且喜湿，但是水湿之气加重了、过了，会加大脾的负担，削弱脾的运化功能，久而久之就会损害脾的功能，造成五脏运化功能的偏颇。另外湿过盛则生痰，痰是引发各种各样疾病的根源之一，如瘿病、精神病等。

另外，精气提到混元窍这个地方，会形成无炉而有鼎的现象，同样化不开精气。在没完全打开混元窍的情况下，它只是一个气窍而已！即使是混元窍完全打开，也不能保证它就与五脏的功能整合到了一起。如果没有与五脏的功能形成一个整体，那么就一定会存在很多的问题，而且还会引发其他脏器的各种疾病。如胆囊壁增厚、胆结石等。所以，我建议大家不要把混元窍作为中丹田用。

我们看一看，炼精化气想化到形体当中，得通过什么？得通过经络、血管等来运行。不管是混元气也好，经络气也好，营气、卫气也好，我们不管，但总之气得运动，不运动的这个精气就化不开。如果精气化不开，转回去之后还是会生浊精，还是会泄出去的。所以这样炼精化气还是不可能实现。

三田之基与炼精化气原理

我们提出，呼吸操结合其他有效的练法，使炼精化气成为可能。那么支持这个观点的道理何在？下面我们具体地谈一谈。

打开下丹田，只是炼精化气的前奏，紧接着要开中丹田。我们认为中丹田在哪儿？在膻中穴的里边。膻中穴对人体中的气具有承上启下的功能。人体有三个能量信息集中区，但是不能叫三丹田；通过不间断地练功，使之能量信息有序化之后，就称为三个丹田。

下丹田区域，能量活动最频繁、聚集量最大，是在哪个地方？是在我们的下腹腔。有些化学和物理知识的人都知道，位移的运动需要能量，化合的反应需要能量，生物的反应同样需要能量，生命的反应以及意识活动的反应都是需要能量的，还有人体的其他反应也是需要能量的。能量有多少种？有热能，有势能，有化学能，有生命能等等各种各样的能量存在。

在人的腹腔里边有小肠，人的消化功能不是在胃里，而是在小肠里面进行的。小肠将我们五脏生成的要消化、要进行分解的各种各样的酶生产出来。这些酶都得从十二指肠合着食物流经小肠里，从小肠的血管、毛细血管里边分泌出来，从消化管和小肠里面的毛细毛绒血管中分泌出来。分泌出来的各种消化酶是什么？就是人的生命能，它既是化学能，又是物理能（任何物质的位移都是一种物理运动的过程，这种动态是能量的体现），还是生物能和生命能。我们所讲的各种能量存在形式大多数都在里边。

大家都知道物质的运动变化需要什么？需要能量。由于小肠这个地方有化学的变化、物理的变化、生物的变化，还有生命的变化等，这五种运动形式都存在，那么这个地方是不是就要聚集大量的能量？所以，这样我们就可以理解古人为什么把丹田设在生殖轮了。因为生殖轮中不仅藏有精之神性——先天之先天的生生运化不止的孕育特性，也有命门内窍的神性功能——后天返先天的生生之性，还有小肠在腹腔这个地方工作的运化功能。

　　中医认为小肠与心脏互为表里，脏为里，腑为表。为什么是表里关系？心脏在功能上，能够起个泵的作用，但是不能忽略心藏神的功能。因为心神直接控制着周身的血液循环，包括心脏自身和周身血管瓣膜的开合，以及血液的流量、内压、速度等。当然，心脏还有其他的功能。

　　心脏看上去像一个血液流通的通道。小肠实质上也是一条消化吸收的通道，它是五脏整体的消化吸收功能要进行运化的一个场所和通道，如像消化液、各种酶，都得通过小肠的一些毛细毛绒血管进入到小肠里边分解食物。消化液及各种酶，不仅在胃里边分泌出来，而且在肝脾等脏器中也有分泌很多的物质来帮助消化食物。小肠的本身也有大量的分泌液被分泌出来，那么小肠也须要营养供给，所以它的毛细血管极其丰富。小肠具有什么功能？一个是吸收，一个是释放。它与心脏的功能极其相似，所以它们互为表里。如果我们把小肠、大肠、膀胱、骶骨、马尾神经等器官组织的能量信息，那种无形的能量信息、或称混元气有序化了，那就叫什么？叫开了下丹田。

　　我再讲一讲为什么骶骨在今天的医学上认为是能量库。印度的修行家，通过对生命结构和生命存在的认识，他们把骶骨叫"根达尼"，西藏的宗教修炼家有的称之为"雪峰"，意思是说骶骨具有像冰川一样的作用，有阳光就能融化为水，就能孕育生命。为什么这个地方叫根达尼或叫雪峰，叫能量库？骶骨的前边有什么？是小肠。女性骶骨前边一点是子宫、小肠，再前边一点就是膀胱；男性骶骨前就是小肠、大肠、膀胱，腹腔里边差不多就是这些。

那为什么把骶骨叫雪山，叫根达尼，还要说它是能量库，为什么？这些内容恐怕没人用现代的科学知识讲过，谁也揭示不开这个谜底在哪儿。我今天就此问题讲一下。原子弹是什么反应？是原子的核裂变反应。为什么是原子的核裂变反应？因为这样的反应可以放射出巨大的能量。它那个结构很密集，就那么一小块，通过核反应却可以释放出巨大的能量，是不是这样的？人体里边也是一样的，通过先天之先天的"精"之神性来激活这里的生命运化功能。

人类迄今为止所有的发明，跟我们身体里边存在的各种生命功能属性特征都具有相似性。没有天外天，天外天也是人认识的天外天；没有人外人，人外人也是人认识的人外人。这些都是有前提条件的，离开了人的认识，哪有天外天，有吗？没有人去认识，你说太阳外边有什么东西，谁也不知道，对于那些研究宇宙物理学的科学家也同样是知之甚少。任何的文化知识、科学技术、生产工具和劳动成果等等，这都是因人的认识而揭示出来的内容，是从人认知的角度去揭示的。

那么人发现的核反应，在人的身体里边也是有类似反应的。只不过，这一反应模式在人的生命活动中呈现的是良性反应，是可以通过人的思想意识活动来激发的，通过意识来衡定它，通过意识来调拨，通过意识来促进，通过意识来发展等等，怎么说都行。

我们人的这个相似于核反应堆的反应点在哪里呢？在先天之先天的那个藏涵精之神性的地方——生殖轮里，也可以理解在命门处——后天返先天的精这个神性之处所。这个藏涵"精"之生生运化不止之功能的地方就是反应点，是这个反应点映现了小肠、大肠、膀胱、骶骨板、马尾神经等器官功能的同一性与统一体关系，激活并强化了这若干器官组织混元气的升降开合聚散化的整体运化功能。又由于骶骨板属于密集结构，因此其混元气的浓度也是非常高的，再加上马尾神经的混元气具有兼容遍透整个下腹腔里各种混元气的属性特征，因此只要人的神能够强化这个地方的混元气或称能量信息，那就一定能够激活这个区域的混元能量，从而形成厚实的下丹田。

能不能把下丹田和骶骨板以及骶骨中的马尾神经这些物质的能量激活，并把这几个地方的能量整合起来，使之成为一个整体，这就是为什么常用神光化雪峰的内涵！这些都是关于开发人体潜能的非常关键的内容。

混元气理论中有这样的说法：第一，混元气有两种存在形式，一种是无形的气的存在，弥散的气的存在；一种是有形的存在。第二，混元气的浓度与实体物存在的密度有关系。实体物质的密度越大，那么混元气越浓，而且弥散得也越远。

我们先谈谈下丹田和骶骨板的关系。在人身体里边密度最大的是什么物质？是脑细胞；第二，除了脑细胞以外，神经组织以外，那就是我们的腺体和五脏；第三是骨头，骨头可不是死的东西，是个活体。一当下丹田形成，丹田的能量向后撞击时，它就产生什么？产生有的放矢的能量。能够协调好具有不同属性特征的混元气之间的相互作用的秩序，那么人的下腹部腹腔内就会形成有序的运化机制，而且在整个下腹腔区域里还会出现发热的现象。为什么会发热？因为有阳关穴在那里，因为有阳关大道在那里。在腹腔中的阳关穴处，我们要知道那个地方叫生命桥。生命桥不是在命门上面，而是在命门下，阳关穴的前面，那个地方才是。

所以，原子弹的爆炸是需要能量去激活它的。而没有基础能量，你能激活人的生命潜能吗？我们人体中类似核能裂变的反应方式是从哪里产生的？是通过"精"之神性的生生运化不止的孕育特性来呈现的。要注意，在精之神性这个规律里，就存在着生生运化不止的冲虚之机，即在生殖轮处，始终以受精卵细胞裂变的那种孕生演化的道冲方式冲动着。而且我们还应该懂得，这种生命场的冲动模式始终与整个宇宙大象的生生循环之性相契合，这一过程是从形成受精卵细胞信息能量或称受精卵混元气开始的，直到这个个体生命消亡为止。

因此，人要想培补自己的生命力，那就必须强化精之神性功能，依此来强化下腹腔混元气与骶骨及骶骨腔里马尾神经的混元气进行和谐有序的相互作用，这样才能在强化了小肠、大肠、膀胱等器官组织功能的同时，协调了各不同器官功能之间的工作效率，从而达到提高消化吸收的功效，提升下丹田混元气质量的作用。这才是培补生命力的机理的本质内涵。

通过人有意识的思维活动，把下丹田的能量与骶骨及马尾神经的气进行混化之后，可以促使骶骨板的能量释放出来，形成一个巨大的能量场，顺随着生命的活动而波及周身。所以，人在意守着阳关穴这里时，身体就会出现"哗"地一下发热的现象。这是什么？也可以叫做激活生命能量的反应过程。

你以为现代科学发现的"铀"、"钚"可以造原子弹，在人的身里面就没有这样类似的反应？其实也有，就是我现在讲的这些东西。为什么称骶骨板为雪峰？这就是雪峰的原理。人与整个宇宙自然是始终相互联系的，人的生命活动始终都处在道、自然、社会的同一性与统一体关系里，因此才有可能孕生演化出满足其身心行为活动需要的混元气、或能量信息，或称之为生命力。只要我们掌握了这个规律，把意念往那一放，周身"嚓"的一下就热了。你们站庄应该有点感受，有时候气不自觉撞到那个地方，周身"唰"一下就热了。这是我们人身体之中的第一个能量的区域，这个已经讲过了。

上丹田为什么是人身体能量最大的地方，你们也一目了然了。为什么上丹田，为什么脑子里边是能量最大的地方？因为有脑细胞。任何事物都需要有运动来促进这个能量的爆发，而脑细胞是人产生意识活动的地方。

人脑里面有 150 亿左右的脑细胞，有的人少一点，有的人多一点。这么多脑细胞在一块儿，其在人体中的密度是最大的。任何物质的存在，质度越纯，密度越大，那么能量就越大。像这样巨大的能量得靠人的自我意识去认识、去识别、去调节、去净化，这样上丹田里面就能够自然地生发出不可想象的能量，可以展现出不可思议的功能态。如实相态中可以孕生演化出有无相生、出神入化的功能等。

其实，人的意识活动也是一种特殊存在的运动方式，意识的运动能够引起周身气机的运动和变化，也包括脑细胞自身的运动和变化。所以只要你练功，把脑细胞的能量有序化，那么这个能量也是无穷尽的。为什么要把上丹田设在这个地方？就是这些原因。

现在在座的大家中，谁能讲解中丹田？关于中丹田的区域，我已经讲了好多遍。我们所说的中丹田的位置在哪里？在膻中穴里边，这是我们的中丹田。中丹田为什么设在膻中里边，而不能放在混元窍这个地方？

学生：因为是靠近心脏的位置，输送全身的营养成分。

还有呢？我讲过不止一遍了。你只讲了一半，还有一半——肺！这个血液回来了以后，它要产生 O_2/CO_2 的交换。静脉血液回来以后，氧耗掉了，它必须得通过肺气泡重新加氧，只要是有化学反应、生命反应的地方就会有什么？就会聚集能量。这个道理懂不懂？这么简单了。我这是用现代科学的道理来讲，跟古人总结的修行理论有些不一样，从表达形式上来看也有些不一样。

我们这里讲修身养性，是围绕着开发合道顺德的智慧来讲的。我在之前，也讲过一些当头棒喝方面的理论。人要践行到出神入化的功夫目标，那就要懂得开发生命潜能的途径与方式方法。人要成就、要证道、要达真，那就需要自己学习和践行智慧教育文化方面的理论，并依此来净化自我的思想意识，在生活中去展现合道顺德的智慧能力。像这样去践行，可能会较古人节约 20 年到 30 年，甚至于更长的时间。你如果懂了我们讲的这些理论，并按照这样的途径与方式方法去践行，你就知道应该怎么去做。

有运动的地方就需要有能量，这是最简单的科学道理。我们讲的是科学道理，现在科学都可以证明。一个车子放在这儿，你让它动，你就得推或者说拉，是不是这样的？火箭摆在地上，你不点火它上不了天，想上去必须得用能量来激活。

那么肺这个地方，血液跟肺气泡进行交换的时候，它是什么？是是一个混合、一个再生的过程。它需要不需要能量？需要聚集周身巨大的能量在这儿集中。所以中丹田只能在这儿。如果想放在下面，混元窍里面，那么哪个时候可以放？当你下边小肠、大肠、膀胱骶骨、盆骨加上马尾神经等全部激活了、全都混化好了，再把中丹田强化好，然后把五脏强化了，往里面一合，简单地说，中下丹田完全打开，这个时候，就可以练整合腹腔里面的内容。包括上腹腔和下腹腔，能量融合一个整体的时候，就可以把中丹田放在混元窍里面。

一定要注意，中下丹田都打开才行，否则就会出问题。当然也可以在下丹田打开以后，专门练五行方面的内容。对此则需要有专门的老师来传授，自己不能瞎练，不要瞎练。

混元窍这个地方是五脏的中心，但不是什么？不是能量的中心。我们人活着的时候，它是有三个能量中心的，可是能量中心不在混元窍。但是有人结大丹，为什么会结到类似混元窍部位，或是混元窍下一点——雷法玄关这个地方，或是这附近别的地方？那就是两个丹田——中下二田合二为一。

有的人说："我的中丹田设在肚脐里边。"那是道家的某些内容。还有人说："我的下丹田在关元里面，这两个丹田一合，我中下两田合了。"你这个中下两田合了不算数。你不知道这样的炼法中，在这个地方还有个上丹田，那么上丹田的位置就是膻中里面了。不过，你还得开膻中。像这样的情形，你还是得做到三个丹田合一。有的道家功法，上、中、下三个丹田的位置很低，在上下腹腔里面。他们说头这个地方是什么宫？叫上清宫、叫太虚宫，它是炼神还虚的地方，所以就不叫丹田。这也不就是说四个丹田吗？只不过是个说法而已，这个理论没有什么新鲜的。明理了怎么读怎么通，明理了怎么说怎么是，而不明理怎么说怎么错，就是这个道理。

我们对心脏和肺在人体之中的重要性要有明确的了解和认识。因为心脏这个地方有着巨大的运动内容和过程。血液的回流，血液的泵出；肺部空气的转换，空气和血液的转换、交换；同时，人体的氮合成，也需要一部分空中的氮气通过呼吸的过程完成合成。虽然人大量的蛋白质来源于食物，从空气中的摄入量很少，但那同样也是一种获取的途径。空气当中如果没有氮的成分，那人的健康就不好说了。人不仅需要氧，而且还需要有氮，空气中还有一些其他的微量元素，对人体来说都是需要的。但主要是氧，它一产生化合反应，一产生物理的运动，一产生生物反应与生命反应……五种运动形式在这里都有。那么无疑的这个地方是什么？是一个运动的中枢，能量在这里，然后你把它有序化了就叫中丹田。

我们这样讲有道理吗？有，百分之百地有道理。如果有道理，这就是科学的内容，是对人体生命活动的科学认识。

如何炼精化气

现在大家都知道三个丹田的意义了，那就知道该如何去运化精气，如何炼精化气了。我们把下丹田打开，把中丹田打开，虽不强调走任督周天，但强调需要把气运转起来。对此呼吸操能够起到这样的作用，把精化成气以后，运化到五脏中去走。当然，通过习练呼吸操，有的人会自然地出现任督周天，或卯酉周天，或小五行循环的现象。对待这样的现象，希望大家不要执著，也不要轻视。

我们得通过把中丹田打开，通过非常健康的心脏，促使五脏的气血流通。心脏往回抽的力量大了，静脉血往回流的力量也就大了，那么泵出去也就有力量了，这样就自然地加强了五脏的新陈代谢功能。这样精化气后，把气运化到五脏，运化到周身，就成为可能；同时，在中丹田同样可以把五脏之精气混化，进行有化无、无生有的过程，濡养自己的生命，营养自己的生命。如果只开下丹田，精气运化不走，那就完了，马上返回去变成浊精而泄。

我们是五脏和形体的气都要运化，很明确地说到这一点。那么大家就明白了，真正的炼精化气，需要开两个丹田，但这还只是准备阶段，是为炼精化气做好的第一步准备工作。

有人说："我练下丹田是为了松腰，刘老师你说过练下丹田为了松腰。"对！松完腰就能炼精化气吗？不行。还是一个道理，解决不了。你松了腰，中丹田没开，你这个气化不了。因为你没练周天，这个气不能运行起来。当练功的人，腰一松，气就可以直接入脊髓了，走到骨髓里面去了。能走脊髓，就能走骨髓。但是有个问题，气没有运化起来，那同样也是不行的。所以说松腰以后，还达不到炼精化气的目的，它只是炼精化气的又一个准备工作阶段。

开了下丹田以后，可以强化生殖轮这个区域的运化功能，为培补生命力奠定基础；还可以强化阳关穴和命门穴，为松腰做好准备工作；开了中丹田以后，会为化气做好准备工作。如果有的人先松了腰，那么还得强化骶骨，松骶骨，打开阳关。打开了阳关以后再怎么办？开会阴。在会阴未开之前，需要放松会阴部位，会阴穴打开以后需要常关闭会阴穴。在练功的过程中有这样一句口诀"天门常开，地户常闭"，地户即是会阴穴。所以会阴不开你就不要想精化气的问题了，想都不要想。这个路子，古人证明了，现代的修炼者也证明了，像这样的理论内容既是基础的，又是关键的问题，不可以放弃。你想放弃，就不彻底了。

你说我不搞这一套行不行？行。把精气化到形体当中可不可以？可以。但那是不彻底的观念和行为。即使这样，达成了精气化入形体，今后只要你想真正地出功夫，达到更高级的功夫层面，那还得回头走精气化入五脏这一步。没有这一内容和运化过程，想建立更高级层面的生命活动机能，那是不可能的，就不可能完成高级生命活动的全面整合。

你这个气总是在下丹田这个地方，位置太低；往混元窍上提，又太高。没有"生机"，化不开，没办法化开。但是不是所有的人都化不开？我们不能这样说，有的人可能先天素质很好，具有很强的生化功能，像这样的极少数人除外。我们这不是否定一切，主要是针对那些修功夫的人而言的，是他们需要学习和认识的东西。

我们讲的这些理论可能会存在一些欠缺的地方，对于这些理论，也需要后人通过自身的践行来实证、来发展，也必须让人家来发展，让我们的子孙来丰富它；不然的话就没有科学的内涵了，那就是完美的宗教言论了。

　　开了会阴后怎么办？当第一步准备工作完成之后，我们就应该进入认识的第二步，当能够精化气时，就需要把气运化走。我们大家做呼吸操，都知道丹田部位会发热，这就是在不知不觉当中起到了丹田点火的作用。然后把会阴练开，会阴上提。有些人知道"天门常开，地户常闭"，可自己的会阴穴都没开，你说地户常闭，那算什么？你那个会阴穴开都没有开，你怎么个闭法？你那个地方连门都没有，你闭什么闭？这不是开玩笑吗？会阴得练开，练开提着一点儿。以后再怎样？以后再练就不是在这聚气了。当两个丹田打开以后，我们就需要把任督二脉练开，这个时候就需要保持督脉和任脉的通畅。我们虽然不强调走经络，但不走经络并不等于经络不存在，它在生命活动这个整体系统中自然地运转。

　　你要为炼精化气，真正走向延年益寿做好准备。你们要当生命科学家，那么必须得有更高的要求。如果只是为了健康，两个丹田一打开也就完事了，随便化多少算多少。可是要成为真正的生命科学家——一个觉悟智慧者，我觉得没有这个炼精化气的内容是不行的，那肯定是解决不了问题、达不到目标的。

　　任督二脉开了以后，我们就需要注意加强膀胱功能的练习。讲到这个地方，得强调一下蒸化功能是炼精化气的基础内容。这时候我们再来搞这个基础，就没有问题了，炼精化气就成为可能。因为炼精化气的基础功夫全部做完，就可以化了。

　　关于后面一步的内容我就不讲了，因为大家现在还没有达到这个水平，以后达到这个水平了，我就会给你们讲的。如果你们真正是修炼的料，功夫达到了这个高度，我就给你们讲后一步该怎么弄，然后怎样去开发智慧等，到那个时候我再讲。现在的大家都没有那个水平，我讲了也没有用；讲得太多，你们就会在那儿胡整八整，你瞎整，整错了反而不利于自己的成长，所以现在不讲。

炼精化气就这三个基础阶段。以前我和有的学员在一起聊天时讲过一些。现在不仅是男士练功，女士练功的也多了，她们也有炼精化气的问题。她们炼精化气重在中丹田化。所以，我们的这个炼精化气的方法男女都照顾到了。有些内容古人不愿意直接地讲出来。不是揭示不出来，也许是人家不说，或者说出来了大家没有看见，或者是看不懂。

今天我们就讲这一课，讲到这里就可以结束了。可能讲多了一点。关于炼精化气的内容不讲清楚，大家总是模糊的，这个东西必须得讲清楚。其实无论在人体的哪个地方都可以做丹田，全身无处不丹田，都可以。但是，作为对生命活动的运化功能进行科学的探讨，设定丹田的位置，显得非常重要，同时设定的位置还必须符合生命活动的运化法则才行。

再谈炼精化气

内求诸己才是真理

不断开拓 证本归元

不舍不得 破旧立新

从整体的高度看炼精化气

建二田之仓 通阳关之道

从生命规律谈练与养

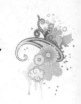

今天我想再谈谈炼精化气的一些内容。关于炼精化气的问题，前几天已讲了一课，那是个比较理性的内容，也是个规律性的内容，此外还有几个需要补充的内容得讲出来，以便帮助大家去认真学习关于如何炼精化气。

从生命规律谈练与养

炼精化气应该包含练与养的内容。因为炼精化气的过程，是一个不断升华的过程，是一个不断积累、不断激化升华的过程。我们对生命实践的认识，不仅要从生理上去认识生命的活动规律，而且还要从思想意识上去认识人存在的规律性。

炼精化气是使生理活动和心理活动达到高度统一的基础内容，要做到这样才行。所以练功的过程，涉及练与养的内容；改变意识活动的过程，也涉及修与养的问题。炼精化气，包含着这两个方面的内容。它不仅是生命不断探索、不断升华的过程中需要面对的问题，而且还是如何调节好练与养、修与养、开与合、聚与散、升与降的过程中需要面对的问题，最后还是化的过程中需要面对的问题。

炼精化气难道可以脱离开生命的运化规律——升降开合聚散化吗？或者我们再加两个字"出入"升降开合聚散化，能脱离吗？没有。不仅如此，同样没有一个人能脱离开生长化收藏的运化法则而又能把炼精化气的问题解决了的，其道理正如刚才讲到人的成长一样。

这些年来，大家只注重了混元气存在的运动特性，而忽略了混元气存在的稳定特性，所以现在就出现了这样的现象——坚持刻苦地练功了十几年，却不见长功。对此，我们是否应该反思一下，什么叫明理？明宇宙的真理。宇宙的真理有几个？就一个。"一个"是什么？一个就是见证虚寂实相之"理"。这个理是什么？就是身心活动践行见证之"事"。当人见证的智慧境界符合"事即是理，理即是事；事理不分，事理不二"的整体要求时，那也就见证了宇宙实相这个绝对真理。我们在应对任何的人、事、物时，都得上升到自然运化规律和社会发展规律上去认识，都得上升到生命运化规律上去认识才行。只有像这样应对万事万物，才有可能做到符合自然规律之生长化收藏的属性特征。

我们讲的这个理，拿到这个方面讲也行，拿到那个方面讲也行；拿到社会之中，拿到自然之中，拿到方方面面去衡量都行。因为你这样去展现分别应化智就可以这样讲，你如果像那样去展现分别应化智就可以那样讲。其实任何事物存在的本质内涵与运化发展规律都是一样的，都离不开阴阳五行之属性特征与规律。只不过你对其表象的认知不一样，对具体事物的内容、对事物的本质的认识有深有浅而已，但是任何事物存在的本质内涵与其衍生演化的规律性是不会变的，也不会因人的主观意识而发生改变。

例如说，练功中关于练与养的问题。人练一练功就会疲劳了，当疲劳之后，你就得养一养气血。如果生硬的按照某位老师布置的、或者是倡导的、抑或是书本内容中规定的练功时间和修养内容去练，那么我们就有可能违背了辩证法的原理。

对于修与养、练与养的问题，我们每个人都应该首先认真学习健身功法方面的理论，并结合自身的具体情况去安排这些内容。既要有大的框框，又要有小的灵活认识。你在小的环境里边要学会调节自己，练几天疲劳了需要休息一下，那就休息得多一点。

睡眠对于我们每个人来说是非常重要的；对于每个练功人，对于每个刚刚起步的练功人，休息和睡眠都是非常重要的。过去懂得养生的老人常说：人在睡眠的时候，血会归藏于库。藏在血库里干什么？就是血液循环运动了一天，它得回到血库里重新进行整合。刚才我们不是讲了混元气的运动特性和稳定特性吗？白天，人是运动着的，会消耗较多的能量；到了晚上，你得让血归仓，神才能安，才能再储备能量。安静的时候，稳定的时候，是一个整合的过程，是为了明天的另一个循环循行需要储备能量。人体很多的营养和供给所需要的营养都是通过睡眠补充进去的，然后再通过白天的运动，运达到需要营养的地方，是这样一个过程。白天也有补给，但是晚上比较充分一些。晚上血液也在循环，但是这个循环只是维系着生命存在的基本活动，耗能最低。

修正意识也是这样的，能够精进的时候是生命力的活跃时期，这时人的思维轻灵敏睿；当人的脑子开始转不动了的时候，出现昏沉的时候，这时人的生命活动到了低潮期。在这个过程中，需要保持人情志活动的稳定性，安心，使生命运化规律的精神魂魄意这五种神性功能产生和谐性，使肝心脾肺肾之五行气得到调节，即专心于中和之气的涵养与陶冶。

炼精化气的内容和过程，是随着修养生命活动的内容和过程的不断延伸而延伸的。一开始，炼精化气是养形体的；其次，养五脏的形；然后，就是养最基本的形——筋脉皮骨肉，四肢百骸及五脏六腑；养最根本的，就是人的心神意识。它里面包含了很多内容。当然，修养身心也是会有一个过程的。这些都需要人懂得按照符合自己个体生命运化规律的要求去行，按照必须践行见证的经历与过程去做。

就像对修身养性的要求一样，一步一个脚印去印证；练功也一样，从皮肉筋脉骨一层一层地练，然后再往里练就是脏腑了，一样的。从外到内是通皮肉筋脉骨，通完再往里面就是通五脏六腑，然后再慢慢延伸出来。不管从外到内，还是从内到外，都是相互通达的，都是个整体和谐的运化状态。但是，每深入一个层面都需要储备能量，储备营养。营养是有形的混元气，储备能量也是混元气，是无形的能量信息态的混元气。

所以有的人说，练功一段时间后没有气感了。什么原因？那是身体里边的通透度大了一些，气进去了，感受不到气的存在了。过了两天发现自己，呀！又有气感了；呀！人家说我长白了一点；呀！说皮肤又有光泽了一点；呀！说脸色红润了一点……你看这里我说了多少个层次了？再"呀"几下，又有多少个生命活动的层面展开了？练功是个不断有气感、气又不断深入而不断感觉不到气的过程，是这样相互交替延伸并展现出来的过程。

可是我们大家总有怀疑，"我刚练时，感觉挺大的气，现在为什么感觉不到了？是不是老师不给我气？或把我的气拿走了？"不会的。你又不缺德，老师收你的气干什么？所以，每个人要学会用辩证的观点来评判自己的进步。

当自己这几天练得有气感了，就应该用肯定来看待自己，"哎哟，长功了"，肯定它，"我长功了"；再练几天，气感少了，要运用否定之否定规律了，"气深入体内，要长大功了"。如果脑子里老想"怎么回事"，那你就要否定它，赶快地否定掉这个猜疑的想法，要知道那是妄念。否定之否定就是肯定，肯定自己的成长，肯定自己又进入了一个新的境界，新的层次了。

大家学习辩证法，要善于运用辩证法的原理为自己服务。辩证法在我们的日常生活中是必不可少的。练功的过程，是不断肯定自己的过程，也是不断否定自己的过程。否定自己不符合生命活动运化规律的地方，肯定自己的身心行为活动符合生命运化法则的地方，这样你才能够成长。总是在那怀疑，那就不行，怀疑的时候就要否定它，否定你那个怀疑的念头。

还有，每个人的进步是不一样的，有的人快，有的人慢；有的人当时的境界就符合了生命规律，有的人当时的境界则不符合生命的规律。所以因缘不一样，产生的结果不一样，达到的效果也不一样。

关于练与养的内容，需要我们时时刻刻把它做好，为能够真正地深入到炼精化气的范畴奠定良好的基础。

建二田之仓 通阳关之道

炼精化气，是一步一步完成的，不可能一次就把精气化完。精气不仅是生殖之精，还包括五脏之精华。大家不要简单地想我们的生殖之精只是生殖之精，实质上生殖之精是五脏之精的精华，五脏之精华的和合的存在状态，就是生殖之精的基础。当精气下泄时，我们的整个内分泌系统是协调的；当精化气时，我们的内分泌系统，它也是协调的过程。不过一开始精化气它不是个协调的过程，因为那时人往回返的生理功能态还没有建立起来。要建立这样精化气的正常的生理功能态，是一个渐修渐进的过程，开始时是达不到协调的要求的。

这样就需要我们去培养这个协调的规律——返回来的协调的规律。逆则成仙，是要我们学会倒过来协调精化气的生命运化规律。不是什么周天气顺着上、逆着上，不是什么五行气顺着行、逆着行的道理，那些说法都没讲到人这个身心整体状态升华的本质内涵上来，没有讲到精化气的根本点何在。

有的人顺着某种气的运行方向，可以精化气；有的人则逆着行，也可以精化气。人与人之间存在个体差异，不能够一概而论。其实不是气的顺行和反行的问题，而是我们要认识到关于精化气内容的本质内涵，要把这个气的方向性调整好，调整到关于精化气的这个生理功能状态上来、这个程序上来。

其实，长功是这样的，精化气的过程也是这样的。有时候状态好，好几个月男性不遗精，女性没有例假和白带什么的，非常干净，那就说明把精卵之气化了，把自己内分泌系统全面激活了。有的人总是在那提精气、提精气，提到最后，结果男的阳痿，女的性冷淡，那可不是炼精化气，那是练病！因为不懂得炼精化气的原理，盲目地在那里反复地提、练，反复地提、练，那是没病找病。

　　炼精化气的完整过程，应该是先把中下两个丹田打开，把任督二脉的主要穴位打开，做好生理上的准备工作。因为所化之气要有运动的方向，要有运化储存的仓库。任何人，只要你想要炼精化气，就必须先把仓库给建起来，没有仓库你往哪儿存储？往哪儿化？但是建好了仓库，你还得有化的通道，还得打开化气的各种通道。化的通道在哪里？就是过去说的阳关道。

　　俗话说："你走你的阳关道，我走我的独木桥。"我有时跟人开玩笑说："你走你的独木桥，我走我的阳关道。"阳关一条道，是生（升）发阳气的通道，是精化气的通道，你得把它修通了。我们知道向太空发射火箭要有三级动力，我们精化气也是三级，也得需要三级或三个阶段才能完成。

　　这三个阶段包含的内容有：第一，做好学习炼精化气的理论准备；第二，调整好生理与心理的状态；第三，践行精化气的理论内容，使炼精化气的修炼过程得以完成。

从整体的高度看炼精化气

　　关于炼精化气、炼气化神、炼神还虚、炼虚合道。这所谓的四个过程和需要践行的主体内容，都不是绝对独立的阶段，而是相对的践行内容，并且还是犬牙交错的发展过程。过去有这么个说法，认为炼精化气是最初级的。其实不然！它既是最基础的，也是最高级的。没有炼精化气，就没有炼虚合道，你合不到道上来。一开始的炼精化气是濡养形体、濡养五脏，以后的炼精化气是濡养形神、濡养元神、濡养人的心性的。

　　精化气的内容，绝不是一个单一的练功内容和践证过程。大家也不要想炼精化气是几年的问题，因为我们不是修丹道。过去专修丹道的成千上万的人，也没有几个人把这个精化气修成，就是那个时候的修行文化不完善，也没有修行人广泛的经验交流。

　　我们今后要走的一条路子，就是见证智慧真理，需要大家一道共同努力，通过经常的交流，达到共同总结、共同提高、共同进步的目的。所以，我们现在走修养身心之路，更应该符合科学一些、更完善一些、更开放一些。

我们在不同的层面揭示了关于炼精化气的内容；关于炼精化气、炼气化神的内容；关于炼精化气、炼气化神、炼神还虚的内容；关于炼精化气、炼气化神、炼神还虚、炼虚合道的内容。我们就从四个不同的层面表达了精化气的整体内容，所以这个理法就完整一些了。

告诉大家，没有精化气的这个过程，想完成生命在高级阶段的净化是不可能的，无论你是学佛还是修道，抑或是想见证生命科学的人，我可以明确的讲，那是不可能的！还有，请大家注意，在通过自己的学习和实践之后，不要产生这样的想法："可能到时候就没有气可化了，没有精可化了。"功夫到一定时候就化精微之精、精微之气，神中之精、神中之气，化的内容不一样了。所以任何一个练功的层面，是层层递进的。

我们讲的这些方法都是渐修的方法。关于顿悟的修炼方法——属于炼神还虚、炼虚合道方面的内容，在这里就没有什么好讲的，当头棒喝是没有理论可言的，"咣当"一下，当下即是，就完了。当然此后要做的智慧功夫内容还有很多。

不舍不得 破旧立新

另外，我想再讲一个内容，就是练功要舍得，学会舍。舍既是否定，有一个"舍"的内容才会有所"得"。这都是我们在修身养性的过程中走过来的、实证过的路。不舍不得，不舍过去，你就不能肯定现在，也就没有当下的得。有的人对过去学的理论非常喜欢，舍不得扔掉，可是舍不得扔，人就没办法成长起来。一个功法再好、再完美，如果它不能使你成长，不能使你长功，不能使你获得真正的身心健康，不能帮助你见证合道顺德的智慧，这些方法不能使你证得根本，那你赶紧换一个新的方法，你得懂得做放下之功。

很多人练了十几年都不长功，就是因为他舍不得丢下已经习惯的练法，舍不得那个已经习惯了的观念，从根本上说就是懒惰、愚昧无知、贪欲无明、无记等习气在干扰自己。这个方法不能让你觉悟，你舍不得这个方法干什么？这个方法不能使你赢得真正的身心健康，你舍不得它干什么？那就说明你这个人的品质是什么？是属于贪欲自我利益的利益者。

对于观念问题也是一样。很多人的观念还停留在十几年前，他把旧有的观念保留到现在，把那些不能使自己的生命走向健康的观念保留着，舍不得丢！你舍不得丢，它就占据了自己的思维空间。就像电脑的内存条和硬盘的工作原理一样，如硬盘容量100G，本来就不大，可你装进了90G的渣滓文化，剩下10G，你还懒惰，不想装新的东西。即使你愿意装，也放不了多少东西了，那你还能进步吗？你进步得了吗？

所以，你得赶快运用肯定或否定的方式来警醒自己，通过否定之否定的辩证法的原理，用舍、用损的方法，去舍掉那些障碍你完善身心修养的固定不变的观念、观点和概念。

你们要看看我是怎么走过来的。如果我一直抱着陈旧的观念，还在这里坚持老一套的功法内容，那么面对今天存在的问题，我该怎么办？大家练十几年功还解决不了的问题，我怎么帮你？我现在坐在大家的面前讲什么？大家爱听我讲、愿意听我讲吗？如果大家愿意听我讲，我把大家引向何方？是领着大家去拣渣滓、拣垃圾，还是干什么？

身心的成长是不断放下的过程，是不断肯定和否定的过程，也是不断地重新积累的过程。你只有不断地放下过去，才能赢得现在；你只有不断地肯定现在，才有美好的将来。

佛学文化讲"活在当下"，《金刚经》一再强调"过去心不可得，现在心不可得，未来心不可得"。如果你现在还用固有的思维模式应对事物，不肯定、不提起，不否定、不放下，那你没办法革自己的命，没办法提炼自己的人格、升华自己的品质，没办法与时俱进！

不断开拓 证本归元

我已经讲过，化精气得修仓库，要有丹田，要有运化的地方。但是仓库若建得大大的，可总不使用，东西放在里面是会腐坏的；就是说你把精气放在仓库里不动，憋、憋、憋，憋到一定时候，那它会自动按原来习惯的线路返回。返回来干什么？返回来变成浊精，还是要下泄的。所以仓库有了，通道也修好了，你还得搞活流通环节，做好销售的后续服务才行。

"销售"的过程，既是个涵养的过程，又是个净化意识的过程，还是一个不断向内挖潜、深入发掘的过程，就好像是一个深挖洞、广积粮的过程。精气足了，往里面压，使压力变大；压力大到一定程度，突然间一个新的空间被打开，"哗"——这个气冲入到一个新的层面，之后，身体对气的感受就变弱了、没有了。气到哪去了？到了新的空间养育身形，濡养心神去了。通过养能够产生新的空间，你必须舍弃、消损旧有的感受和观念，那么新的空间就成为你新的仓库了，你生命的品质就得以提纯了。对此，老子是这样说的："为学日益，为道日损。"

所以下丹田形成了以后，还有如何练下丹田的内容；中丹田开了以后，还有如何练中丹田的内容。有的人说："我下丹田开了，中丹田也开了。"那问问你，开了有多大？比方说：你那个下丹田只是开了 15 个平方米的门面，够不够装？你中丹田也就是 20 个平方米的门面，够装多少货？你得拓展！继续把丹田打开变成 50 个平方米的门面，变成现在的大超市，不是更好吗？你要学会扩容。扩容的目的是什么？新的仓库能够装更多新品种、高质量的商品。

精化气的内容就是在不断地运动、变化、发展的过程中，来建立这样一些不同层面内容的过程。只有像这样去发掘新的层面，不断去深化，才能在更高的层面上去提高身心健康水平。如果不能从这个层面和高度上去认识，势必会错解精化气的内容，会堕入到庸俗的精化气理论里。我讲的这个精化气理论是不断发展着的，是不断前进着的。这个内容是会从炼精化气贯穿至炼虚合道的全过程，它是这样的一个整体。

有人问："刘老师，怎么合道啊？"关于如何合道，我也讲了很多内容，如《风动、幡动、心动》、《正确对待念头与杂念》、《智慧的规律》等。我讲合道顺德方面的内容，大多都体现在当下放下上了，就是当下即是、当头棒喝，指着你的"心"说话让你走向觉悟，顿开、顿悟，直接就合道了。对此，老子已经详尽地告诉了我们，比如"治人事天莫若啬。夫唯啬，是谓早服；早服谓之重积德；重积德则无不克……"但是你没有准备不行，得从理入，把意识调整好，这也是炼精化气的关键过程。修正意识，搞好上层建筑，需要炼什么"精"？在生活中磨练践行见证智慧教育文化之要义的那个精。

我讲的这些健身方法与养生文化，其实与古智慧经典里的智慧性内涵是一样的，大家可以参考学习我讲的《道德经全解》、《金刚经全解》、《薄伽梵歌全解》对智慧经典的释解内容。人在践行见证智慧真理的过程中，必须懂得化解这些经典中的精，只有把这些经典文化融会贯通了，你才有可能使自己的身心活动形成一个整体运化的和谐统一体，就像经济基础符合上层建筑一样。

人的意识形态这个上层建筑，在人脑是怎么建立起来的？靠的是传承教育文化，靠的是文化知识的教育，靠的是教育的内涵、文化的内涵建立起来。精神活动或说意识活动的内容，就是人的上层建筑。

总之，我们不仅要从形体上、从生命力上去行精化气的内容，还得从智慧教育文化上进行"经化精"而化气去进入，使智慧教育文化这个"理"，和我们练功过程中精化气的这个"事"合为一体，合到不可分割的时候，炼精化气就可以完成了。

你们现在开丹田，只是为炼精化气打开储备混元气能量信息的仓库，你们现在是修仓库、修通道的过程。其实练功没有什么是外混元，也没有什么是内混元的过程，生命就是个需要运动的过程，说简单一点就是个需要积极锻炼的过程。古今的一切养生文化，都只是一个拐杖而已，是帮忙我们去锻炼自己身心的一个工具而已。

当你们身体开始健康的时候，有的人就舍不得放下已有的观念了。你们一定要搞明白，对待曾经帮助过你的人，不是让你不记得，而是让你不要念念不忘、念念住在上面，这是在教你学会如何当下进入。简单地讲，刘老师帮你，你不要记刘老师，老师帮你并不是让你记住老师的，如果你一直记在脑子里，它就占有了空间。只有把意识垃圾一一铲除，你才有空间炼精化气。你不能总是把刘老师记着，把我当偶像捧着，或是把其他老师当偶像捧着，这个是不应该的。这样搞下去，你的心灵该怎么净化？如果执著自己的观念，你占用头脑里的空间就太多了，想打开它就太费事了。就像电脑的搜索功能那样，搜索了半天，它出不来，打开它很慢，那么顿悟就不可能了。这也是炼精化气过程当中要舍的内容。

当然你不能把你需要做的内容，把老师讲的、要求你做的内容也舍掉，那个可是不行的。而是要你把感激老师的这些念头甩掉、不要，感激老师帮你们是应该的，但是你们要放下感激老师的这个观念。当你们在默默地修正自己的思想言行的过程当中，把谦卑诚信立起来时，这本身才是对老师表达的诚敬与谢意。

任何一个人，只要执著自己的思想观念，就说明头脑中有了病毒，就像电脑中的病毒一样，它会复制，让你在那儿不断地比较、分别，最后造成思维参照模式这个系统瘫痪，这可不行。再好的理论，再好的经典，只要是学完了，你们就得放下。所以，佛祖在两千多年前就说，他在世讲法四十九年"一字未说"，什么意思？就是叫大家不要中毒！你们可不要中我这个所谓的刘老师的毒，也不要中其他所谓的高功大德的毒。理论文化、经典文化都只是一个拐杖，经验需要你们自己去实践来获得。

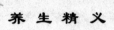
今天我讲的炼精化气，是要你们从思想意识上炼精化气才行，这也是炼虚合道的内容。

一开始你们听不懂，现在讲到这里你们就开始明白了。刘老师讲的是什么？讲的是道！炼精化气化什么？"一气化三清"怎么化？不执著，不执著于气，不执著精化气的内容，不执著于精化气的过程，尽可能做到概念无精、无气、无虚、无道，那么精、气、神这三清将自化，这样便自然而然就化到道上去了。那我们化高级一点，都化到道上去，好吗？

内求诸己才是真理

天底下就数我这个刘老师是最没有本事的人了，从现在开始，大家不要表扬，更不要去捧刘老师。为什么？我害怕大家得病，所以让你赶紧放下，放下对刘老师的印象和所形成的概念，遵从刘老师的理论与经验；放下其他老师的这个概念，遵从那些真知灼见的理论去践行，留下对自己修证练功有用的内容，其他的一概扫掉。

毛泽东曾经讲过"扫帚不到，灰尘照例不会自己跑掉"，如果刘老师被你们作为感恩的对象，那刘老师就变为你们脑子里面的灰尘了；如果你们感恩老师是从内在的意识发轫点做起的，那你就进入到了信、愿、行的过程中，也就开始走向了觉悟的行程。任何人只有从真心自性中呈现出谦卑诚信，那么这种感恩就是在道的这个层面产生了动力。那么你的这个能量就没有外泄，而是往里面含藏了，那就说明你在大踏步地进步。

内求才是真理！你跟着老师学什么？学内求！把老师挂在嘴上，形成概念，那是外求。生命科学的探求是一个内求的过程。佛菩萨的慈悲之心，等你们证道、觉悟以后，自然就有了。现在大家就是勤修苦练，勤修巧练，勤修慧练，会运用智慧教育文化为自己服务，用智慧来练。

刘老师给大家传承，不是为了听你们的几句好话，而是希望传承成为你们成就自己的动力，它是动力的源泉。现在我就讲这些让你们放下的内容，讲得越早越好，使你们尽早地学会运用否定之否定规律，这样你们以后成长得就越快。

老师的爱就是给予，没有交换的关系。你们现在就是内求，内求不仅是气的内求，还有核心的内容就是神的内求。我看到有些同学的修养日记写得很好，有内容，能把自己生活中的细节拿出来探讨，非常了不起，这才是进步。这也是炼精化气的内容，把自己的污秽精挑细选地拿出来扫地出门。这样炼精化气，好！

所以，炼精化气有若干个层面需要我们去认识。只有从整体的高度和不同的层面，去认识、去践证人这个存在的本质内涵，并且去进入根本的修养意识的境界之中，修身养性才有希望到达光辉的顶点，明彻绝对真理。

炼气化神

修炼功夫的四层面

炼气化神的基本原理

气如何转化为神

神化气的内容

在实践中继承与发展

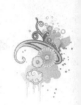

炼气化神在中国传统修行文化里，是对功夫层次层面的内容进行划分的一个概念。当然，在这个概念之中包含着非常复杂的内容及其相关联的内容。

✤ 修炼功夫的四层面 ✤

过去修功夫大概有这四个层面的内容：炼精化气、炼气化神、炼神还虚、炼虚合道。也可以说，在修炼功夫的过程中有这样几个阶段。

实际上这几个阶段也不是这样规定的，而是从初级入门上升到高级阶段，是对生理上和心理的思想意识上的变化过程、净化过程的描述，是对从功夫境界上升到智慧功夫境界的一种认识与描述。

身体要变化，就必须把炼精化气这个任务完成，把这个过程完成。那么当炼精化气完成的同时，炼气化神的工作其实也在炼精化气的过程中展开了。这四个过程是犬牙交错的，是交替完成的。

上一次我们讲了炼精化气，践行炼精化气的过程，不仅仅是我们践证生命运化规律的过程，也是践证身心活动之成长规律的过程。从常人的生命活动来看，这个精气也是会化的，但只是一部分化了，一部分给泄走了。那么对于更高阶段上、更高层面上要求健康的人来说，必须超越自己正常的生理需求，必须要求在炼精化气的层面上，践证自己生命活动中精化气的规律性。简单地说，就是让人见证精化气的生命运化法则。总而言之，对于炼精化气的内容，简单的说法就是强化生命活动中有无相生的规律。

实质上，炼精化气是通过强化人的神经系统同五脏六腑及各层面腺体的相互协调功能，从而促进了神性与生命运化功能的整体协调性，使人体中各种精微物质的有化无、无生有，即有无相生的功能得到了全面的加强。

什么是炼精化气之气？炼精化气之气就是人的生命活动中各种精微物质的一种特殊物态，这种特殊的物态与有形物质的属性有关，与物质密度的大小有关，因而呈现出兼容该物质、并带有该物质的整体信息和功能的一种弥散存在。

炼气化神，是促进人体中的有无相生功能同人的神经系统功能相互混化，从而使人的神经系统的整体性智能协调功能得到加强的过程。

那什么是人的神性呢？人的神性就是生命活动过程中神经系统与各脑器官组织形成的一种综合智能效应的整体功能态，这种功能态包括了生理和心理这两方面的全部内容。

炼神还虚，就是通过进一步地强化人神经系统的综合协调功能的整体性智能效应功能态，使这种整体性智能效应功能态在反应自我身心及其他人事物的过程中，进入到统一和谐的境界中。不仅如此，而且还要求在动态的过程中常保自我身心行为活动的平衡。这种动态平衡，是人在不断地调整人与自然、与社会的关系，从而达成人与宇宙自然运化规律的整体和谐性的过程，是展现人的自觉智能的过程。

怎样理解炼神还虚的虚？此虚与实是相对应的，也就是修行界所谓的"空"或者是"无"。炼神还虚的虚，主要是指人的根本智慧——实相，这个所谓的实相与宇宙自然之道具有相同的属性特征。在修炼之人来讲，虚的境界就是于日常生活中思想言行呈现出无著无住的状态，即思想意识活动无住即现空性，言行不著就是无。怎样理解这个虚、空、无？我再讲一遍，在现实的社会生活中，人的身心行为活动既不著人体生命活动中的任何生理现象，又不住在任何的思想意识观念之中。简单地说，就是不著在眼、耳、鼻、舌、身、意的觉知觉受上，也就是说不住在这感官功能的六根所引起的六尘——色、声、香、味、触、法的外境上。此即虚空、虚无之义，也是炼神还虚的本质内涵。

炼虚合道，就是通过人根本智慧的呈现，自觉自然地去践行人与宇宙自然、与人类社会的各种关系，从而使人生命活动中的运化规律与宇宙自然中的生生循环之性达成整体和谐的同一性与统一体关系。其实，这个过程归根结底就是践行见证人的真心自性的这个根本真理与宇宙实相这个本体——道之绝对真理合一的过程。简单理解炼虚合道的内涵就是，人需要完全融合到宇宙自然的规律中，完全不执著自己的主观意愿与客观事物的分别，而处在这种境界中的人所展现出来的一切思想意识活动和行为活动，都是宇宙自然运化的无为呈现。

对于炼虚合道的"道"字应该怎样理解？这个道既可以理解为宇宙自然最本初的那种虚寂实相之绝对存在，又可以理解为道兼容遍透于宇宙自然之一切存在。这种绝对存在的属性特征就是：兼容遍透性、无始无终性、无内无外性、不增不减性、不垢不净性、不断不常性。道不仅与一切的无形的事物共存，还与一切有形有象事物的生息消长相伴随。不仅如此，道与宇宙自然中存在的一切规律共存，比如现在大家都知道的阴阳、五行、八卦等规律。

以上所讲的每一步，都得靠大家自己去实证，去印证对宇宙自然、对人类社会规律的认识。这几个步骤看起来非常难，但是实际上在修身养性的过程当中，如果真正明了这个理论，并且运用这个理论去指导自己的生命活动实践，那么它也不是非常难的。只要我们遵循这样一个规律，我想通过修身养性来达到这合道顺德之"至简至易"的目标，问题是不大的。

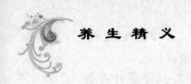

炼气化神的基本原理

炼精化气仅仅只是在入门阶段对生命规律最粗浅的认识的一个过程。那么到了炼气化神的阶段，就要求按照我们以前所说的，把五脏六腑之气，同人的神进行混化并结合起来，把中和之气的内容修好。

如何使人的中和之气转变成为修养中和之性，并保持中和之性？即人在与自然、与社会之间如何产生稳定的身心健康的状态？它是怎样的一个演化过程呢？实质上是这样的演化过程：从生命活动运化规律的角度来看，炼气化神就必须打开上丹田。但是打开了上丹田是否就能把气转化为神呢？也不大可能，这还只是基础而已。其实还得练五行之气的稳定性，当我们的中和之气真正练好了，达到了中和之气的要求和标准，那么人在展现身心行为活动的过程中，才能使自己的精神活动稳定下来。

炼气化神一共有两个方面的内容：一方面，就是炼气化神的过程；另一方面，就是神化气的炼神过程。

炼气化神的过程，我们可以简单地这样看，可以这样进行比较的说明：人生命体的生理功能是以五脏为中心的，而人的整体存在是以人之神为中心来统帅的这个客观存在。以五脏为中心的生命存在，是五脏的功能状态的统一，是人生命活动存在的核心内容，也是我们中医学这个理论赖以建立、古代的修行家和现代生命科学家修身养性理论赖以建立的核心内容。

炼气化神，要求我们对人体的五脏——肝、心、脾、肺、肾气机的运化达成动态的平衡，那么在练功的方法上就有了更多的要求。

在炼精化气的过程中，要求我们打开下丹田和中丹田，甚至于把混元窍打开，使我们五脏六腑的功能态有了产生统一性的可能。如果我们的下丹田和中丹田打不开，我们的五脏六腑的统一性就不能够被完成，不能在对立统一的过程当中得到自己的生命活动整体性运化的证明，当然也不能得到对自己生命活动实践的认可。

然而，应该怎么进行气化神？是怎么个化法？这个从古到今也没有一个统一的说法。我今天讲气化神方面的两部分内容：一部分内容是讲关于人五脏六腑之"形"气的统一；一部分内容是讲五脏脏真之气的统一。要想把这两个内容做好，那就需要我们主动去将这些内容与神进行混化。在这个混化的过程中，脏真之气的统一，比我们对五脏之形的气的认识应该来得更加深刻。为什么这样说？因为五脏的脏真之气和五脏的脏体之形的气，是存在差别的，不是一个概念，但可以在五脏综合运化功能形成了整体和谐性的时候，这二者的差别就会被整体运化功能的和谐性所统一。

在做呼吸操的时候，既可以调动五脏脏体之气，同时也可以激活五脏脏真之气的运化功能态，使脏真之气、生发脏真之气的功能被强化出来。所谓的脏真之气，就是人五脏的腺体功能所分泌出来的物质能量。所以在这个层面里，我们没有办法去分别它，说呼吸操哪一节练了五脏六腑的形体气，哪一节是练了五脏脏真之气，没办法分。这个呼吸操它是把五脏的阴阳、五脏的经络以及五脏自身个体特性，在升降开合聚散化的过程当中，在生长化收藏的运化过程中统一起来。

从理论上来看这一混化的过程，它包含了两个层面的内容，即五脏六腑之形体的健康，以及因此健康之后，使五脏脏真之气在这个良好的工作状态下生发出来。因为五脏的脏真之气与对应的五脏形体有关，它是属于五脏的这个腺体所生成的。我们人的五脏也是人体之中比较大的腺体，五脏不仅有形体，而且自身还可以分泌出营养自身的、乃至于营养我们脑的这样一种内分泌液的物质内容。对于这样一个五脏生理内分泌腺腺体所分泌出来的物质，以及该物质的能量信息和功能，对这样一个客观的存在，我们把它称之为脏真之气的内容。

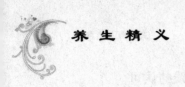

气如何转化为神

那么这个气如何转化为神？它需要通过三个方面的内容来了解这种转化的过程：

第一方面，通过五脏形体之气的混化统一，使五脏之气成为一个整体；同时根据五脏各自的特性，使人的生命活动呈现出有无相生的功能态。

第二方面，五脏不仅仅运化保护自己形体的内容，而且还供给人脑智能效应功能之神所需要的营养。五脏这个腺体所分泌出来的物质，即属于脏真之气的内容，是它来供应的。

第三方面，需要了解五脏的这个腺体受什么控制。一般来说，它受五脏的神经系统控制，受人的神经中枢的控制，受更高一级内分泌体的影响和制约，例如说我们的胸腺、甲状腺、甲状旁腺。

这样我们就可以知道古人为什么要练周天，而且这种周天必须是走脊髓管内；为什么要练喉结，为什么非常强调化开十二重楼；为什么强调任督二脉和左右二旁脉。

当我们真正了解到了古人对生命活动的认识，以及身心活动实践方面内容的时候，那么就可以把古智慧文化的精华，尤其在修身养性方面的认识，在中医学方面对人体的认识、对人的认识，这些文化加以实践总结；同时，还需要与今天的社会文化、自然科学以及医学科学结合起来，使之成为一个统一的整体。

所以炼气化神的阶段，不仅仅是要打开我们的上丹田，而且要使上丹田之中调节内分泌系统的这样一个物质内容的指挥系统能够被正确地建立起来。它们正好都在脑中间的位置，丘脑、中脑、大脑、小脑等。对于松果体、脑垂体，迄今为止这两个腺体的功能也已经被人们所认识。尤其是丘脑和中脑，包括脑垂体，这些区域的功能态非常重要，因为人的智能效应综合功能态的变化会直接影响自己的五脏六腑，直接影响着五脏之气的生化反应，直接影响五脏六腑气机的升降开合聚散化和生长化收藏的运化功能。

　　由于人的生命活动存在是一个混然的整体，而且是不可分割的混然整体，所以非要在这样一个系统的物质层面上建立起实践与认识的对应关系不可，这样相对应的理性的内容便可以呈现出来了，这是我们通过践行去达到认识的原因。

　　人具有动物的生命特征，不仅受神经系统的调控，而且还受一级一级的内分泌体系的调控，来决定人五脏六腑的生化内容和生化功能状态。关于这些内容，古人修行的生命活动实践也已经证实了。

　　人不仅是有形的实体生命存在，还有那无形之气的存在，并且这种有形有象的实体与无形的气、与大自然也是一个和谐的整体。我们的智慧整体观，是在古人关于天人合一与人天相应整体观的基础上，结合了当代的科学文化建立起来的理论体系。所以，我们现在在创建现代智慧文化和认识人的生命科学的时候，更注重于古为今用、洋为中用，并会主动去结合古智慧经典所传承的教育文化及现代的科学理论和文化知识，结合自身的修身养性实践来总结和完善它。我对气化神的认识，也是在此基础上总结出来的。

　　我们五脏腺体之气，可以去营养五脏的本身，包括腺体器官的自身；同时，还可以营养上一级的腺体器官组织，如肾上腺、胸腺、甲状腺、甲状旁腺等这些腺体的气，可影响更高一个层面腺体组织的功能状态，它是通过这样逆行递进而逐步高级起来的，也是通过这样的机制来递降调节下一级腺体的功能状态。所以，当喉结没打开的时候，渐修中的人，其生命活动的整体想发生质的飞跃是不可能的。

　　过去道家非常强调开十二重楼和喉结，古人指的十二重楼其实也是包含了喉结的内容在里面，它们是一个不可分割的整体。整个喉的构造是由软骨、韧带和肌肉组成。喉软骨主要由甲状软骨、环状软骨、会厌软骨等十二层软骨结构组成。我们得把这个地方炼化了、气化了。当修炼者把能量聚集在这个地方时，在通化软骨的过程中，同时也强化了我们的甲状腺、甲状旁腺，其实这个理论也是在我们的临床实践过程中认识到它的原理的。所以，甲状腺和甲状旁腺在我们人体来说是非常重要的腺体器官，其功能状态的优劣可以直接影响人的五脏六腑之腺体运化功能的动态平衡度，对人的身心健康具有重要的调节作用。

比如说，甲亢病患者为什么容易出现烦躁不安的现象？其心脏为什么会有问题？原因就在于甲状腺与甲状旁腺的运化功能不正常。为什么这样说？因为甲状腺与甲状旁腺是否工作正常能够直接影响五脏腺体的运化功能状态。因此，在甲状腺或甲状旁腺出了问题时，通常会表现为心烦意乱。如果心脏这个腺体功能或其他脏器的腺体功能出了什么状况，那也会导致甲状腺或甲状旁腺的运化功能出问题。所以我们会发现，那些甲亢病患者中的一些人，脾气比较暴躁，很容易发火，这一现象也是因为甲状腺的偏颇运化扰乱了肝这个腺体的正常工作状态，这是从病理结构来分析这个腺体对人情志活动的影响，对人身心健康状态的影响。

现代科学发展到了今天，应该寻求与内求生命科学的融合。现代的科技工作者应该能动地学习古智慧教育文化，这才是二十一世纪发展科学文化的正确途径。但现在仅仅只是开始的初级阶段。我们把古人留下来的精深玄妙的智慧教育文化，包括古中医学对人的认识，同今天的生理解剖学对人体的认识综合起来，再加上我们自身对生命活动运化规律的实践体证，才形成了这么一套理论。

当我们每一级别的腺体功能被强化，那么低一级别的腺体可以营养高它一级腺体的器官组织。那么，反过来说，人的脑垂体可以直接影响甲状腺、甲状旁腺、胸腺、五脏六腑等各种腺体的运化功能。甲状腺、甲状旁腺、胸腺，以及五脏六腑这些腺体，都归于脑垂体的指挥。当然可能有少数人的松果腺体没有退化，那么松果体也可以直接影响人的生命运化功能，并使之产生巨大的变化。

在人脑里面，不仅只有松果体和脑垂体是腺体，其实各脑器官也都应该是腺体。比如大脑、小脑、丘脑等，它们是生理机能的控制中心。如果人的整个脑组织运化都是符合生理和心理活动的需求的，那么人的精神就会呈现出和谐性的整体智慧状态。但是一定要清楚，我们不仅强调脑组织这种有形的实体存在，而且更强调腺体系统的组织机能整体和谐的运化功能态。

我们谈的气化神，是指我们的内分泌系统的最高级的功能状态、功能态的整体存在。我们在这里相对地把它说得详细一些，不可把它理解偏差了。这个功能态，是有形实体存在的一种运化状态的功能，同时也是指这种有形实体存在的无形的气存在的功能态。比如说，人的脑垂体、松果体，在能够起作用和已经起作用的情况下，它的混元气直接和脑细胞的混元气进行着混化，同时也不丧失自身存在的功能状态。同理，人脑的智能效应功能态，也是在这种情况下进行生息消长循环的。这种运化功能，既是人生理功能的控制中心，又是人的心理智能功能活动的统帅中心。

气化神的过程，从生理结构上来看、从生理结构的整体的功能态上来看，人是可以通过这样的方式去认识它，通过调整情志活动来净化它、优化它。在古时候，没办法集合这么多方面的内容来认识和描述人脑的智能效应功能态。

我在教我的老师那里也学过这些东西，那时的我能知道一点，人要认识宇宙自然，要认识复杂的社会关系，要维系和谐的人、事、物关系，那就需要学会用辩证的观点看问题，要学会用整体的观点来处事应物，但是在实际生活中，应该怎么用却是完全不知道的。现在看过去，那时的我对智慧教育文化的认识，还只是处在萌芽阶段。不过，萌芽的产生还是受混元整体理论的启发。

多年以后，在智慧整体观的指导下，我发现人只有通过修养身心的实践活动来见证生命活动的这个混元整体，才能产生这样清晰的认知思路，才能形成透彻的见的。通过我自身的践行实证，才能正确地认识或反应出生命运化功能及其规律性。对此，或许未来的人比我认识得更详细、更完整、更透彻。

今天我讲到了气化神，关于这方面的践行实证的基本要求，就在于强调人的生命运化功能；关于精化气的内容，我们强调的还是气化与化气的功能，这是人见证有无相生功能的必须经历的阶段。具体地说，气化神是生命活动呈现出整体运化功能态的一种表现，是炼精化气这个整体功能的高一级整体功能存在的内容。

这是我讲的关于炼气化神的内容。从这个内容中可以看出炼气化神的过程，是需要大家强化下丹田、中丹田和上丹田的，是需要建立三田共振这个基础的。只强调三田共振行不行？不行，还得开喉结来强化这几个地方，来促进五脏运化功能的和合——五气朝元。实质上很大一部分内容是通过开喉结来完成的，像这样去整合上一级整体功能状态，人气化神的功能才能得以强化，炼气化神的内容和过程才能得以完成。

人的三个丹田要形成一个整体，关键点就在于开喉结，就在于化开十二重楼。喉结是属于骨质结构，因此这种浓密的混元气会屏障中下二田的混元气。简单地说，喉结处的混元气阻挡了上丹田和中下二个丹田的气机进行混化，即喉结骨的混元气阻塞了三田共振的通道。在这个地方我们通过意念、通过气机把它打开以后，即在化开喉结的同时，也强化了人神经系统的功能。为什么这样说？当丹田气能够透过骨组织这种能量的障碍时，就能够自由地与神经系统的混元气或称能量信息进行混化了，这样也就完成了强化炼气化神之生命运化功能了。

把气转化为神的生理内容的关键要窍在这里，炼气化神的枢纽和基础就在喉结这里。喉结化开之后，人的神经系统与全脑的智能效应功能及五脏六腑的各腺体功能才能进行完全的混化，从而形成气化神的整体性功能；而且人脑的气血也会充盈，各种各样的营养物质才会源源不断地被输送上去，营养脑组织、脑细胞，这样人的神气才会充盈旺盛。只有这样，人的中和之气才能在生理活动的范围内稳定起来，为修养中和之性奠定了生理基础和关键条件。修养中和之性也是气化神、神化气的智慧功夫内容之一。

智慧整体观认为：开发合道顺德的智慧需要打开人的三个丹田，除此以外，还要将喉结这个窍位以及十二重楼化开，这是关于人的神经系统与脑神经细胞及腺体形成整体气化过程中非常关键的内容。

这就告诉了我们，炼气化神的最主体、最关键的生理基础内容，就在喉结和十二重楼。虽然说喉结这个地方看上去是一个运动器官，但喉结它是个骨组织系统，是个软骨组织结构。骨的组织结构决定了它的能量是相对稳定的，那么喉结乃至于甲状腺、甲状旁腺的气与喉结气的混化，与喉结骨这个气的混化，与颈椎中脊髓神经之气进行混化，这些内容的直接混化，就为我们达成炼气化神的目的服务，这也是人的智慧能否发生质变的关键基础内容之一，这也就成为人之气整合形成和谐运化机制的关键要求，也是帮助人形成体察思维模式的基础内容，还是强化智能效应功能的重要条件。所以，我们应该从这个角度去认识，而不是说喉结这个骨头能够化神，不是的。

喉结这个窍必须得打开，使中丹田的气机和上丹田的气机可以进行混化，它是一个通道，打开它，这是一个内容；第二个内容，是气化神的枢纽和中转站在这里。我所讲的这些内容不是过去典籍中的东西，是我们通过身心活动实践见证了的成果，是把现代科学知识同自身的生命活动实践结合起来讲的。

迄今为止，我还是第一次讲这样的课，这也是我对人体生理结构和古智慧文化以及整体辩证观思想混化融合的产物，是古智慧文化以及当代科学知识和混元整体理论结合的产物。所以，只有当我们明白了这个理论的时候，炼气化神才有可能完成。

炼气化神不是把腺体之气化成了神，而是指腺体之气它可以营养更高一级的腺体的气和腺体组织的本身，可以同时直接地与更高一级的腺体的气机进行混化。在人的大脑里也有腺体，脑细胞、脑组织也都是腺体，其中人脑中的松果体和脑垂体，是被现在医学科学认识了的客观存在。脑腺体的气和脑组织细胞的混元气混化，它们的完全混化所形成的智能效应功能态的整体性，就是我们常讲的真心自性所呈现的功能状态，其中的运动内容和运动过程就是人的思想意识活动。

气化神的内容从生理上讲也就这么多。这里最关键的内容，就是开喉结，化开十二重楼的同时就自然地强化了人的甲状腺和甲状旁腺的功能，激活它的功能态，这是个非常关键的内容。但是，大家一定要注意，不可以随便去调整甲状腺和甲状旁腺，随便调整是会造成内分泌系统紊乱的，是会对身体造成不良后果的。

神化气的内容

那么另一部分内容就是神化气的内容，既有炼精化气、炼气化神的内容，同时也有神化气、神化精的内容。那么这个神，它表现出来的就是一个动态的有序化，即神就是我们人生命活动的统帅。

因为人的神是一般人无法感觉到的兼容遍透性的智慧境界，较之我们五脏六腑的气机来说是不可思议的高级存在，同时它可以直接同化和统一包括甲状腺、甲状旁腺、胸腺以及五脏六腑的各腺体的功能，正是由于可以统一、统帅它们，所以使得神化气成为了可能。

这样一来，在生命实践的过程当中，神化气的生理反应过程较气化神的生理反应过程，需要依各种情志活动的稳定性和意识修养水平的高低来确定。意识修养水平高则生理反应小，如果修养意识的水平差，那反应就无法想象了。

不论是气化神，还是神化气，这两个过程在完善生命的过程中都是不可以缺少的。不管你是渐修还是顿悟，也不管你是顿悟然后再去渐修，气化神还有神回过头来化气的内容，都是不可以少的，这两个环节不可以缺少。

所以，每一个人修身者必须从这个高度去认识。腺体、脑垂体以及脑子里边各腺体的存在，它这个气和脑细胞自身的气，以及所有脑组织结构里的这些气，混化形成的特殊功能态的整体性之后，即我们所说的产生意识活动的本体。这种产生意识活动的本体，即是所谓的实相智慧，这种实相智慧的本身就是以脑中心为中心的，是一种均匀无别、无内无外、无始无终、不增不减、不断不常、不垢不净的绝对存在；这种存在可以通过人的自我净化修炼，成就分别应化智，即见证智能效应功能态的独立性，这种存在可以通过自我的净化修炼达成合道顺德的觉悟智慧的整体辩证性。平常人的这种功能态所呈现出来的智能效应功能的反应内容，也就是人们称呼的"神"，即"精、气、神"中的那个神，神能够统帅人的生命活动。

由于在丘脑的实体组织结构里面，存在着与五脏相关联的组织内容，如果我们直接把神统帅脑组织中与五脏、与形体相关的信息内容进行混化，就成为了我们修炼功夫的最简单的方式了。顿悟之后的人，返过头来应该修炼的内容与必须经历的践证过程，可以把它看成是神化气的修炼过程，神化气的过程走到一定阶段，还得返过头来行气化神之功，这两个过程自然会交相呼应。

我讲的这个理论不多，关于生理上的内容也是不多的。过去古人在教功的时候，是需要自己的学生去悟的，但是今天科技文化都那样发达了，养生文化随之也得到了解放。在现在这个社会文化背景下，养生文化的交流与智慧传承教育文化的交流和开放就成为了必然。

还有一个神化气的内容，就是我们平时的意识活动，这个神化气的内容显得更为关键。如果我们从生理上解决了气化神的问题，而不能从意识领域里边去解决参照系的问题、更换参照系标准的问题，那我们气化神的内容将没办法完成。过去的行者，大多停滞在这个层面上，没办法再深入下去。为什么有很多的修行人到了这个阶段没办法再往上走了呢？就是不能认识到意识的改变决定了身心活动的健康状态。在这个层面上，人是否执著自我的思想观念，或是否能够做到随时调整思维模式里的参照标准，就决定了生命运化功能的和谐度，决定了身心活动的健康梯度。

所以我从今年的3月5日以来，讲了很多关于如何意识修养方面的内容，直接强调修养意识的重要性与必要性。为什么？因为修养意识的过程能够达到神化气的作用。所有的古智者圣人们，他们强调最多的也是修养意识。如果人不修养意识，而着意于自己理解的所谓的神化气的内容，那肯定是做不到神化气的。修养意识的过程，其实就是让人的思想意识活动逐步符合生命运动规律与属性特征的要求，这其中就包含了神化气的内容。

修炼功夫即使是生理上练到了气化神的阶段，还是不能叫入门。只有当你自然呈现了真心自性，也可以说见证了明心见性的智慧境界，见证了道之体的属性特征的时候，生命活动才会发生质的飞跃。

这就是为什么一开始就强调修养意识，强调陶冶性情、涵养道德的重要性的根本原因。因为人在炼气化神的过程中，实质上是从生理结构上，明确了、完成了保持中和之性这个生理上的准备阶段，使我们的性情中和而稳定，因而可以达到这样一个目标。但是如果我们的神非常稳定了，我们的情绪也就自然稳定了，我们的精神活动、情绪活动都稳定下来了，而我们的意识观念不变，参照事物的模式标准不变，那么人之神也不会真正地稳下来，其情绪同样也不会稳定，像这样去练功夫也是枉然的。这就是为什么有人明心了以后，在没有老师指导的情况下，还是会堕落的。在佛学文化中也称之为退转，会退转、会堕落的关键原因其实就在这里。

在实践中继承与发展

过去的老师们不肯明说这些内容，我今天讲这些内容也不叫泄漏天机，只能说我把传统的养生文化同现代的科学知识结合了起来，并把智慧性内涵赋予于养生文化之中。我所讲的这些内容，都是通过了实践检验了的。不管炼精化气的内容，还是炼气化神的内容、神化气的内容，以及要讲的炼神还虚、炼虚合道的内容，都是我一步一步印证过的。而且这些内容学习起来既简捷又明了，既科学又让我们能够直接去达成。

我以前曾经学习过古典的养生文化，但由于本人的古文基础太差，因此对许多内容都不理解；只能靠自己修养身心的实践活动来证明，靠自己对现代科学认识、对混元整体理论的理解来践证智慧功夫，才有了今天的见地。我讲的这个养生理论较古人的理论更加简明一些，它属于现代版的智慧教育文化。这个智慧教育文化为建立智能生命科学奠定了基础，也为未来开发智慧走向普及化奠定了理论基础和实践基础。

当然，不能把炼精化气、炼气化神的讲课内容中所说的实体组织当作是炼精化气、炼气化神的本质内涵来理解。我们应该更注重的是践行见证炼精化气与炼气化神的那个功能态。一定要注意，我们需要见证的是炼精化气与炼气化神的那种整体运化功能的和谐性。在我有时间的情况下，还会进一步讲炼气化神、炼神化气的内容。

大家应该明白，虽然我已经讲了不少内容，但是这些内容还需要你们以实际行动去证悟才行。如果听懂了炼气化神的内容，那么践行起来还是蛮简单的。在养生文化里，从现今能够查阅到的古典籍或某些资料来看，古人大多是用隐语、用比喻、用拟人的手法来讲炼气化神的。对此内容，从古至今不知道多少修炼者因不解其义，无法深入炼气化神的本质内涵。这些问题不仅出现在修道的人群中，而且还出现在那些修佛的人群中。理不明则无法现智。

在我讲的内容里，既有物质结构的生理存在，又有无形的气的存在和功能态，还有神的内容。当然，如果没有器官，这个功能态还存不存在？没有实体性的组织器官，哪还有气可化、有神可现？人的生命活动这个整体，是由各组织器官构成的。因此人的生命活动呈现的必然是整体的运化功能，绝不能把人的生命体理解为各种化学元素和局部组织器官功能的简单叠加。不过，针对这个问题，需要我们在修养身心的实践活动中去把它搞清楚。

学习智慧教育文化的关键就在于实践。为什么？因为实践出真知。

神气形合一

神气合一的三层面

神形合一的三层面

神气形合一

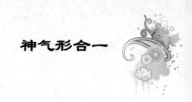

今天我想讲神气合一方面的内容，讲一讲神形合一的三个层面。如果不讲这些问题，大家练功时就没有理论基础作指导。通常来讲，做功夫离不开这三个层面的内容，尤其是在进入高级功夫阶段以后，对人生命活动存在的这三层面，必须把它认识清楚。

神气合一的三层面

我们先了解一下神气合一的三个层面。

第一个层面，首先我们要知道人的生命赖以存在的这个形体，以及作为生命存在的这个形体之气，它的中心在下丹田。如果当形体的气符合无内无外、均匀无别之属性的时候，我们就说是下丹田玄关窍打开了。在下丹田玄关窍打开的时候，那么这一玄关窍的出现就表明人通过践行而见证到了神气合一的最初层面，也可以叫无内无外之玄关的基础层面。

这个神气的统一体——所谓玄关的这个层面，是我们需要了解的第一个层面。这个层面的内容饱含着人对自身生命活动的认识，对形体活动践证之后的功夫水平，它是这样的一个内容。所以说，要认识它就必须明了，当神气合一出现在下丹田出现的时候，人的形体之气——生命活动当中营养形体的气与神合一的时候，这就是见证到神气合一的初级层面。

第二个层面，脏真混元层面。我们人的五脏之气，或者脏真之气，它呈现出的是整个人体的内分泌系统的非常精微的混元气。作为人这个生命体生理运化功能中心的内容，当这个气与神合一了，并形成了整体性的时候，这个层面就是人生命活动当中神气合一的第二个层面，也就是人体生命活动的生理运化功能中心的玄关层面。在这个层面，其混元气或能量同样是其小无内、其大无外的均匀存在。

第三个层面，也叫开发觉悟智慧的祖窍玄关层面。这一层面的玄关窍被打开之后，人就有可能见证合道顺德的智慧了。为什么？因为这里是人之神性的活动中心，它具有统帅人的生命活动的功能，是人存在于世的最根本的内容。因为在这个时候，它呈现的性状不能用混元气的存在形式来描述，而只能这样来描述：人的觉悟智慧层面，是人所有脑细胞的混元气及各脑器官功能呈现出来的智能效应功能态的整体性；这种整体性具有无内无外、均匀无别、不垢不净、不断不常之属性特征。人的主观能动性，是人脑智能效应功能态的整体的具体表现。

人的智能效应功能态的整体性，是人产生思想意识活动内容及思维运动过程的发轫点，这个层面就是人体最根本的神气合一之存在。对于这个存在，在庞明先生的《混元整体理论》中取名为意元体，佛学中则称为佛性、如来、灵山和菩提等，在道家学说中称为元神。

总之，这种神气合一的智能效应功能态的整体性，就是人的那个真心自性之最根本的存在，与中丹田这个人体生命活动的生理运化功能中心形成的神气合一层面，以及人形体活动中心的神气合一的层面，这三个神气合一的层面都被道的属性特征所兼容遍透。这三个层面构成了人生命活动的整体性的运化功能状态。那么人要想获得身心健康，就应该在这三个层面上下功夫，而这三个层面的本质内涵，也就是大家所熟知的"精气神"的统一体。人的这个整体的生命活动，正是由这"精气神"的统一体来决定的。

这三个层面的内容，应该是活在世上的每个人都必须践行见证的内容，而且还需要在现实的社会生活之中去践行，从而把这些客观存在的内容体现出来。践证这三个层面的内容，是我们每个人必须履行的责任与义务。

神形合一的三层面

神气合一有三个层面，那么神形合一也同样有三个层面的内容。

第一个层面，神形合一的时候，有神统一于形，统一于哪个形？统一于人基础的生命活动的这个形——叫筋脉皮骨肉。这个躯体之形的神形合一，是一个基础的神形合一的层面。

第二个神形合一的层面，也就是人五脏的形——脏真分泌出来的这种物质的形。当神能够把五脏的形以及它的功能态合二为一的时候，那么人的生命活动中心，人体的这个中心点，这个神形合一的层面就被达成了。

第三个层面，神形合一的最高级、最根本的层面，就是合于实相智慧的自性本体，或说真心自性，或说法身，同人脑细胞的这个有形的事物、同五脏的形以及同人体的形——筋脉皮骨肉，形成一个不可分割的和谐整体时，当其呈现出同一性与统一体关系时，那么这个层面就是神形统一的最根本的智慧功夫层面。神与五脏形体统一是高级的功夫层面；神和形体——筋脉皮骨肉合二为一的时候，那么就是个基础的功夫层面。所以神气合一有三个层面，神形合一同样也具有这三个层面。

神气形合一

当神气合一到相当的程度以后，它就会产生神气妙；当神形合一到相当程度的时候，它就会产生神形妙；当神气合一和神形合一都被展现出来的时候，叫神气形俱妙。当人证得了圆满的觉悟智慧的同时，又践证到了身心整体的和谐性，那么人就进入到神气形统一的智慧功夫层面。这时人获得的是完美的、整体的、和谐的、觉悟智慧的身心健康境界，也是法、报、化三身成就的集大成者，是与宇宙自然的绝对真理——道合一的自然无为、无为而无不为的境界。任何人的修身养性的目标都应该是这样的，能够达成这样的一个结果，那就是完满的智慧人生。

神气合一与神形合一的这些内容，会在生命塑造的过程当中，在身心完美的过程当中，呈现出犬牙交错的现象。当然神气合一的三个层面犬牙交错，与神形合一的三个层面犬牙交错，都是掺杂在一起变化的，都是在交替的过程当中不断升华起来的，也是在修身养性的过程当中不断被完善的内容、过程及结果。

顿悟的人得从神气合一的最根本的层面上，往脏真的神气合一的层面过渡，然后再去实证统帅形的神气合一的内容，往这个层面过渡，它是通过这样来贯穿的。像这样贯穿起来修炼的过程，其人的身心反应就相应地会小一些。

神形合一的练法，也可以一步一步地从粗糙的形——筋脉皮骨肉，到五脏的形过渡，但是这个过渡就非常困难，反应非常大。如果说是从最根本的神形合一，过渡到我们五脏之形的神形合一，往这个层面过渡；然后再从五脏之形的神形合一，过渡到这个筋脉皮骨肉的神形合一的统一体，所有这些过渡的过程，显而易见地让人在修炼的过程中缩短了时间，减少了修炼功夫方面的生理与心理的反应，而且还提高了效益。总之，这样的过程来得简单而且有效率。

过去讲悟后方修道，因为在我们之中，现在就有人已经开了中脉，所以大家应该了解这些内容。在了解了这些内容以后，我们才有理论基础来指导自己未来的践行见证活动。如果没有健身理论与养生文化的指导，那么人就不会应对修养身心过程中的各种变化，这样事与理就很快脱节了。现在还有很多人没有达到这个层面，大家可以先听一听；对中脉开了的那一部分人来讲，听过以后，对于未来应该走的路就有了一个大致的印象，就知道该怎么走了。

　　所以我们今天简单讲了一下，关于神气合一与神形合一的三个层面。这三个层面怎么练？这应该是以后才讲的内容。现在为大家讲了这些概念性的内容，目的是希望大家先了解一下，认识一下，打个基础。我们把具体的修炼功夫的技术内容暂时放一放，因为大家现在的功夫不够，没有必要去讲得太细，所以只讲这些内容。以后我们会随着大家的功夫修证层面的提高，再深化开来讲解。

内气与修养

健身中的普遍问题

内气与丹田的重要性

点火催发生命的动力

呼吸操培补内气的原理

从根本处转变意识

生命解放从实践中来

珍视健康 学会感恩

做健康智慧的人

积基树本 理法并入

　　大家参加健身活动的锻炼都已经有很长的时间了，但有些基础的、必须解决的问题还是一直没有得到解决。这些现象不是特殊的问题，而是广大健身爱好者，尤其是以各种健身方法锻炼来强身健体的人们共同存在的问题，也是所有的流行健身法中普遍存在的现象。

健身中的普遍问题

　　现在与大家交流一下健身活动的经验与学习养生文化的体会，说一说人们在健身活动中普遍存在的问题。大家现在所练的健身法，大多是属于外混元层面的功法。这个外混元功法所练的气，其属性特征主要是关于人体膜络方面的内容，主要是在膜络这个层面进行混元气的混化与交换的。

　　实质上，普通人在锻炼身体时，只是促进身体的气血循环，气一般只是在身体周围和身体表皮层的膜络上进行混化交换的。但真正要把这个气练到内脏的膜、组织上的膜、细胞上的膜里去，在一般情况下是不可能的，以那样的方式习练，也是练不进去的。根本原因就在于大家对健身锻炼为什么要练功的理不明，而且意识修养差，还有就是大家练功的量不够、质不行。

　　在诸多健身法与养生文化的理论体系中，只有极少数理论体系是比较全面而又系统的，比如庞明老师所讲的养生理论。可现在的大家在学习这套理论的过程中，都是处于这样的境界——谁看了书，谁都觉得自己理解得很好。但大家表现出的结果，从实质上来看却不是这样的，以大家目前的健康状态和对这套理论的认识以及践行的体会来看，都是非常肤浅的。

所以在1998年以后，庞老师就搞了一个交通任督二脉的带功录音。其中的引导口令词就喊"丹田气足了，丹田气足了，丹田气到会阴，会阴热了……"像这么导引。大家知道吗？为什么要像这样导引？关键是想把这个气——练的所谓外混元气固定住，把它固定在自己的身上，固定在自己的身体内，是想解决这个练功必须解决的内气问题。再后来，又搞了一个"直腿坐法"，目的也是为了强化内气。

内气与丹田的重要性

大家现在所练的那些内容，并没有达到帮助大家打开丹田——提升内气、储备内气的作用。所以，关于内气的这个主要的基础问题，就一直没有被解决了。

过去对于练功养生的要求来说，为什么需要先形成丹田？形成丹田是练功养生过程中的基本要求，也是保证人获得健康的基本条件。可是在座的大家通过好多年的练功锻炼，现在能有多少人敢肯定地说"我的丹田形成了"？在座的人中，有没有能感觉到自己的下丹田在哪个地方？可能很多人会讲：下丹田不就在肚脐里面吗？对，但是你的下丹田在小腹部内的哪个区域呢？其内有哪些感受？或开丹田后出现了哪些必然的生理反应？也就是说练成了没有？

在所谓丹田的区域里面，本身就是有气的。如果你没有形成丹田，那么在下腹腔里面同样还是有气，但这个气是比较散的；通过养生的锻炼活动后，能够使下腹腔中比较散的气凝聚成一团，形成了有序化的气团或说能量团，那才叫丹田。一般的人，在其下丹田的区域虽然有气，但是比较散，那样的情况也就不能叫丹田了。

在健身锻炼的过程中，不仅需要运动四肢，还要强化什么？还要强化自己的丹田部位。这就跟农民种田一样，每天要犁田，把牛的身上套上个绳子，拖着犁耙，把泥巴撬起来，就是犁田耕种。实际上大家所练的健身法，比如走圈操、太极拳等，每天就好像犁田那样，是做的这样一些健康身体的功夫内容。

但是这个田犁好了以后，是需要浇水的。这就告诉了我们，耕种农田是需要池塘或水库蓄水的，这个池塘就类似于练功人的丹田。人通过练功的锻炼活动，首先就应该把丹田形成，这样才有可能实施"灌溉"。丹田就好比水库，或者说像一个大池塘一样，储备了能量。这样我们所练的能量，就可以有这样的条件源源不断地把气供给周身。人要想获得身体健康，只有把这个基础打好才行。

可是我们在座的大家，丹田部位的气不整，没有内敛成有序的能量团状。也不能说在大家的下腹腔中通过习练之后是没有气的，而是说对这个部位强化得不够，所以气量也不够，有序化程度不高，因为下腹腔里的气是比较散的，气的质量也比较粗糙。在这样的生理部位，其能量一定要内敛成有序化的团状，这样才能算是丹田。

大家都已经练了很多年的功法，为什么丹田还打不开？这是值得我们思考的问题。我想主要是针对这些基础方面的问题，没有明理的老师给予正确指导的缘故。

我自己有切身的体会。1989年，我接触传统养生文化中的健身方法。可能在座的诸位中有人比我还早一点，但是真正练出本事来的，哪怕是把丹田练开的人都很少。大家锻炼至今，有些刻苦者，还出现了这样的怪现象——那就是人在练的时候，身体就会舒服，而不练的时候身体就不舒服；还有的想达到康复目的的人，出现了这样的状况——通过练功而使自己的身体好起来了，可是在好了一阵之后，旧病却又复发了，甚至有旧病不去又染新病的现象等等。像这样的情况就不一一列举了。

这是为什么呢？原因就在于做健身锻炼的人、练功夫的人自身，没有好好地把健身法方面的理论和养生文化中的机理认识清楚，所以就按照自以为是的理论要求来进行锻炼，虽然通过练功使自己身体的气血发生了某些改变，或畅通了一些，与自己以前的健康状态相比也确实是发生了不小的改变，但是却没有从根本上去符合健身法理论要求的原则。所以，这样的人只好了一部分病，可是身体中的另一部分疾病呢？则出现了"气包病"的状态，即自己所练之气没有完全把病祛除，而是这种气把身体中存在疾病的地方包围了起来，把疾病给隐藏了起来。

这种现象是怎样发生的呢？我现在就告诉大家：由于自己的丹田未开，祛除疾病的后续能量不足，没有办法把包围之中的疾病一网打尽、去除干净，这样气包病的现象就自然产生了，所以，这些所谓的练功人就以为自己好了。当然从生理上来看，从形式上来看，就是不显这个病的症状了，大家就会觉得已经练好身体了，以为练功夫把病练好了，因此人也就不像开始练的时候那样勤奋了。但殊不知到了一定时候，人一松懈问题就又出来了，气又开始松散，包不住病，病症就又显现了。所以这是治标不治本的，而且大家都容易被这样的假象迷惑。

我现在所讲的这些内容，基本上都是大家共同存在的问题。那么这些问题是怎样出现的呢？都是因为大家的思维参照模式有问题，才主观地造出了这么一些不符合生命运化法则的妄想的结果。人的思维参照模式为什么会出现这样的毛病？都是源于人执著自己的感官觉受、感官对象、感官心意的要求。殊不知这些所谓的感官觉受、感官对象、感官心意的要求都是假我在表现。这个假我的属性特征，是通过以自我为中心的那个欲望和情感利益的意识形态来表现的。这种个体的意识形态是只看重形式、不顾及内容，只注意现象、不挖掘本质，只要求结果、不重视过程的。

这样一来，人的思维活动就显得非常地粗糙、僵化、分裂、偏执。人的那个真正的主人翁——真心自性就自然地被形式、现象和所谓妄想的东西淹没了，假我直接把人的各种所谓感觉、心意和欲求当作了自我的需要，这样人也就在贪欲无明、愚昧无知的过程中跟着自我的各种感觉走了，跟着各种心意活动跑了，跟着各种虚妄不实的要求欲望飞了。

比如练一练功，人的身体就会感觉舒服——这即是沉浸在自我的感觉之中；与以前的自己相比，活动活动以后没有了不适的反应——这样就得到了自我的心意肯定；由于在自我主观意识反应的时候没有不适的表现，当然会觉得自己的病好了——这样人感官心意的效应功能就开始放大了。

为什么会出现这样的现象？因为大家不注重学习健身方法和养生文化。当然，社会上流行的多数健身法大多没有什么康复和健身养生方面的系统理论，所以就更谈不上康复与健身养生方面的规律性了。通过千百万人的健身活动实践，我们总结出：任何锻炼活动，不管是康复还是健身，都需要经历相当的生理活动与心理活动的反应过程，人才能获得真正的身心健康。

如果真正要身体好起来，行不行？行。但是，你必须得先把丹田打开，得把下腹部的气机有序化，形成一个丹田，来贮备能量。在平时的生活中，人们在挣了钱以后，为什么会把钱存起来？存钱干什么？主要是在需要用钱时可以随时到银行取。如果你银行没有钱，存折里没有钱，你取什么取！就没钱可取了。所以这些道理跟练功夫是一样的。丹田对于人的身心健康很重要。我们得给自己建立一个银行，什么银行？内气银行。

实质上刚才提到了，《混元整体理论》是一套比较系统的健身理论体系，是一套比较好的养生文化教材，可是大家并没有真正地认识它。比如习练三心并站庄，我们在座的有几个人练半个小时以上的，有几个人练？它为什么叫过渡性方法？为什么习练完捧气贯顶后，要求练三心并站庄？练捧气贯顶可以使人的内气外放、外气内收，但最后要收到哪个地方去？是通过三心并站庄把它收到丹田里面，叫"顶心向下归丹田，手心向内归丹田，脚心向上归丹田，三心并合归丹田"。可是我们在座的人中，现在都没有几个人能够做好。到现在大家连丹田都还没有形成，然后就开始习练形神庄，这样就把自己所练得的那点气都耗在了形体上，都耗在了行住坐卧的生活中。所以，大家可能练了十来多年，我可以这样说，连风湿都没有好透，可能会练着练着好起来一些，但没有从根本上好起来。

我从1989年开始接触传统养生文化，学过好几种健身功法。1992年到秦皇岛上教练员培训班，之后留下来做康复老师，在秦皇岛待了两年。干什么？学习！在康复部工作期间，我接触了众多患者，经历了、观察了很多的病例，积累了一定的临床经验。

我这十来年练下来，都没有保持住自己的身体健康。到1998年时，连自己在1994年冬季从中心回家时得的风寒都还没有好。我当时坐在火车车厢的顶头那个座位，正对着门。门一打开，冬天北方的风很犀利、很硬，就像一把锥子一样，不小心就钻到左膝关节上一点的穴位里面去了，就那一下钻到里面就出不来了，怎么练都练不好，每次做功之前还得把这个部位护好。那是为什么？就是因为没有从根本上把握住做功夫的要领，而造成的内气不足；因内气不足而护不住身体，从而导致外感风寒的结果。

如果人体缺乏内气，要在内气不足的情况下想打开丹田，那是非常不容易的。像这样人的生命活动不能积累能量，那么生命力也就得不到培补，身体健康自然会出现问题。不管习练哪种健身方法，都需要练出内气来，有了能量积累，才符合锻炼的目标要求。如果你练了半天，把练出的那点气都消耗到生活和工作的各种活动中去了，也就是随着意识活动的外放，神专注于感官对象，或住在心意活动中，或被自己的感觉所束缚，或执意于享受感官刺激，那么生命力就容易被无谓地消耗掉。如果你练的气或说能量，不向身体里面去集合、凝炼涵藏于身体内，那么在体内的疾病是很难好的。关于内气，我所讲到的内容也只涉及到了基础方面的问题。

第二个问题，那就是大家已经锻炼了这么多年，没做到从根本上去解决健康问题。什么叫根本？混元整体理论说得好，从锻炼身心活动方面来看：练混元气是基础，运用意识是关键，涵养道德是根本。大家几十年来身体不好，是怎么不好的？不是说你吃了什么东西，才使得你的身体出现了不好的疾病，而是你们这些不健康的人在意识修养和涵养道德方面做得不好。涵养道德的根本内涵是什么？就是涵养内气，涵养人的生命力。涵养就是通过人的自我意识净化而促进生命活动符合生长化收藏的自然规律，只有这样才能符合人与自然及社会的运化法则——生生循环之性的要求，从而强化自身生命力，使精、气、神得到和谐的统一。

不喜欢锻炼的人，身体里面有没有内气？也有，但就是涵不住，当然也包括那些意识修养水平不高的人。人在几十年的生活当中，当性格出现了偏颇时，那么这种偏颇的习气自然会把自己的气或说能量领偏，这样一来，生命活动自然会出现偏颇的运化状态。人自身的气原本是相对中和的，但人的精神统帅着生命活动。由于人的意识修养不够，那么当自我的主观意识出现了偏执时，这种偏执的习气就会把自己身心活动的整个气机领偏，并把气消耗掉。人常常在偏执性主导自己的身心活动时，容易干出不符合自身生命运化规律的事，比如经常发脾气、生闷气等等，像这样一发脾气就把自己原本不多的生命能量给丢失了。

那些想获得康复的人也好，想养生长寿的人也好，想练出功夫的人也好，由于你的性格没有改变，由于你的思想觉悟没有提高，没有回归到人的生命规律这个轨道上来，那么你练的那一点气或能量，同样也会随着自己那个没有改变的性格和脾气而丢失，而且是练一点丢一点。开始时，大家都不明白涵养混元气就是涵养生命力这个道理，因此才会出现随意浪费或无谓消耗生命力的现象。像你们这样"大方"到不自觉地把生命力给消耗掉，完全不知道内气（能量）是维持人自身身心健康的基础！如果是你掉了100块钱，或是丢失更多的钱财呢？你心里肯定会出现舍不得的想法，你会感觉心疼的。

点火催发生命的动力

内气不是钞票，而是我们人身体里面养命的基础能量！比钞票要宝贵得多。由于你不认识它，所以你才把它在生活中消耗掉，在不知不觉的过程中扔掉了，这都是完全不懂养生文化而出现的问题。犯这样的错误，能不能怪大家？也不能完全怪大家，因为大家不明理。大家练了这么多年，关键是没有老师指导。也不能说没有老师指导，只能说指导老师的水平太差。其实，现在没有人知道，中国的养生文化是孕生演化中国上古智慧文明的肥沃土壤，也是濡养华夏文明并使之屹立于世界东方的基础。

那么有的同学问："看老师的讲课录像或听录音行不行呢？"行。但是大家自己的理解力不够，身心锻炼活动的实践基础不好，所以常常会把中正之理理解偏了，像这样就不可能通过看书学习或听一听讲课来指导自己践行实证。事实证明，以这样的方式去走这条健身养生之路，那是非常艰难的。虽然理论中对这些基础性的内容多有涉及，但你是否照着去做了呢？恐怕大家都是按照自己的意愿去理解、去做的。如果你真正能按照老师所讲的涵义去做，那也行！也会因此获得良好的效果。

我在练功的初期，由于不得法，即使站了五年的三心并站庄，也没有将丹田练开，因此身体的健康状态也一般。你们与我当时的处境差不多。所以到了1998年，我练了这么多年，连自己的下丹田也没有开。虽然我讲过课，也办过班，还给学员贯过下丹田，但那时的我，连自己的丹田都没练开。大家说，可笑不可笑？

1998年，我到一位老师那里去学习，体会了一下那位老师的调气，过后下丹田开了。当然，毕竟我有了五年的站庄基础。在这位老师能量的激发下，我的下丹田才被打开。从这以后我才逐渐地认识到下丹田的重要性。所以，我给大家讲我自己的心得体会，目的是要让大家明白下丹田是非常重要的。

可是，我的混元窍是什么时候打开的呢？我们那时都讲究练混元窍，想练点功夫出来的人，都想把混元窍打开。但我想告诉大家的是：下丹田不开，先开混元窍，人是会得病的。我是1995年年底的时候开的混元窍，当时身体发生了很多的变化。而且在当时，我组场讲课的效果也不错。虽然出了很好的效果，但是不等于我就有很好的功夫，只能说我有了一些本事。所以，练功夫包含了很多方面的内容，不是那么简单的事。大家在开始的时候，一定要遵循一定的要求与原则去做，不要仅凭自己的热情与主观想象去理解，那肯定是不行的。

这些年以来，大家习练过不少健身的方法，也练了这么些年，有几个人能够真正懂得，健身需要从下丹田开始筑基的重要性与必要性？有的老师在以前也讲过这些道理，但是为什么大家还是不能坚持这么去做呢？总认为有一个好的气场或说能量信息场就行了，可实际上呢？即使是有了那样的场，也解决不了健康身心的问题。对于这些问题，我同有些朋友也进行过交流，但沟通起来是非常困难的，他们会强调自己对混元气理论的所谓理解，认为自己都学过，而不管自己对生命运化规律的认识有多深，就按自己的理解或意愿去做，结果一无所获。练了多少年，什么都没有真正地获得。有刻苦锻炼的人没有？有。我们这里就有好多人很刻苦。

有位老师办过好几年的大专班，许多上大专班的人也练得比较刻苦，可到如今能把下丹田练开的有多少？大专班的毕业生大约有八九百人，但是其中又有几个是把下丹田练开了的？前段时间，我了解了一下，发现有几个练开了下丹田的人，看上去好像有点功夫似的，但其实他们根本就不懂得如何健身、如何养生，更不懂得如何践行见证智慧文化。因此，任何想通过各种功法来健身的人，一定要知道，保健康必须练开下丹田、中丹田与上丹田，同时还要注意修养意识才是根本。

就说在座的大家，可能要求不高，功夫可以不要，有个健康就行。但是没有把下丹田练开，你的身体好不了。如果不形成上、中、下三个丹田，想要一个身心的整体健康，那就没有基础了，没有能量基础。这就好像造一幢大楼房，不要说造大楼房，就是造一个平房，你也得打一个地基，挖一个基础，把它的基础打好。三个丹田在人的生命活动中就是起这样一个作用的。

实际上下丹田很容易练开，就从肚脐这里开始练，很容易就会练开。说某位老师不强调下丹田，是这样吗？肯定不是。大家应该知道，这位老师不是不强调下丹田，而是希望大家通过功法中的具体内容去练开它，如站庄的意念活动——顶心向下归丹田，手心向内归丹田，脚心向上归丹田，三心并合归丹田。你如果能够按照这样的要求去练，是一定能够把下丹田打开的。可是即使是这样练，下丹田开得也很缓慢。为什么？因为大家都没有这个持之以恒的信心，也不知道开丹田还需要有个"点火"的内容在其中。

可能有些对传统养生文化比较陌生的朋友，不明白什么叫"点火"。所谓点火，是养生文化中比较常见的一个专有名词，简单地讲就是使丹田发热、催发阳气升发的关键性内容。如果大家有兴趣，可以找些相关的资料自己看看，这里就不细讲了。

教我们练功的老师为什么不讲丹田"点火"？因为丹田点火涉及到运用呼吸方面的内容。作为普及功法，采用呼吸法点火，不得要领的人可能会用不好，容易憋气，憋得不舒服。因此这位老师恐怕大家不得其要领，给普及功法带来其他的问题，因此也就没有强调丹田点火的重要性。

实质上如果练下丹田，不强调丹田点火的重要性，那么下丹田是不好形成的。我站了五年庄，下丹田没有开，是因为没有点火。这个火怎么点？有的是用意念点，有的是用呼吸催。有了"火"以后，下丹田就容易打开了，这叫什么？就叫混化归元，那时候是阴中阳、阳中阴合到一块儿了。

如果你没在下丹田点火，只是感觉下丹田的气比较足，这个气虽然也是混元气，但是这种气缺乏活力，是那种比较僵化的能量。如果把它催热了，就有活力了。热在养生文化里象征着火，所以传统养生文化把下丹田催热的方法称为丹田点火。如果健身者的下腹部形成了这样有活力的气或称能量，那么这种气（能量）就带有了灵性的生命信息，即具有活泼之性。人的健身活动只有达到了这样的水平，才能符合培养生命力之属性特征的要求，像那样健身所获得的效果就很大了。

为什么这样讲？在习练各种健身法的时候，只要在腹部练气，并用意念或呼吸把腹部的气或称能量催热，像这样练的时间长了，自然会逐渐形成丹田。所谓的下丹田是指腹部形成的那种能量团。大家想想，温度代表什么？它同阳光一样，代表着孕育生命的基本能量。只要你在习练类似呼吸操这样的健身法时，就自然会形成符合生命运化功能要求的生命能量；善待这种生命能量，才有利于人培补和蓄养生命力；而活泼的生命力，是有利于人之身心行为活动的健康成长的。

对于健身锻炼的具体内容与践证过程而言，不管是老年、中年还是青年人，都应该学一些这方面的养生道理。你说："我不要功夫，我只要健康。"那你也得像这样去做。所以，我们必须得从这个生命基础上去认识。我走了很多年的弯路，所以今天讲的内容就是给大家的一个建议，目的就是希望大家以后不要再走弯路了。

人的身体要真正健康起来，你要想把这个基础打好，丹田是一定要形成的。丹田不形成，你就没有健康可言。即使你通过锻炼，已经显现出某种类似健康的生命活动状态，其实，那不是真实的健康状态，而是虚的。如果你表现出练的时候就舒服、不练则不舒服的状况，这属于内气不足的现象。这与你不注重内气的修养有关。

人得了病，身体就像一片荒野，就好像是戈壁滩，就好像是盐碱地，种不出东西来，长不起庄稼一样。戈壁、沙漠要变成绿洲，怎么办？得有水，得有阳光才行，只有具备了阳光与水，在那种情况下才有可能呈现生机，这样绿洲就形成了。练功夫须要好多年，这就像农民一样，勤勤恳恳地在耕耘，可是你没有把适量的水和阳光结合好，没有孕育生命的诸要素，那怎么可以？

在自然界里，一切生命都需要什么？热。春天为什么能孕育生命？那是因为地下的气往上升腾带着热能，太阳的光能也贮备在大地上，它们混化在一起形成了生机，是这个生机孕育了生命。有没有这样的自然生长规律，在寒冬腊月里，万物发芽生长？在秋风扫落叶的季节里，产生万物勃发的生机？没有。其实在我们人体的里面也是一样，人的生命活动都需要遵循什么？升、降、开、合、聚、散、化这个规律，都需要符合生、长、化、收、藏这个法则。

当人的三个丹田形成了以后，就会有能量储备、有能量库，那么生命中所孕育的升降开合聚散化的运化内容，就有了能量信息之间形成相互作用的基础。你说我汽车也准备好了，油也装满了，可这家伙就是没有火，就是点不着火。没有火，油不能燃烧，能量不能借助于发动机引擎变成动力，那车子能跑吗？我们人体里面，也需要借助类似点火的方式那样催动生机，像这样培育生命力，生命活动才有充裕的动力。所以说下丹田很重要，今天告诫大家，一定要重视自己的下丹田。

呼吸操培补内气的原理

今天在座的人中，有的人已经跟我一起学了两年多，不过有的人只学了几个月，不到一年，他们现在呼吸操能做多少时间？能做四五个小时。我想问大家，平时你们能坐上五个小时不动吗？就这么坐着，干睁着眼你也坐不住。他们为什么能坐？就是因为丹田打开了，身体里的内气比较充足，自然有能量在支撑，所以他们就能坐住。能够以一个姿势坐几个小时，不就是因为他们生命活动的运化功能发生了变化吗？

人只要能够按照符合生命运化规律的健身方法去进行锻炼，自然能够促进自身生命活动发生转变，获得健康的量变。当然，他们是要通过身心修养来获得真正的健康的，锻炼身体的目的跟你们不一样；你们这些人只想着康复，不要求真正的身心健康，因此不会像他们那样刻苦练。他们在练健身呼吸操以前，身体状态也不太好，现在他们只用了短短的一年时间，就能够达到现在的健康状态，我觉得这跟以前的动功锻炼方式的效果相比，那已经很了不起了。从他们的健康状态来看，只要能够坚持，那是能够保证健康的。不过，这只是我个人的愿望而已，还需要他们每个人自己努力才行。如果

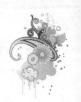

能够像现在这样坚持下去，那么健健康康地活一百岁，也不是不能想象的事。

真正的健康老人是什么样的概念？不是坐在轮椅上流着哈喇子，这样不行！要在百岁时还是满面春风的样子，只是皮肤看上去有皱褶，但是其他方面跟年轻人差不多。人很健康，跟年轻人一样健康。就像《黄帝内经》中提到的"上古之人，春秋皆度百岁，而动作不衰"，这本来就是人应该有的正常天寿。我希望大家能够把自己培养成身心健康的寿星，为世上的人们做一个健康长寿的榜样。

为什么我要大家练呼吸操？不是要大家尊崇我个人的想法，而是呼吸操确实是一套既方便又高效的健身方法。呼吸操是根据智慧生命的科学原理编排的，是由很多传统养生诀窍中的精华汇集起来的。可以说，我们这个呼吸操是精华中的精华，诀窍中的诀窍。如果不信，大家可以尝试体会一下，有个三五天，每天练上半个小时，就可以感受身体变化了。

我今天简单地给大家讲一讲呼吸操包含了哪些诀窍。在混元气理论中有两个口诀，一个就是"混元气，神贯通，聚则成形，散则成风"；还有一个口诀是"混元一五行，无形亦有形，中寓阴阳造化机，开合聚散万物生"。我们的呼吸操就是运用中国传统的呼吸吐纳导引之理法，结合这两个口诀的原理来编创的。

呼吸操的姿势要求：认真做好调身、调息和调心的准备。在做呼吸操时，需要大家端身正坐，坐在凳子上就可以练；两脚平行，这样四平八稳地坐得端庄；两手合十，这样能使阴阳平衡，而后两手小指、无名指、中指、拇指交叉内敛形成混元剑指诀，人的手指敛进去是不是符合阴阳和合？这个阴阳和合的力量，比两手合十时要加强了、加大了一些，而且这个行气的方向是内敛的，同时也加大了敛涵气的力量。

大家记住，人在两手合十时，这个指头的气是往外走的，我们则把手指弯曲内敛，让这个气在两手之间混化，通过劳宫穴，使这个气在掌心里混化。通过两手交换，形成一个和谐的循环圈，叫混元圈，使身体在这个层面上，加速了阴阳的和合，这个姿势也就具有平衡阴阳的作用。

然后，这个混元剑指诀的左食指首先点人中穴，右食指轻抵右鼻孔。我们在座的年纪大的人都知道，人中是不是醒神的窍？人昏迷了，有时候晕了，就把人中点按一下，然后人就醒了。所以，人在身体不好的时候，精神不爽的时候，怎么办？做呼吸操。人通过坚持不懈地习练呼吸操，就可为自己起到常保健康、常保头脑清醒的作用。通过这样轻轻地点按，气机就能通畅。这能给我们带来什么样的好处？按摩讲"轻则补、重则泻"的原则，所以我要求大家在习练呼吸操的过程中，只需要轻轻地点按就行了，这就叫补气；而非重重地点按，重按就叫泄气。我教大家结手印的时候，不就是要求轻轻地点按吗？这是不是叫补？

另外，我们这个食指是不是可以代表肝呢？肝、心、脾、肺、肾，胆、小肠、胃、大肠、膀胱、三焦，五脏六腑的信息，我们这个混元剑指诀里边是不是都有了？对，这样就都有了。那么食指放在人中这个地方醒神，可以清醒元神。对于人中穴，我们可以理解为开醒心神之窍。心属火，肝属木，木生火，肝气可以上来培补心脏。

右食指于鼻孔轻抵，抵住右鼻孔，左鼻孔吸气。肺是什么？肺属金，中医有理论讲"肺朝百脉"，就是说通过呼吸可以把身体的百脉都打开。鼻属什么？鼻孔属于肺的外窍，主呼吸和肃降。金生水，肾属水，金生下来的水再肃降养了什么？养了肾。

要记住，我们的肺属金，金生的水降下来养我们的肾。肾在五行里面属水，金生水，水生木，木生火。金生水，水清净了带有一定的温度——人的元阳之气就涵在其中，阳气升腾，就好像是春天，春天乃是孕育生命的季节，因此水生木。水能生木，木能生火，火能生土。脾在中宫，属土。鼻孔交换呼吸，更进一步的强化了人的阴阳平衡。这就叫"混元一五行"，是不是在这里边都包含了？

所以我们这个健身呼吸操，包含了"混元一五行，无形亦有形"

的内容。健身呼吸操，在习练的过程中，请大家注意不是肺的横向扩张，而是肺的上下开合。肺是怎么上下开合的呢？那就是由顺腹式呼吸法的内容所决定的。这个顺腹式呼吸法让我们的横膈肌下降，来按摩人的五脏六腑。

在身体的运动方面，有哪种运动能够做到按摩五脏，能把自己的五脏按摩按摩？一般情况下是按摩不了的。我们人的身体是可以让别人帮着按摩，来达到舒筋活络的目的，但内脏得靠自己的呼吸来促使横膈肌的上下运动，通过横膈肌的上下运动来达到按摩五脏的目的。

大家现在可以通过顺腹式呼吸来体会一下，膈肌往下一行，就按摩了肾脏，按摩了肝脏，按摩了脾脏；膈肌往上一收缩，按摩了肺脏，按摩了心脏。这就是"无形亦有形"的涵义，无形的呼吸通过有形的升降开合，把有形的五行之气进行了混化；无形化生有形，像这样去混化人的生命活动，人就会获得健康；人有了健康就会有好的脏腑运化功能，这样在无形的过程中强化了人有无相生的功能。这样人在无生有、有化无的良性循环的混化过程中，就为自己生命获得健康服务了。

"中寓阴阳造化机"怎么理解？在医学上有些人认为，横膈肌相当于人体生命中的太阳，膈肌的运动就好像是冉冉升起的太阳，给人的这个生命带来无限的生机。大家看呼吸操，它能够促进膈肌的上下运动，带来了多大的方便。"中寓阴阳造化机"，是在膈肌上下运动、上下进行升降开合转化的过程当中，重新造化了人的生命，强化了人的生命运化功能。

大家如果有依靠别人的想法，妄想他人来帮你造化生机，那是不可能的。人家帮助你，只能通过影响来达成，引导你走一条健康觉悟之路。改变自己，得接受明师的指导，但更重要的是自己主动地去做。等真正达到改变你的生命活动了，这就是"开合聚散万物生"。

我们练的混元气是不是既不分阴阳，也不强调五行，但是里面也包含着阴阳，包含着五行？如果说混元气里面没有阴阳也没有五行，那万物怎么生？没有阴阳五行的内容肯定是生不了的。

其实大家现在的水平，还远没有达到能够把虚空当中的混元气拿回来的功夫境界，也就是能够凝住身体周围50厘米左右的混元气。这种混元气的本身就已经在与自己的生命活动进行混化了，只不过通过练功活动加强了这个混元气混化过程的质量，强化了身体内外的交换通道而已。这样的生命能量混化内容，顶多就在一米来远的距离。

你们应该知道，你们自己内在的能量也混化不了多远，你们的意识活动出不去，也深入不进来。虽然人在妄想的时候可以想得很远，可是你那个气或说能量却伸展不了那么远，因为你没有内气作为基础。

你说："我练的那个大自然的混元气是无限的，调多少有多少。"那你调调试试看？你能调多少？练了这么多年了，你身体还没有完全好起来，那你调的混元气对你有多大的用处？有很多人认为混元气理论中都写了，人是可以调动虚空之中原始的混元气的，可是你们现在有那个功夫水平吗？那纯粹是妄想！因为你自己的心都不能虚，怎么可能调动得了虚空的混元气？在你的内心世界里，总妄想着享受生活，总要找幸福的感觉，总要按自我的主观心意处事应物，你的心怎么可能虚下来？这样的身心活动状态怎么可能调动得了虚无之气？

呼吸操是不是练内气的方法？从呼吸操的运动原理来看，肯定是调动的内气。因此，我们这个智能呼吸操是一个非常善巧的健身方法，其所练之气，也必然具有无内无外的特性，它既不是外混元，也不是形神混元；然而，它既是外混元，又是形神混元，同时还是脏真混元。也就是说，一个呼吸操就能把现在流行的健身方法与养生理论中的外混元、内混元等都统一起来。

为什么一年以来他们做呼吸操能练到五个小时呢？就是因为一练呼吸操身体里面的内气就自然地充足起来了，身体发生了变化，他们的健康就是这样赢得的。

从根本处转变意识

谈呼吸操，讲内气，这只是基础部分；最根本的部分是涵养道德、修正意识。涵养该怎么去做？那就是要改变你的生活习惯、你做人的原则、你的秉性、你的思维方式，你对事物的参照系标准及思维模式，还有你的性格等等，全都得改变。不过，在这些需要改变的内容中，变换思维模式和参照系标准是非常关键的、也是最根本的健身法与养生内容。虽然说世人的品性是"江山易改，秉性难移"的，但我告诉你们，这些都是可以改变的。江山可以改，人的性格也可以改。

现在这里有不少人通过修养意识与涵养道德，已经起到了改变性格的作用，使意识得到了明显的净化，也体现出了涵养中和之气的作用。我们平时的贪念、妄念、妄想，能不能去掉？比如"这个菜我不想吃"，"那个事我不想做"，"你给我走远一点"，"你这个话不能当着我面说"，等等，这些观念和想法都是在拒绝自我成长的机会。

我拿自己打比方。在我这里，你们怎么说我都行，怎么批评都行，我能够全部接受。因为一个人如果愿意提高自己，那么你就需要学习，你不管是逆来的还是顺受的，都是我们每一个人必须经历的、认识的课程。所以，需要我们不但得深入到涵养道德这个根本之中去学习，同时还要广泛地去学习传统的养生文化。为什么要广泛学习？只有通过广泛学习，才有可能开阔自己的胸怀。一般人的心眼很小，胸怀非常狭隘，就开小指尖这么一点点宽的门缝。你说自己胸怀很大，可开的门缝却非常小。因此我告诉你们，胸怀狭隘而又偏执的人，身体是不会很好的，这时疾病就离你不远了。

做人必须得改变自己的性格，提高自己的意识修养水平。因为，任何人能够得疾病的根本原因，主要在于思维模式和参照事物的标准。因为人的思维参照模式与后天形成的偏执性的性格特征有关，与自己工作和生活中的各种不良习惯、习气有关。例如，你说："这个红烧肉我不吃，我就喜欢吃海鲜。"那海鲜好，吃多了能够符合你身体的需要吗？你这个生命的个体能吸收多少？想做一个健康的人，如果不改变自己的思维参照模式，那你的身体怎么可能好。

有一位朋友，六十多岁。她是湖南人，家里边世世代代都吃辣的。两年半之前，我跟她说："你不能吃辣椒了，你这身体是不能吃辣椒的。"她说："我都吃了五十多年，没有辣椒我不能活，不能吃饭。"我说："不吃辣椒，会不会死人？"她说："不会。"我说："如果像你这样的，有乙型肝炎病的身体状态，因为不吃辣椒而不能活命的话，那你就继续吃辣椒，吃死拉倒。"任何事物都会有道理可说，如果吃辣椒不影响你的生命健康，那你就吃它；如果会因吃辣椒而影响身体的健康，那你就不要吃它，不就是这么个理吗？从那以后这位朋友就没有再吃辣椒了。

如果人的身体不适合吃辣的或是某种食物，那你为什么偏要吃呢？这就是人的生活模式习性化以后造成的。任何人都可以从这个事例中看出，什么叫做僵化、固有、偏狭的思维模式。以前的身体很好，可以吃辣椒，但是任何的事物，包括我们人的自身都是处在不断运动、变化、发展之中的，而人的思想观念也应该顺随事物、或是身体、或是环境的变化而发生变化。

人要学会改变自己的思维模式，改变那些僵化偏执的参照事物的标准。通过主动的运用思想意识来更换、或者说是改变那些旧有的东西，从产生思想意识的源头去改变，即是"损"。这就是损自己的过程，也就是修正意识的过程，还是从根本上改变人生命运的过程。这个内容在《道德经》里已经讲得非常明确了，老子说："为学日益，为道日损。"在克除我执的方法里面有用损、用忘的方法，这就是用损的方法。

原来是吃辣的，现在就不要吃了。像你们这几位患癌症的，什么东西不能吃？大蒜头、韭菜、辣椒、洋葱都不能吃。有高血压的根本就不能吃，有青光眼更不能吃。如果你说专家、教授讲可以吃，可他们懂人的生命运化规律吗？有位教授患青光眼、糖尿病、高血脂，还要买洋葱回去吃。我说："你不能吃这些东西。"他说："报纸上讲能吃，洋葱能降血脂。"我说："你再吃下去，一年后眼睛就全瞎了。"结果真就是这样了。

现在的人就是盲目地生活，难道报纸上说的就是对的吗？所以，需要大家学会改变自己的思维参照模式和生活习惯，我们能做到这一条就很了不起了，就一定会获得身心整体的健康。人要改变这些东西，确实是非常不容易的。

对于人思维参照模式的改变。比方说"这孩子我就不喜欢，我喜欢那孩子"，你所喜欢的内容正好说明自己的胸怀，也就是说人的心被这个喜欢的观念所占有。人要是能够 360 度全方位都打开，那就没有什么是你看不惯的，没有什么是你不喜欢的了，那么你就会自然地健康起来。

比如，有的人教育孩子："你为什么不能听我的话？"你管他是听你的话，还是不听你的话，你自己是一个病人，把自己先管好、管健康了再说，你不要人家操你的心就很不错了。你哪还有多余的精力去管人家？"那是我自己的孩子，我不管怎么行？"我告诉你，有的小孩是需要管教的，有的小孩是不需要很严格去管教的，有的小孩怎么管教也不行。

我有一个同学，哥哥姐姐都是国家干部、共产党员、知识分子，唯独他，从 12 岁起就打架，13 岁就进少管所，后来坐牢到 20 多岁，最后一次送到新疆，判了 11 年，34 岁回来。你说难道他的家人——父亲是小学的校长，母亲是小学的老师，还有哥哥姐姐，都管不了他吗？为什么他不能听家人的管教呢？这就是命运使然，他生命中就是这么一个现象和过程。像他这样的小孩你管不了。而且你不要总想着用自己的观念去"制造"孩子，制造成符合自己固有僵化狭隘的参照标准的人，这样就剥夺了孩子的成长权利和成长空间。

一般人不懂得生命的自然运化规律，可生命确实是遵循着一定的自然规律而运化发展的。我们大家要学会用损，要学会节约自己的能量，要学会涵住自己的精气神。你的意识修养水平提高了就行了。所以，改变自己的思维模式非常重要，要改变生活模式、改变思维模式，人才能真正地走向健康，真正地走向智慧。

但是，我们在座的大家恐怕没有这个认识，也就没有这样的要求，如果我说的话你们能吸收一些，真正去做、去改变，你就会获得一个健康的身体。如果你能够做到一分，就会赢得一分的健康；如果你不做，那么你就赢得不了健康。如果不主动修养意识，不主动改变自己，那么即使你在我们这里练功，也同样赢得不了健康；即使你在这儿健康了，那么在回去之后还是会不行的。为什么？因为你的思维参照模式没有改变，你那个气机就肯定是歪的了。

人之所以不同于动物，就在于有主观的意识活动这个能动作用，就是人有思想、有觉悟。人的这种思想觉悟就是主观能动性的作用，它能统帅生命活动。不是有一句话叫"意到气到"吗？这句话也是需要有功夫这个前提条件的。你想想，人最根本的、最核心的东西是个偏的——你的思想意识是偏的，那么这种偏的思想意识也会把你的气机引偏。像这样你如何获得身心的健康？

我说的是这个符合生命运化法则的道理，而你却生活在你自己的那个自以为是的所谓的道理中；我生活在这个运动变化发展的整体辩证的模式里，而你却生活在那个封闭的、狭隘的、固执的和僵化的模式里；我赢得了和谐智慧的身心，而你却丢失了健康。这就是我们最大的不同，也是最根本的不同之处。

生命解放从实践中来

所以健身锻炼、练功养生，必须有明理的老师指导！我从1989年接触健身方法与养生文化的理论以来，直至现在，让我切实体会到的就是这样。修养身心的人一定要有明师指导，练功的人需要有明理的老师来进行指导，只有这样才能真正按照客观的生命运化规律去做。你们看，我们国家这些年发展得很好，就是因为按照经济的客观规律在办，按市场经济的规律办。虽然在成长阶段还有很多不完善的地方，但这也是从起步到成熟的发展过程中必然要经历的。

我只是给大家提出这么一个建议，通过这些亲身经历的事与理来影响你们，做与不做全在于你们自己了。

过去把练功夫叫修行，修什么？行什么？修正生命活动不完整的地方、有缺陷的地方，修正思维参照模式的内容，使人生中不完整的部分、思想觉悟方面不圆满的内容得到全面整体的改变。我们讲的就是这些内容。

在我的身边有这么几个人，他们练呼吸操都很努力。因为我自己懂一些中医，给一位女学员开了几付药，吃了药之后就不吃饭了。小吴，你站起来。大家看看就是她，有20天不吃饭了，现在脸上红彤彤的，她这个叫健康。我们大家相互看看，跟她的脸色对比一下，看看这个20天没有吃饭的人，在辟谷期间还有工作，还要练功。不仅如此，她在近几个月中也没怎么睡觉，一天只睡一个多小时。有多长时间了？

小吴：半年了。

大家听听，有半年了，一天就睡一个多小时，我们大家一天睡几个小时？（编者按：这位姓吴的老师，于2007年在刘老师的指导下又进行了三个多月的辟谷，本人有幸亲见了吴老师这段辟谷过程和她当时健康旺盛的身心活动状态。）

这几个人跟着我一块儿练了一年多，已经长了一点小本事，以后他们会利用晚上和下午时间给大家带场。他们身体中的这个气机，即便与你们在座的练了十几年的人相比都已经是非常高级的了，只是大家可能体会不到。实际上我这样讲话，这个场的能量很强，但是大家不容易体会到。

改变很重要，哪怕你能改变一点点，那么对于你们身心健康的效益是巨大的，就会使你们向前跨一大步。人只有求证符合生命运化法则的改变，才会赢得身心活动的整体健康；国家只有按照符合国情的经济规律去发展生产力，协调好生产关系，以民为本，以教育为基，以科技为龙头，和谐国与国之间的关系，这样才会赢得繁荣昌盛、国富民强的社会发展状态。

所以只有求改变，我们的身体才能发生健康的变化；国家求改变，国家的经济才会繁荣起来。我们需要改变自己的人生，大家能坐在这里就已经是迈出了可喜的一步。现在还有很多人一谈传统养生文化就嗤之以鼻，"这些人愚昧得很，全是疯子"。我们这些人，都是热爱生命的人。难道社会上每个寻求身心健康的人都是疯子？如果以这种观点来衡量我，那么我就是疯得最厉害的人了！（众笑）我从1989年算到现在，已经疯了近二十年了。

对于身体有病的人练功期间能否吃药的问题，我想告诉大家，在1998年的时候我还吃过中药，通过吃中药来帮助自己退风寒，通过吃中药来调节自己的生理活动。从2000年开始，我的身体就已经发生了不可思议的质变。即使这样，我也还是按照自己的身体状况来抓药给自己喝。因为时间就是金钱，效益就是生命，中医中药用来调理自己的生命活动，真是太好了。

我以健身法来锻炼身体都有十几年了，经验告诉我，实践出真知，也让我明白了"悟后方修道"的真实含义。在现实的人世间，任何文化、任何生活方式都必须依循道这个绝对真理。对于道之绝对真理而言，不会因为不同的人、不同的事物，或是不同的国家，抑或是不同的宇宙星系……而有所改变。对于这个绝对真理而言，也没有什么大真理或小真理之分，只要是符合"道"的属性特征，是符合道之属性特征的理，就都可以用来参照衡量人与自然及社会之间的相互关系，就都可以用来参照衡量不同人、事、物之间的相互关系。

我回头现在看以前自己的健身活动，就觉得那时的自己是比较典型的混健康的人，是社会健身浪潮中的一份子。那时的我比较盲目，因此在遇到身体不适的情况下，也会坚持不吃药，固守这种观点。实际上，人在健身活动中，遇到身体不适等诸多问题时，不应

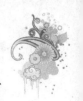

该这样凭主观想象来应对。从智慧整体观的高度来看，我在过去有很多观念和想法都是非常幼稚的，完全不明白养身的道理就在于符合生命运化规律的属性特征。

在修养身心的过程中，包括在此之前，由于不明理，根本就不知道自己的身体里缺乏内气，自己的那个活跃生命活动的生机还没有培养起来，所以很多人都像这样因不明理而造成盲从。只要明白了养生方面的这些理，那么合理化的饮食和中药调理就是情理之中的事情了，也是非常必要的内容和必须经历的过程。人在锻炼的过程中，应该懂得法无定法，因此要学会根据自身的具体情况进行合理化的调整才行。

像我达到现在这样的功夫水平，吃补药就不需要了，吃点牛奶也算是补。我现在已经不吃补品了，为什么？因为2000年以后我的身体发生质变了。像我身体这样的变化，从养生史上来看，也是非常少见的。所以，我把自己的心得体会告诉大家，好帮助那些与我们有缘的人进一步去进行生命实证。

说现在的我有没有本事？我告诉大家，现在的我还没有什么本事。有功夫没有？如果说一点功夫没有那也不对，但是离修身全性者想达到的目标还相差很远。像我现在的功夫水平，是处在那种"人不练法法炼人"的阶段。为什么？因为我一天24小时都处在功态当中。尽管如此，我每天还是会再花5个小时的专门时间来强化自己。你们大家需要的是身心健康，而我的目标则是继续践行见证合道顺德的智慧功夫，我就是向着这个目标奔去的。

虽然我们定的目标不一样，但是需要改变的内容却是一样的。不过由于人生的目标不一样，因此我和大家现在所取得的成果就不一样了，那可不是"小康"，那可是"大同"。什么样的大同？人的身心是一个整体，人与自然及社会也是一个混然不可分的和谐整体。

所以志同道合的人，都会自觉地努力。修养身心的活动还没有到头，还需努力，我们还只是万里长征迈出的第一小步，还要用几十年的时间拼命地努力才行。说真正的智者圣人是怎么样的？二十

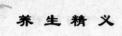

年以后就知道了。在智能科学的宗旨之中这样说："使人类从生命的必然王国走向自由王国。"生老病死就是必然王国，而现在的我就是迈步在自由王国的康庄大道上。

我到这里来肯定是会给大家带来一些方便的，但是关键靠你们自己的心态，靠你们自己的态度来领受。你们的态度越诚恳，那么对身心健康利益的获得就越多。如果说有大变化出现的话，我想它不需要太长的时间。从1992年以来，我们在与大家混化的过程中就出过很多奇迹性的变化。如果大家带着虔诚的心态，你们各自的身心健康就会自然地发生变化。

在这么多年的经历中，我遇到过很多人，他们都喜欢夸夸其谈，我可能在某些方面与他们存在有相似的地方。但是有一点不一样的就是：他们只喜欢夸夸其谈而不去做、不去行动；我虽然喜欢给大家谈道理，但是我是理入与行入并作的，这是根本区别之所在。大家可能会说，刘老师也挺会吹的。但我讲的这些理，是能够被实践证明的，是一步一步地践证出来的东西，是通过对觉悟智慧的践行才行到今天的。

珍视健康 学会感恩

和我一起来的人，他们都是比较刻苦练功的人，能够一天到晚都处在练功状态中的人就有好几个。你们能不能一天24小时在功态当中？你们是吃了晚饭就去看一会儿电视。今天新闻联播是什么？今天是几号？

学生：5月5日。

今天是宋楚瑜访问大陆。你们关心这些国家大事，可你们就是不关心你们自己的生命健康这件大事，生命健康的这个大事多么重要！

如果你们用更多的时间来关心自己的生命健康活动，你们就是一个了不起的人。因为国家有各级政府的领导者与管理者们在治理，不用你们这些病人来操心；你们只需要管理好自己的身心健康，这样也就等于给国家少添了一些麻烦。你们自己还是个病秧子，怎么为建设国家出力？你们想想看，在座的已经是退了休的人，每隔两年你们的退休工资里面就会增加一点钱，这就说明国家的经济情况开始变好了，开始富裕了。国家这个大碗里有钱了，给一点点在你这个小碗里就行了。要知道人活着就需要身心健康，健康是福！

你如果能够获得健康，那么你就是神仙，你就是一个了不起的人了。在这个国家里，有很多人都在忙工作，都在为建立和谐的生活环境与社会关系服务。所以做人应该学会感恩，感恩一切与自己相关的人，感恩国家。

我们在座的有些人，谈起某些社会现象来，肯定会有很多的烦恼，会产生一些不满的情绪。如果我们把自己的心态转一转：社会中存在有很多不良的现象，这些都是社会发展过程中必然会出现的问题。其实在西方发达国家也同样存在诸多不良的现象，跟我们这里的情形差不多。关于社会中滋生的各种不正常的现象，我们应该相信管理者，他们肯定有能力、也有方法去解决这些问题。

你不要觉得自己一辈子干苦力到现在，什么也没有捞着。如果你能够把心态放平衡一点，把眼界放开阔一些，那么你就会生出感恩心，感恩今天的和平环境。你看在中东那一带，在伊拉克和阿富汗，人们每天都生活在惊恐之中，不知道在哪个时候就会有炸弹出现，会炸死很多人。大家知道吗？那里居住的人，其生命存在着危机，用我们自己的话说："那哪是人过的日子！"

我们首先要懂得感恩国家。如果把心态转到感恩国家给我们带来的和平环境上来，那么你的心态就平和了，很多疑惑也会随之消解。大家平时什么事都喜欢关心，就是不懂得关心自己，因此忽略了自己的健康；如果从现在起能够开始关心自己，那么健康就会来到你身体里边。无论什么事，可以关注和了解，但不要因此而影响到你的生命活动。当你懂得了感恩的时候，胸怀自然会变得无私而博大。为什么？因为这样的人不会把感情寄托在某件具体的事上，而是自然而然呈现出来那种质朴的情感。

所以，关心国家，不在于你对什么都要做到事无巨细，不需要用多大的精力去关注，而在于每个能力各别、情况各异的人，为国家做些力所能及的事。像你们现在这些得了病的人，最需要做的就是把自己的身心康复起来，这样才能为国家缓解医疗方面的压力；而那些身心比较健康的人，还需要继续努力锻炼，为国家作出自己力所能及的贡献。如果每个人的身心都能够保持和谐健康，那么社会就一定会形成和谐的相互关系，也只有这样做才能符合感恩的行动要求。

做健康智慧的人

有时候很多人在家打扑克、下棋还会争论不休。其实，在这些娱乐活动中，不为钱，不为名，也不为利，就只为争个输赢，即便这样还会动情绪。有时候自己的儿媳妇、儿子对自己不孝敬，就觉得自己活得没意思等等，对于这些普遍的问题，我们又应该作何思考？

其实在社会生活中做人、为人，并没有什么是没意思的。很多人对社会上出现的某些现象想不开，只是抱怨而不是积极地从自身去改善、去作为，这都是由于自己的思维参照模式有问题造成的。为什么会得出这样的结论呢？因为常人无时无刻不是处在自我利益的要求与妄想中。你的贪欲、妄想得不到满足，就感觉压抑，感觉活得没意思了。

如今社会中的绝大多数人，总是通过满足所谓自己感官心意的活动，并围绕各种感官觉受、感官刺激和感官对象的欲求去服务，这样便在不自觉或不知觉的过程中，使自己的思维参照模式发生了偏差，并在自我意识和行为活动的习惯、习气的重复衍生中，演化成了僵化、固执和狭隘的思维参照模式。正是因为形成了这种偏执性的思维模式，因此决定了其思想言行的表现特征是贪欲无明的，是愚昧无知的。

这就显而易见地告诉了我们：人产生的一切分别、执著、妄想的思想言行，都是由偏执的思维参照模式的这个因，由满足眼耳鼻舌身意的感官功能要求的这个缘，所造成的贪欲无明和愚昧无知的果。

这就完全明白地告诉了我们：人的一切困惑、痛苦、曲折与磨难，都是自己习惯、习气的惯性所衍生出来的分别心、执著心和妄想心的结果；人的一切世俗的快乐、幸福、顺利与感受，都是自己习惯、习气的惯性所变现出来的过去心、现在心与未来心的结果，都是感官欲望的产物。这样人的那个真正的主人翁——真心自性，与自己的思想言行在不知不觉中就失去了联系。因此，人的一切思想言行就弃明投暗地服从了自己的那个感官功能的觉受、感官功能的要求和感官功能的心念活动——假我，这样人的身心整体就毫无疑问地出现了健康问题。你们想想看是不是这样的？

所以，只有改变自己的思维参照模式，思想言行才有可能得到根本的改变，这样想改变自己的生活模式才会变成可能。这是给自己带来身心整体健康、呈现根本智慧的唯一"道"路！

话又说回来，很多人为自己的儿女操碎了心。可是儿女孝顺不孝顺是他们自己的事，跟你自己的生命活动有什么关系？儿媳妇好不好也是他们家庭中的事，跟你有什么关系？你作为长者，对他们进行批评教育就行了。他们能够改变自我的缺陷那就好，若不改，那以后吃苦是他们自己的事，人生的历程是需要他们自己去磨砺的。

人如果能够把自己的小日子过好就行了，不危害自己的身心健康就行了，这样也就给自己的子孙辈减少了麻烦，而增添了和谐。人如果没有观念、观点和概念来障碍自己，那也就没有气受、没有烦恼了，这样自己得病的几率不就少了很多吗？如果自己能够天天都活在无障碍的自由境界中，那么人生的经历过程，就会自觉自由地处在幸福快乐的神仙境界中；如果能够天天修养思想意识，天天健身，就会天天处在和谐端庄的生活状态中。因为有和谐就有自然，有自然就有端庄了，这样人就会生喜悦心，生健康的身形了。这样的健康，才是真正的健康。古人说虚心实腹、弱志强骨的道理就在这里。

当年，我在学习养生文化与康复理论的时候，身体还是比较虚弱的，但没有什么病。从学习养生文化和系列健身操开始起，就非常注重理法并进。从修养身心方面来看，我也有了二十多年实践活动的经验。在这个期间，我的身体也的确发生了翻天覆地的变化。因此，我所收获的实践经验和在座的大家相比，确实是不一样的。可以这样说，任何一个人，要获得成就，经历十多年的曲折磨砺是非常正常的，否则，怎么可能有今天的成就呢？可是跟随我学习的这些人，只花了一年多的时间就超过了我花十几年努力所打下的基础。

为什么会这样？理由有两条：第一，解决了如何打开丹田的问题，把内气贮备起来，这就好比是到银行去存钱的道理那样简单。第二，改变思想意识活动。只有真正地改变了人的思想意识的思维参照模式，才能真正地改变人的整体生命活动，包括生活习惯、思维习惯等内容。像这样去提高身心修养水平，做好了以后多自在！那才叫逍遥，那就叫神仙。

什么叫神仙？你以为到哪个山上去就可以找着一个神仙？不！只要活得健康、自在，人家干扰不了你自己的生命运化功能，障碍不了你自己的身心行为活动，那你就是神仙。在座的如果有人说："刘老师，你没有什么了不起的，你就别在这里吹了，我不愿意听。"如果有人像这样说，那么我听了之后也不会因此产生不舒服的感觉，因为没有什么可以障碍到真心自性这个真我。如果有人说："刘老师，你不是很好吗，怎么还会缺一个牙！"（众笑）我同样也会很高兴地接受。

因为，任何的不高兴，都会使人的生命活动变得不活跃，会产生郁闷，会因此抑制生命细胞的活力。这样于身心健康不利的事不要做，因为不合算。你骂我，我高兴。人在高兴的时候就会获得健康的利益。如果你动心、动气地骂我，那么于你自己的身心健康不利。当你在骂人的时候，会产生不高兴的情绪，不高兴的心情是从你自己身心里面发出来的，是你首先不高兴了之后才能去影响人家。当你影响不了人家的时候，你会产生更不高兴的情志活动，这样一来不利于身心健康的情志活动会返过来，更加深了对自己身心的伤害。

所以做人一定要做个聪明人。人怎么才能聪明智慧起来？不起情绪就是聪明，没有烦恼就是智慧。像这样去生聪明、生智慧，那可就是了不起的健康人生了。人不能只有小聪明，需要把自己的聪明才智放在点点滴滴的生活细节之中，做好了点点滴滴的小事，那就会成就人了不起的大智慧。

做人要学会去爱别人。但要怎么去爱？不能用自私狭隘的自我观念去爱，爱人需要有智慧。我们在座的绝大多数人都是上有老、下有小，既是人之子女，又是人之父母，而且都十分爱惜自己的孩子。如果你把爱子女的这个心，把你孝敬父母的这个心态，把你关爱自己亲人的这个心态放开，去关爱你所有的朋友乃至你讨厌的人，那就等于是把你所有的大门"哗"——360度全面打开了。你想想，像那样涵养内气，内气的质度就高了，涵养的渠道就多了，就会是360度、度度都有光明，这就是了不起的觉悟智慧。大家学得会吧？在爱人的时候要保持畅快愉悦的心情，畅快愉悦的身心状态是获得健康的保证。

在任何时候，都不要忌妒任何一个人。比如以前我忌妒过他，现在我望他一笑，他说你这个人有点傻，那可不就是傻得可爱？你要说我傻，说我傻呵呵的，我确实傻呵呵的，我高兴。人如果能够总是处在高高兴兴的境界中，那种高兴怎么会是傻呢？这就不是傻了。如果有人赞美我，说我挺聪明，我还是能够保持这样——心里不会因此贪恋赞美而升起无明，还能够睿智地否定自己："这没有什么了不起，你才聪明哪。"这样在人家赞美你的时候，你就能够洒脱地赞扬人家，那么两个人都会获得欢心，获得两份愉悦。这就相当于是在送给自己一份大礼的时候，同时又送给了别人一份大礼，这个是对自己观念的一种超越，是人心性的一次升华，人格的一次超越。你们如果能够像这样去做、去行，久而久之，人的心性就会在不知不觉中升华起来、清净起来了。

希望大家能够每天做一次，习惯就好了，习惯成自然。如果你看我不顺眼，看他也不顺眼，就觉得坐在中间的那个人挺好。看这个不舒服伤肝气，看那个不舒服伤胆气，一件事都会看出两个烦恼、一个喜悦。两个烦恼能够平衡调节一个喜悦吗？即使是有了很少的喜悦，还是不能给自己带来健康的。"就觉得坐在中间的那个人挺好"，这就是典型的狭隘偏执心性，任何人都会因为狭隘偏执的胸怀而破坏自己的身心健康。像这样的生活模式能够获得健康吗？

如果我们学会养育自己喜悦的心性，不断地开阔自己的胸怀，那么人生也会像行云流水一样的自然展开，那赢得的是从内心洋溢到外表的一种和谐的气氛，是一种五脏之气的和谐，是一种"混元一五行，无形亦有形，中寓阴阳造化机"、"虚而不屈，动而愈出"的勃勃生机；那是内心绽放的花朵，那是常青的君子兰，那是圣洁的莲花，是清净的身心整体。

所以人要学会高兴，这份喜悦它会给我们带来健康。大家平时就是喜悦的时候太少，抑郁的时候太多。男性同胞放一放自己所关心的大事，女性同胞放下你那个家长里短，和谐就会自然地开始成长。这样和谐就像春天的小草冒出的绿芽，它会给你生机——道造化万事万物的冲虚之机。一份和谐会孕育一个健康快乐的种子，这是很了不起的一件事。如果人能够天天处在和谐的境界中，那么我们的人生就会天天焕发出灿烂的光芒，你自己就能够常住在春天里。

现在我们只能是通过语言来表达，20年后我们会用合道顺德的智慧功夫来表达。我们的努力不仅仅是为自己的，也是为服务大家而行的。任何一个人对社会、对人类的贡献都不会有太大的作用，只有诞生一个智慧的群体，才能为人类文明的整体性发展作贡献。如果人的生命价值对大家、对社会没有什么帮助，那活上一千年的意义也不大。我们希望做大家的榜样，因为榜样的力量是无穷的。

积基树本 理法并入

在听完我的讲课之后，大家如果产生了各种生理上的反应，不要害怕。可能会有人拉肚子、发烧，或是某个局部不舒服等，这都是正常的反应，没有什么事。如果你真想改变自己的身心健康状态，就请你们按照我现在讲的话去做，那比我给你调治所能够收到的效益要高很多倍。如果能够按照我教的这些方法去做，那就是非常高级的养生锻炼了。我不管说什么，如果你能够用心地听进去，那么你的身体是会马上跟着变的。如果你想找我要气，那就完了，你就把我今天讲话的内容和方法以及能量信息给否定掉了。

学生：听刘老师讲话，感觉好轻松，好舒服，好舒服。

我讲课没有别的本事，就是给大家一个轻松、一个和谐、一个健康的信息和能量加持。两年前我讲课这个能量场特别强，现在水平降低了。

杜老师：但能量场的质量提高了。

有的人说，"刘老师没有什么水平，连气感都没有了"。（众笑）大家听我的话，我说什么你就去做。如果我说了两个小时的话，你要是能够认真地听，那么你就会产生健康效应，就相当于你接了两个小时的功。

在以前，我总是不能理解我的老师讲课内容中的某些内涵，经常说老师没有什么了不起的，他是人不是神，不要那么迷信。到了2002年之后，我才能真正地感觉到老师的伟大。老师的思想深邃，而且思辨性很强，带领同道一起对生命科学的实践与探求作出了重要的贡献，对健身文化的科学性普及作出了应有的贡献，是一位了不起的探寻生命科学的人。

以前我对于所学的健身方法与养生文化自认为是非常好的，也是比较系统的理论体系，但它不是修养身心的唯一标准，不是绝对不变的真理，也不是不能向前发展的理论。总之，不是一成不变的。

如果我们能真正地站在客观的立场、辩证的高度上去看各种健身法与养生文化的发展，我们就会知道，它本身也是需要不断地发展的；同时，智能科学也是不断向前发展着的理论。

在座有很多爱好健身的朋友，那么我问你们，什么是真正的健身活动？其实健身操与养生文化的内容，强调修养意识是根本！如果真正把修养水平提高了，你的身体质量就不一样了，就了不起了。庞老师强调修养，在大专教材里讲得很多，《精义》里面很多的篇幅就是讲修养的。关于人生的修养内涵，是很珍贵的内容，可是我们很多人都没有认识它、重视它，没有按照上面的要求去做。

大家做的就是"捧、三、形"这三套健身法，可以一口气把它练下来。可以这样说，第三套健身法在我们这里也找不出几个练得非常好的。如果真把它练好了，也是非常不错的。我那个时候学这些方法，并没有老师教，人家借给我一本书，我按照书上的指示学了一个起式和第一节，后面的还没有看，我练了以后身体就发生了不小的变化，出现了拉肚子、膝关节痛等练功的反应。当然，关键是我那个时候的心态是非常清静的。

呼吸操练多了以后，内气长了。内气长了是什么样的感觉？如果你真正有时间练，放得下"捧、三、形"，愿意在方法上去改变自己，那就好好地练练呼吸操和梳头操。内气长了人轻松得很。通过习练呼吸操，重新使人的气机发生变化，这是从法上入手；学习智慧传承教育文化，加强涵养，从根本点去改变自我的思维参照模式，不断地提高自己的思想意识修养，是从理上入手的关键内容和根本内涵。大家应该明白，对这两个方面内容的践行需要齐头并进，以后再往中间合。到那个时候再去开混元窍，走身心合一的道路，届时才能真正地行智慧的玄关大道。

我希望大家刻苦练功，能有刻苦练功的人，我一听就高兴。什么叫刻苦？能够保持每时每刻都处在功态中，能于平常中保持修养意识的警觉性，那才叫刻苦。

现在在座的这几位，从现在练功的情况来看，可以算是一个比较刻苦的人了，就是刚刚提到的 20 天没有吃饭的那一位。她晚上一般是 9 点开始练功，练到凌晨 4 点，从凌晨 4 点开始睡觉，但只睡一个小时，睡下去也没有怎么睡着，早上起来还练，家务事什么都做。她为什么能这样呢？就是因为内气好，好多的关窍打开了。她一开始不是开的内窍，是开的任脉，开这个也很了不起，气能自动地往里面跑，气一进去能量就集聚得快了。好比人一个月的工资 400 元钱，用了 300 元，可以存 100 元，然后还有其他的方法多挣了 500 元的外快，这样就可以存 600 元。

我自己修行的弯路走得太多，所以能有机会就帮他们一把。当身体的内窍打开以后，他们就好练了，见效就快了。但是，有一点大家必须得注意，不能只顾练功而不主动去提高意识的修养水平。人是一定要学会谦卑诚信才行，得虔诚，要不然心意不专，内窍打不开。过几天，我们就可以看到大家身体的变化了。

窍穴打开了以后，那个气就会自动地往里面跑，聚气就快，那时候再练其他的健身法就不一样了。小许说她练呼吸操时间不长，才一个多月，是杜老师教的。她每天练的时间的确不长，约半个小时。为什么练不长呢？她内气不足。她练了几天以后，就感觉到肚脐眼这里在进气了，再练几天以后她感觉到这个地方是个空洞。因为她这个人比较敏感，可以这样说，女性肚脐这个神阙穴很容易打开，不管你敏感不敏感，自己也可以练开，很容易练开。小许在站庄的时候，就感觉到这个地方是个空洞，有气感了，以前站庄没有什么气感。

对于健身呼吸操，由于我一开始教的时候有些人不理解，所以他们会不愿意练。但是在习练的很多人中，却出现了类似这样的现象。比如，有一个学员，她练了将近两年的呼吸操，但做呼吸操的姿势还是不合度。不过在帮她纠正了以后，她感觉体内的生理功能有了明显的改善，精神也比之前好多了，简单地说就是精力倍增，做什么事都感觉有力量。

我们一开始教呼吸操的时候，其实很简单，就只教一节。后来觉得很有效果，才在此基础上就再增加一节，后来一共加到三节，再配合梳头操、升阳固本操。

虽然呼吸操是很重要的健身方法，但是人的身心健康必须通过修养意识、涵养道德才能得以维系。当然，只有通过性命双修来修养身心，才是根本的大道。

从明天开始，我们在这里还要待十天时间，我们给大家做顿开丹田的试验。开了就开了，绝对不会给这个人开，不给那个人开。如果你开了，我会告诉你的，没有开就没有开。开了以后好练功，你的神能守到身体里面。神意内守，真气才能从之。你习练这些健身功法，神不能进到身体里面去，真气就不能听你的使唤，那练功效果就差了。开丹田不一定是开下丹田，最好的是开中丹田或上丹田。如果能把上丹田打开，那就最妙了，那就叫超越，打开中丹田叫跨越，开下丹田叫正常。

丹田开了，再练就不一样了。这里有好几个学员是从上丹田往下练的，田老师就是其中的一个，她就是从上丹田往下练的，现在又多了一个罗老师。从上丹田往下练，不是从下丹田聚气聚气这样练，而是直接就走神气合一的层面。

练功的方法是多种多样的，直接把神的窍位打开，打开了以后从上往下练多么便利。你刻苦地一天练 10 个小时练 20 年，你还比不上人家从上往下练，练一年。这不是开玩笑的话，你练十年身体才变了一下，人家"啪"的一下子身体变了（编者按：棒喝的功夫内容）。所以，你们就应该有点虔诚心，从教你们练功开始时，就需要大家虔诚起来，行不行？

众人："行！"（众笑）

集体的智慧就是力量，大家都有这个劲头。我希望大家都能开，开了以后对你们有帮助，对我也有帮助。我这是要把自己的爱奉献出来，当然又不需要你们给我钱，大家也没有钱给我。（众笑）你们准备好占便宜，不是我占便宜，所以这个事你们还回答得不爽。（众大笑）行不行？

众人："行！"（众大笑）

践行 篇

功夫的内容

重新认识功夫的内涵

意识修养功夫的三层面

从整体观看功夫的内容

重新认识功夫的内涵

今天给大家讲一讲对功夫这个概念的界定。我们过去那些修炼功夫的老师认为，功夫就是时间加刻苦练功。那么根据这个概念我们可以认识到的是，自己所练功时间的长短，就决定了修炼者功夫的大和小，练功加上练功的时间就等于功夫。但是，我们现在的这个社会文化和自然科学已经发展到今天这样的高度，人在社会中的生活节奏已经非常快了，这样一来，对于人在社会之中所进行的各种活动的内容和观念提出了新的要求，要求我们重新去定义一下功夫的内涵。

对于功夫的定义，我们是这样认为的：人良好的意识修养水平加上练功的时间，然后再加上练功的过程，这样才能等于功夫；觉悟智慧，等于驾驭感官功能的智慧功夫。

一个人有没有功夫，不要看他表现出来的某种生命的特异性，关键要看他的意识修养水平怎么样，所以，我们现在都得重新去认识关于功夫的概念。因为过去对功夫的这种认识，大多是搞武术气功的内容，或从武道转入修行的内容，一般对功夫的概念就是那样的，比较简单；而关于修德，则把它归结为了另外的一部分内容。

现在我们把这些内容的概念重新明确起来，规定下来，以后时间长了就成为约定俗成的内容了。当然，过去人们的观点与现在人们的思想境界是不好放在一块儿进行比较的。旧有的功夫观，是过去那个生产力比较落后的社会时代的产物，现在社会都发展了、进步了，所以对人的要求较之于古人来说就更高了。

过去一、二百年前，甚至更久远的时期，那个时候生产力比较低下，人与人之间的关系是很简单的物质利益的交换关系；修行的人仅仅是为了充饥，为了能吃饱，在有一定的生活基础下，能够通过练功来进行锻炼身体的活动，那个时候还仅仅只是围绕着锻炼身体来出功夫。

但是对于修道的人来说，从中国传统的文化上来看：儒家文化对人在社会生活中的意识修养要求很高，是属于智慧教育文化中比较积极、比较具体的下手法。儒家文化主要是通过强调仁义礼这些方面内容的践行，来帮助世俗的人们完成人的自我对社会属性的认识；同时也把这些内容当作是人的行为规范准则和伦理道德标准去做、去遵循，当作是践行涵养道德、提高意识修养的内容，来促进人们认识人的自然属性。修佛的人则以佛学经典作为修养意识和开发般若智慧的内容。修道的人则把《道德经》当作自己修身养性的内容。

到了今天，现代人在修身养性方面已经没有了参考身心活动是否健康的衡量标准，没有了修身养性的具体要求与行为准则，没有了修养意识的智慧教育文化内容，只能够依据佛学中、道学中和儒学中的各种经典内容来进行指导。因为，我们现代人，对于什么是仁、义、礼的内涵都已经不知道了，那么对道文化中的自然道德观以及"道、德、仁、义、礼"就更没有具体的标准或原则可以遵循了，这样修起来就非常地困难。

为什么会出现这样的现象呢？因为佛学、道学以及儒学中的内容都是古文言文；不仅如此，还因为这些古文言文都是非常专业的修行方面的行话内容，与普通的文学性的古代汉语文言文具有很大的差异。

可以这样说，脱离开一两千年前那些大德们的社会环境、地域环境、人文环境、语言环境、智慧功夫环境等条件，我们现在的所谓修养身心之人几乎是已经看不懂了。为什么要像这样说？从第一方面来讲，我们现在有很多所谓的修行大家，并没有真正地见证到人的根本真理——实相智慧，这样一来根本就无法解读出古人智慧经典的本质内涵。第二方面，在上个世纪初出现了中国文字文化的改革——新文化运动，使中华文明中的文字文化与汉语言表达法出现了翻天覆地的变化；再加上在上个世纪中后期的社会主义新文化的诞生，与对过去所谓封建文化的全盘否定，这样也就自然地导致了智慧传承教育文化的断代。

所以，现在立志于修身养性的人就没有了智慧传承教育文化的底蕴基础，这样也就不能正确地解读出修真全性的教育文化内涵，不能把如何修养意识的这个传承教育的智慧内涵用来指导自己的修炼实践，用来做根本的觉悟智慧功夫。所以，在没有智慧传承教育文化时，是很难进入到全然修身养性的过程中的。

不过现在我们为了大家能够有探求真理的智慧教育文化，已经开始积极地做现代的修身养性文化的工作了，给大家传承、教导通俗的智慧教育文化内容，方便大家去涵养道德，修养意识，把功夫做好，把智慧功夫做好！

这样就需要我们重新去界定修身养性文化的内容和内涵。我们把它说清楚一些，说得全面一些，应该是包含着我们人在社会环境与自然环境中的整体生命内容在里边。一个人，他不仅仅是一个自然的人，而且还是一个社会的人。那么过去的功夫主要认定的是一个自然的人，而没有确定一个关于人在社会生活当中的那种社会属性。这种社会属性，就是要求我们更加真实、更加系统、更加完整、更加和谐、更加智慧地去认识自己。

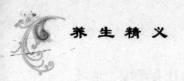

意识修养功夫的三层面

在生活中，如何提高自己的修养水平？如何提高自己的涵养道德？提高修养意识水平和涵养道德水平的这个标准怎么去确立？这在以前我们也讲过，人意识修养的功夫也是分好几个层面的。

第一个层面，人的身心健康需要通过陶冶性情来练中和之气。因为我们人需要中和之气，需要五气合和的健康生理状态。我们人的五脏之气、五种情志活动要合和、和合，每一种情志活动都要处在相对中和的状态。

保持中和之气，是修养智慧功夫的最低要求。那么如何达到这个要求呢？就有更基本的要求，就是要求我们每一个立志于修身养性的人，要陶冶自己的性情。如何涵养道德，提高自我意识的修养水平，从而使我们的情志活动的中和之气得以展现？那我们就要把自己的生命活动投入到社会和自然环境之中去，在人群之中，在各种人际关系之中去陶冶性情、去涵养道德。

陶冶性情、涵养道德的过程，就是要我们不仅在练功当中及日常生活当中注意自己情志活动的变化；还要求我们在社会生活当中，在做人的过程当中，在人与人之间交往的过程当中，去注意自己情志活动的稳定性。陶冶性情的具体内容，是使怒、喜、思、忧、恐这五种情志活动呈现出中和的境界。只有把陶冶性情的内容在现实的生活当中做好，保持中和之气才有可能。

第二个层面，克除我执，保持中和之性。当提高意识的修养水平达到了中级功夫阶段的时候，就是应该做克除我执、保持中和之性的功夫内容。这些都成为修身养性过程中，中级阶段人做意识修养功夫的主体内容的根本工程。因为在这一时期，我们不仅要把涵养的中和之气转换到心性的内容中来，还要完全转换到我们生活当中点点滴滴的内容上面去。这样不仅是个"气"的变化，而且是个

"性"的变化。

希望大家能够做到"喜怒哀乐之未发谓之中，发而皆中节谓之和……致中和，天地位焉，万物育焉"。这个"性"的变化是心性，其思想根基、思想基础、思想内涵、思想内容都在内，它是作为人们在世俗社会当中的各种行为规范准则的一个标准。这个思维参照的内容必须得改变！这个内容改变了，克除我执的功课才能做到，才能成为可能；如若不然，想要克除我执，显而易见的是做不到的，做不成功的。

所以在修炼功夫的过程当中，不是要求我们每一个人去外求于认识别人、认识社会现象，而是要求你对自己自身的这一社会个体现象的内容，进行深入地探讨和深入地研究，并把探讨研究的结果用于指导我们自己进行科学的生命活动的实践，就是包含这些内容在里边。当这样的内容展示开来的时候，当我们真正认识到了我们的情志活动和我们的生活内容是息息相关的时候，保持中和之性的内容才有可能得以贯穿和实现。

每一个过程都不能偏颇，每一个过程都不能是放松警觉、浪费时间的过程。只有人认识到了日常生活当中的点点滴滴，是符合中和之性内容的时候，这个时候，我执的克除就在这个过程当中得以实现了。

对于我执的认识，过去把它分为"人我执"和"法我执"这两个方面的内容。其实在日常生活当中，我执的内容是非常广泛的。在我们大家共同修养成长的这三个月以来，甚至于在这三年之中，我们每一个人所经历的内容都是这样的。虽然，大家学习了很多的讲课内容，也学习了很多老师的理论，但是大家日常生活当中，在展示克除自己执著的这种警觉性方面，还是远远不够的。这于我们的生活当中是历历在目的，很小的事也会让大家每一个人因此而起烦恼。

现在很多人都不愿意动脑筋了，什么事都问老师：老师，我这个对不对？我那个方面应不应该这样做？很小很小的问题，完完全全可以自己去解决的问题，他不去解决，而是要问老师。每一个人常常在这样的很小的细节方面、很简单的内容方面不能主动地去改变自己，很固执和执著所谓的观念。什么吃荤吃素的问题，什么开杀戒、不杀戒的问题……我觉得这些问题与你内在的心性有关，从外在的现象上来看，其实没有多大意义。

今天这个社会是一个法治的社会，我们人在很多的方面，会受到社会法制的制约和社会道德规范、伦理道德规范的约束，使我们在很多方面都符合最基本的要求。但是，人在去做某件事的时候，自己常常被障碍着。有时候，固执于自我观念，认为这个东西不能这样做，那个东西不能那样吃……其实没有什么是不可能的，也没有什么是可能的，常常是自己障碍自己，自己弄个绊脚石放在自己跟前。

修身养性在于自然而然，而不在于自己障碍自己。自己拿观念障碍自己，为什么会出现这样的问题？就在于大家不明白，不了悟自己对中和之性的认识，这是个本质的内容。如果对本质的内容没有认识清楚，而只是一味地追求某种超常的现象，那么就会使我们偏离正知这样一个路径，执著于分别，执著于自己妄想的那种心态。所以，在大家的生活当中，不能正确地、积极地调动起主观能动性来适应周围的环境变化，而使得每一个人都表现出无数个盲点，出现了这也弄不清，那也不会做的现象。

其实，身心修养之路就是自自然然、坦坦诚诚的，没有什么是新的，也没有什么是旧的，没有什么是需要的，也没有什么是不需要的。正是因为大家没有真正认识清楚关于生活当中应对的这种关系，没有真正地把这些事物认识清楚，才有今天这样和那样的问题出现，因此就更不可能在心性上把持住自己。

涵养道德方面的问题，实质上是关于我们日常生活当中以什么内容为纲领，然后以其他什么理论内容为辅助的问题。其实，这所谓的纲领与辅助的理论内容，彼此之间都是相辅相成的。所以从这个意义上来看，保持中和之性、克除我执、学会驾驭感官心意，是我们修养意识在中级阶段基本的也是根本的功夫内容。

第三个层面，神守一如。在修养意识前两个层面做好了，到了第三个层面的时候，执著心就已经非常少了，那个时候最关键的意识修养、智慧践证的内容，不再是对人我执粗糙的、细枝末节的这种概念性、观念性的东西进行修正，不再是对具体事物、有形事物以及各种观念、概念的放下，而是对法我执的智慧功夫进行修炼的过程，即对感官功能——眼耳鼻舌身意所产生的色声香味触法中，更精微念头觉受的觉醒或警觉的修为，简单地说就是做"善护念"的智慧功夫。

所以，修养意识的第三个阶段，是神守一如的过程。神守一如的过程实际上包含了炼虚合道的内容。这个炼虚合道的内容与过程，纯粹是从人生命活动的本能情趣上进行更精微、更整体、更全然、更彻底、更根本的修持活动内容。那个时候就是修起心动念，是修起心动念的起处，即心生意之处所，不是追求修起心动念时的那个分别心，也不是对起心动念的粗处进行践证，而是修当意念要起还未起的微微的细处，注意自己意识、觉受等波动的起伏。

念一起的时候，当然这一念还没起完即觉，念起即觉，觉起念消，是这样一个神守一如的过程。这个时候不再是谈到外在的修养，而是谈到更高级别的——心性产生意识内部的这种修养。也就是说，如果一个念头起完才去警觉，那已经便是"外"了。到了内求修养、念起觉消的那个时候，就叫做法性，叫法性常照。这种寂照一如的修法，是在这个过程当中来练的，是练这个内容的。这就是克除法我执的智慧功夫内容。

从整体观看功夫的内容

当然，这里边三个阶段的内容都得需要时间，都得需要亲身去经历、去磨砺、去践证。怎样才算是功夫？其实功夫是个非常抽象的名词，但是到了今天，我们把它明确化了。明确化的意义就在于，我们认识到出功夫需要从三个层面的内容上去做起，还要加上一个就是时间。

时间包含着这几个心——信心、决心、诚心、耐心和恒心在里边，就是不能太热心。现在从大家共同学习的这三个月的发展情况来看，大家的心态变得有些焦虑了，变得太热心了，这样"时间"就成为了自己身心修养中的障碍，总是执著于时间。三个月的时间在我们人生的历程当中是非常短暂的，可是我们现在已经看到了很多奇迹的出现，所以大家不要把自己的观念执著于时间这一端，否则就不能从功夫的整体上去认识"功夫是修养意识的水平，加上时间，加上练功的内容"。

那么，关于练功的内容，也是可以从三个方面来谈的。其实练功没有更多的功法在里边。人的生命首先是要健康，要身心整体的健康。那么要走向健康，就有一个很简单的方法，那就是学习并习练像呼吸操这样的锻炼五脏、培补内气的方法，这是第一个方面的内容。其次，如果形体上有哪些方面不符合生命健康的要求，那大家就可以通过习练我们的系列健身法，来促进我们身体的健康。

最后，通过内气能量的储备打开丹田，通过丹田的出现，使自己的生理基础能够建立起相对稳定的这个内在的生理环境，它是功夫的基础；有没有良好的修养意识水平，是能否出智慧功夫的根本要求；时间是把基础和根本联系起来的一个纽带。要完成功夫的过程，就一定要把这三个内容和谐地统一起来，这就是我们对功夫这一名词概念的认识。

任何执著于练功方法的人，都是乐小术者，告诉你，这样的人将一定会走入旁门，到最后会包藏祸心的，其结果必会是这样的；任何一个不注重练功，不注重完善身心整体的生命活动这个基础，而只注重在理性上进行探讨修养的这个内容和过程的人，都将走入左道；任何一个只愿意练功，而不注重意识修养这个根本的人，都不可能获得身心整体的健康，不可能有一个正确的人生观、世界观，那么一定会偏入右道。

不管是住在旁门里，还是行在左道上，都是走的邪门歪道。像这样由于不明理而走入歧途的人，都绝对不可能使自己的生命活动发生真正的改变，绝对不可能获得身心整体的健康，更不可能呈现觉悟智慧。任何一个只求在意识修养理论上探讨的人，即使是在现实生活当中注意自己，砺炼自己身心变化过程的这个内容，也都不可能使自己真正做到转凡入圣。

所以，希望大家能够清晰地认识到功夫真正的内涵，以及其他几方面的内容，它们是互为补充、混然成为一个整体的，这就需要我们每个人像这样全面整体地去认识和践行。只有这样去践行，不断地提高自己的认识，生命活动的改造才可以被完成。认识清楚练功夫的内容和本质内涵，才能够使我们不会走偏道，不会走岔道，从而完善自己的生命活动。在这个层面上，在这个路径上，才有可能达成身心活动的整体健康和圆满觉行的智慧功夫。这就是为什么我们今天会简单地讲一讲关于功夫概念问题的原因。

浅谈沐浴养生

沐浴的三层面

如何沐浴

身心整体的养生观

养育生机

生命结构与整体功能态

大家练呼吸操都有一年多的时间，该学会沐浴了。其实，我以前讲如何练养结合，就包含着沐浴的道理在里面，但没有明讲。因为，你们身体中的气血还不足，心性也还不太稳定，说是沐浴，其实还没有开始沐，你们就觉得自己已经完成沐浴了。

生命结构与整体功能态

看你们现在的心境，就跟我看到过的一个小朋友在小时候洗澡的现象一样。在她四岁多的时候，就去自己洗澡，拿个毛巾往身上一搭，带一块肥皂就去洗澡了。把水打开，让自己淋一下水，洗一下头，然后把身上一冲洗就完成了洗澡的任务，衣服裤子一穿就出来了。结果是整个的洗澡过程还不到 5 分钟，而且在后脑勺的头发上还有肥皂泡泡，脸上和颈项部都还是黑的，挺有意思的。对于沐浴而言，时间太短就不行了，那样沐浴的效果就可能体现不出来。沐浴养生是需要通过充分的静候温养才能达到效果的。

时过境迁，大家做呼吸操和梳头操等健身方法已经有一年多了，我们现在得讲讲沐浴了。

如果你只会练功而不会养，那就像过去功夫界所说的一句话"练拳不练功，到老一场空"一样。所以，今天在这里是重点讲一下养功的内容，希望大家能够做到这样的效果——"练功不练拳，好处说不完"。在这里，我讲的练功是指呼吸操等合于生理运化法则要求的健身方法。

根据目前的情况，大家在进行养生锻炼的活动过程中，同样也是出现了只练功不养功的现象。如果我现在不提醒大家，而大家现在又不了解、不明白这些道理，那么到后来就会出现"练功不养功，到老一场空"的结果。我现在所讲的这些内容，是属于健身理论与养生文化中非常重要的教育课题。在这个练与养的过程中，"养"即是沐浴的过程。实质上我们没有练拳，我们现在练的是关于五脏六腑的健身运动，是做这样的功夫了。

当然，呼吸操就是练五脏六腑的。一开始练习呼吸操时，我们是以通为养。因为，平常人的五脏六腑功能随着年龄的增长是由强变弱的，有的人还会因为疾病而使某些脏腑的功能变弱、变差，气血也变得不是很通畅了，所以在这一阶段是以通为养的。

但是，如果以通为养的练法其时间太长了，那就不行了。通道都打开了，你还以通为养，那么所练之气就会因涵不住而都跑掉。虽然五脏六腑组织结构的这种气是一种相对稳定的运化状态，但是五脏的气再稳定，也经不起人外向性运用意识的各种身心活动的消耗。如果通过练功，把经络气脉都通开了，然后你又不知道去养护它、藏涵它，不让这个能量的运化状态更加稳定，那么这些气或说能量就会随平常人外向性的思想意识与行为活动跑掉了。

因为，人的各混元气层次与能量的运化功能态都是相对的，也是相互的。虽然一定的组织结构决定了一定的混元气的运动内容，但是从整体的生命活动生存的状态而言，这一定混元气的运动内容还必须服从生命整体的生存活动的要求。如果是外向性的思想意识活动占主导地位，那么就会形成消耗的生命活动模式；如果是内向性的思想意识活动在生命活动中占主导地位，那么就会形成内敛涵藏的生命活动模式。在内敛涵藏的生命活动模式中生活的人们，其气血能量的消耗是比较少的，是我们这些热爱生命的人需要建立起来的一种健康的生命运化模式。

混元气理论的内涵是这样的：实体物质密度的大小、体积的大小与其自身混元气的浓度成正比，与其延展的范围成正比。在这里只需要讲这一点就够了。大家应该知道，学而时习之，温故而知新，孔夫子这些传承教育的话我们也该学一学了。混元气弥散范围的大小、浓度的大小与实体物的密度有关系，与其存在的结构有关系。实体物的密度越大，混元气由内向外的延展范围就越广；密度越小，混元气的延展范围就越小，混元气的浓度也就相对地越小。像这样的理论能不能涵盖万事万物的一切存在呢？还不能。

我们补充一下：混元气因运动结构的不同，展现出来的特性也不同。像人体的这个生命结构是关于运化过程中的活体功能态结构，这样大家就知道了，人的生命活动内容和过程是运动性的结构属性。打个比方，人的生命体就好比生产的汽车一样，把所有的零部件都装上去了，形成了一部整体的汽车，但这个汽车是不会自动开走的，为什么？这是由它的结构性能所决定的，在这个结构性能中包含着运动的特性，所以在汽车中加上油，而且还要由人来驾驶，这样一点火，才能发动引擎，车就可以被人驾着跑了。

人的这个生理运化的功能结构是整体的生命功能态，与汽车是截然不同的两个事物。因结构的特性不同，混元气展现出来的特性也就不同。所以我们认为，混元气的运动功能不仅受器官组织结构的条件影响，还受该实体器官组织的运化功能态的影响。因为，混元气理论中讲，在宇宙自然中的任何实体存在，都是属于有形有象的混元气存在。那么任何有形有象的物质存在，不仅决定了无形混元气的具体内容，而且还决定了其混元气的运动内容与运动过程以及运动形式。

混元整体理论中的同构性和互补性，仅仅是说某种结构的内容。我说的这个意思是，你的肌肉是运动的，那么肌肉的混元气它也是运动的，它是随着你这个肌肉的形体结构功能进行的复合运动。它不是个单独的物体，而是个复合体的存在。因为肌肉的存在有组织结构，这样就会有组织膜和组织浆的存在。在细胞内部有什么？一个细胞有细胞膜，细胞膜里边分几层——细胞浆、细胞核、中心体、线粒体、内质网，然后还有脂滴等细胞器，在细胞核中还有基因结构等内容。所以，生命体的器官组织结构存在是个整体的功能运动态，细胞是形成组织结构的具体内容，那么组织是形成器官结构的具体内容。这一系列的结构内容构成了人生命的功能态。

我们在座的大家基本上都有工作，就好像你在哪儿上班，那个单位有没有组织结构？公司有公司的组织结构。从上向下看，有经理、副经理、办公室、营销科室、仓库、会计室等，这就是组织结构中的内容。那么工厂企业里边也是一样的，厂长就是总经理，调度科、生产科、销售科、技术科、生产车间，这也是一个组织结构。

人的这个机体也是一样的，肌肉组织只是人体器官组织结构中的一部分内容。在肌肉组织中，有众多的细胞排列组合而成，这是根据人生命活动功能的需要而形成了这样的运动功能，生长了这样的一种组织结构。那么组织结构由组织膜、组织浆组成，在组织里边还包含血管和神经等，非常复杂，而且是一个巨系统。所以大家看，人的这个生命功能和结构绝不是单一的内容。

说到铁，大家可能比较容易理解，铁是单一铁的结构内容，铜是单一铜的结构内容，相对是要单纯一些；可是人的生命活动却是个复合体，复合体就不是由单一的物质构成的，是由一个物质体系构成的，是由不同运动内容的功能态的物质体系构成的。不仅如此，人的生命存在状态，还是一个复合的生命群体构成的整体生命的个体。

为什么要这样说？因为在人体的生命活动中，每一个细胞、每一个组织、每一个脏腑器官等，都是人这个生命大象——巨系统中的单元生命个体，这些个体的生命单元的集合整体，与宇宙自然的各种不同层次层面的能量信息共同运化，构成了人的四肢百骸、五脏六腑、奇恒之腑、奇经八脉和十二正经等局部功能以及整体生命活动的协同功能态。例如人的肌肉，要供应这个肌肉的营养，就要有血管；要支配这个肌肉，就要有神经，是不是这样的？人体中各能量系统与宇宙自然的协调运化机制构成了人的经络气血的运化功能态。就是说，这个结构如果具有运动特性，那么它的混元气呢？它的混元气也同样会具有运动的属性及其存在的特征。

有的人认为，事物的形式决定了事物的内容，其实不是这样的。不是事物的形式来决定事物的内容。在辩证法的原理中，在辩证唯物论里面讲，透过形式看内容，是内容决定了形式，应该是事物的这个内容来决定事物的存在形式的，你正好说反了。但是在古人的天人合一整体观理论和现代的混元整体观的理论中认为：既可以按照从形式到内容的方向或方式进行认知事物，而内容决定形式；又可以按照形式就是内容，内容与形式是一个不可分的整体的认识论的方式来认识事物。关于这一点，是可以通过修身养性的实践活动来证明的。在自我身心的修证过程中，当见证到般若智慧的时候，就能够证明"形式就是内容，现象即是本质"。

我们知道在有形的实体中，实体的功能结构形态决定了无形的混元气的内容与运动形式。关于这些内容，大家可以通过学习智慧教育传承文化理论来帮助理解。有什么样的功能结构，就会有什么样的无形的混元气的运动内容和运动形式存在。所以，当我看出你们身上所存在的毛病时，从这一现象中，那也就知道了你们现在所表现出来的本质内容是什么？比如，只要人的思想言行不符合应对事物的属性特征，不符合自己的生命运化规律，不符合身心活动的规律，不符合人的成长规律，那就是缺德！

肌肉的混元气它是具有运动特性的，也就是我们说的混元气的运动特性。如果知道了人的这些功能运化状态的运动特性，就会因此而知道身心活动消耗的生理因素，从而找出对治的方式方法，那么练功过程中的养——沐浴，就是解决生命能量被无谓消耗的重要的基础方法之一，只有这样才能把人的混元气或能量拿住——内敛涵藏起来。

养育生机

沐浴就是养。单纯的养气、养精蓄锐与沐浴相比还不完全一样，沐浴还多了一些内容。沐浴的过程就是强化人的生命活动生机的过程，是人的神通过主观能动作用把生机转化成生命力的过程，就好像春回大地绿自生的那种状态，是培育生机的过程！

现在是春天，我在闭关室都能感觉到大自然的那种无限生机，而且这种勃勃生机是任何人都不可抗拒的。当春天悄悄来临的时候，万物盎然的生机从泥土中悄然地来到了我们眼前，绿就在悄然无息的过程中发生着。所以说春风一吹，绿满大地，这就是对大自然的生机进行的描述。沐浴就像大自然衍生春天一样，就好像用春天般的生机来培育我们的生命力、养育我们的生命力一样。

也就是说，有什么样的内容，就一定有什么样的形式。如果这个汽车会跑，那么这个汽车的混元气它就具有了运动性；如果说这个汽车是模型，你想它跑，它却跑不动，为什么？它不具有运动特性。我是从它存在的功能形态和内容上去说的，不是单从事物的结构内容上说的。

那么一个活体的人，其肌肉和五脏也都同样是活体，在这个活体的器官组织与结构功能的运化内容中，其中还包括血管与神经等组织一起参与，但这些都是受人的精神活动来统帅的。所以这些血管、神经，以及各种器官组织，还包括形成各种器官组织的细胞的内在运动，是不是就构成了五脏这一事物的功能态？

什么是它的功能态？例如说肺，司呼吸，主肃降。吸进空气，呼出二氧化碳。在空气中氧气与极少的氮气被肺的功能运化之后，产生了新鲜的血液，以后为消化系统合成蛋白和各种酶等进行生化反应和产生蛋白质提供了帮助。如果没有空气中的那些主要成分，没有阳光和水，那人怎么能合成蛋白呢？这些都是生命物种能够存在下来的基础，正是有了这样的基础，才能产生这样的生理功能，才能有这些生化反应的结果产生出来。人的生命运动把生化运动、物理运动、化学运动、生命运动与意识运动等运动形式都包括在里边了，所以人的生命存在是个整体性的运动状态。

但是，肌肉的这个运动体系的混元气，与五脏的这个运动体系的混元气有什么样的不同呢？我们说任何事物的功能态与结构内容，已经决定了其混元气或说能量的运动形式。这就是我们的生命观、世界观和哲学观，也就是运用辩证法的原理和整体观的理论来看待事物的运化发展规律。由于功能态不一样，肌肉的功能态是维系肢体关节的运动属性和特征的，是维系正常的生命活动过程的。人体中的五脏功能态是干什么的？它是维系人生命的整体运化功能的。人如果没有了手，还是可以活下来的；人的五脏里边如果缺了某一脏器，像这样的生命还能存活下去吗？那回答肯定是不能！

如果人两只手臂没有了，你可用脚吃饭；可是对于五脏来说，如果把你的肝脏拿掉，那就不能活了，拿掉一部分还可以活，如果把左右两个肺都拿掉，你也活不了。对于六腑来说，拿走一个腑还可以活，比如把膀胱拿掉了，可以把输尿管和尿道接上，人还是可以活的，但是脏器拿掉一个就不能活了。

五脏的这个功能运动态，它具有相对的稳定性；而肢体的运动态，具有扩张性、向外延伸性。肢体的混元气，通过运动很快就消耗掉了；五脏的混元气，运动运动，消耗了一部分，但它在一般情况下是不会跑掉的，因为脏器的结构是具有进行有无相生的功能特性的，其混元气或能量是处在升、降、开、合、聚、散、化的运动过程中，是处在生、长、化、收、藏的合化运动中，而不会像肌肉组织的混元气那样具有运动的消耗性功能效应。所以五脏的混元气或能量的运动通道是在体内进行的，而肢体的混元气的运动通道是由体内向体外运动的。

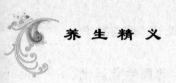

身心整体的养生观

为什么大家一练呼吸操身体就好起来了？因为它的运动内容和过程是这样的：从五脏的五行属性中可以看出，人的五脏六腑都是和谐的整体功能状态。肺的生气是可以帮助肾脏的，金能生水；肾的生气是可以帮助肝脏的，水能生木；肝的生气是可以帮助心脏的，木能生火；心脏的生气可以帮助脾脏，火能生土；脾的生气可以帮助肺脏，土能生金。那么肺的功能特性是不是仅仅就只管肾脏呢？不是的，它对其他的四脏同样都有协同的功能作用。同时，我们还应该知道，人肝、心、脾、肺、肾之五藏功能的属性特征所呈现的神性——"魂、神、意、魄、精"构成了人的生命运化规律。

所以，如果我们不学阴阳，不学五行，不学这些养生文化方面的内容，我们人的整体观如何形成呢？你们以前就是学了一点整体理论，对阴阳、对五行有多少认识？大家对人生命活动运化规律的理论内容的认识有欠缺，我们今天像这样简单地讲一下，希望大家以后能够把这些内容补上，这些理论很重要。讲混元气的特性，阴阳也是混化的过程，五行更是混化的过程。混元整体理论离不了阴阳五行规律，也离不开因果规律。光谈混元气，如果淡薄了人们对阴阳五行规律的认识，那是大错而特错的。

呼吸操解决了什么问题？解决了大家对人体的生理中心的认识，明白了人体是以五脏六腑的功能态为中心的生命运化状态。这样我们就显而易见地知道了，生理活动中心的混元气是向内运动的。我们以前所练的健身方法，比如各种武术拳法等功法，其健身特点都是运动形体的，使生命活动的气血能量向肢体的末端延伸，而气与能量态则向外扩展。对于这些功法的习练，在早期是可以起到祛病健身的作用，但是如果总习练这些方法，而不增加培补五脏六腑之气的功法，就不能从根本上起到强身健体延年益寿的作用了。

为什么会得出这样的结论？因为这些健身方法，没有能够从根本上去揭示人的生命运化规律。那么怎样才算是符合生命存在规律的健身方法呢？这需要从两个方面来看。

第一，从心理方面来进行治理。从心理方面进行治理，必须明了身心活动的辩证统一关系，需要认识和掌握陶冶性情、涵养道德的具体内容，以使人常保中和之气；需要认识和掌握产生思想意识活动的源头是达成身心健康的根本之所在。要想在各种社会活动中常保中和之性的精神境界，就需要大家能够在日常生活中尽量调整好精、神、魂、魄、意，常使自己呈现出"喜怒哀乐之未发谓之中，发而皆中节谓之和"的健康标准状态。

第二，从生理方面来进行治理。从生理方面进行治理，同样是需要明白人的身心活动是一个和谐的整体，学习阴阳五行理论，认识并掌握以五脏为中心的筋脉皮骨肉的生理活动运化发展规律，自觉地遵循五脏的气血运化功能，加强和完善有无相生的生命功能态。

在日常生活中，不执著于自己的观念，不贪执于感官的享受，保持怒、喜、思、忧、恐这些情绪的稳定，加强符合生命运化规律的健身操的锻炼。只有这样去符合身心活动的整体要求，懂得内敛涵藏混元气或说能量，自觉遵循生长化收藏的法则，人才能获得真正的身心健康。

如果不把这些内容搞好，那你怎么可能使身体真正健康起来？刚才不是说了吗，四肢都拿掉，人还可以活；可是把某个脏器拿掉，如把肝脏拿掉，人马上就会死了，肾脏拿掉一个不死，拿掉两个也就死了，没办法活。所以，人的生理活动是以五脏为中心的；而以五脏为中心的人体生理活动，又是在人脑的整体性智能效应功能态——神的统帅下进行着的人的生命活动。

我刚刚说了生命层次的内容，大家听懂没有？五脏主管着人体的生理活动，神统帅着人的生命活动。这个"人体的"与"人的"生命活动内容是不一样的。大家一定要明白这个道理：人的生命活动和人体的生理活动是不一样的。植物人有五脏的运动，可是他没有正常人的身心活动的运动内容和过程。一个人如果不懂得生命活动的生理基础，即生理活动的内容与过程，上哪儿去搞生命科学呢？

讲沐浴养生，如果不懂人的生命运化规律与身心活动的表现形式，那都是白讲的。对于沐浴，刚才讲了是培养什么？是培养生命活动的生机。我们练呼吸操，练什么？我们练的是身体的通透度，练的是内气，是为培养生机打基础的。当身体的通透度够了，我们就必须学会沐浴，像这样去整理生命活动，才能使我们符合生命的运化规律。我们一练呼吸操，就会自然地整理自己的生理活动。

你们现在能不能明白我说的保持中和之气和中和之性？一个是从生理活动层次上讲的，一个是从整体的生命活动层面上讲的。外行的人能听懂，内行的人就更不用说了。风趣一点好，你们喜欢这样听，那就有意思，大家思想活跃，听进去有趣味，就能扎根。如果你们把眼睛一闭来听讲，完了，我面对一批没有生机的"僵尸"，就讲不出带有生机的内容了。

如何沐浴

沐浴养生的内容，是为了培养生命里的春天，以符合大自然的春天的生机勃发。那什么时候开始沐浴？腹部或是下丹田里能够感觉到热的时候，就开始进行静养，静静地观察发热地方的内在变化，或是内景变化，这即是沐浴。沐浴首先要启动下丹田的气，启动五脏中的哪一脏之气？肾之气。命门这个穴位的涵义曾经告诉过大家，是什么意思？是具有生生运化不息之功能的生命大门。我们大家需要经常地去强化它。松腰需要强化命门穴这个地方，最好是把命门打开。我编的那个呼吸延寿法，也是要从命门着眼的。如果命门开了，然后再挪到前面来开丹田，扩大下丹田的领域。

顺便说一下，我们为什么要搞呼吸延寿法、呼吸松腰法和呼吸开命门法等一系列的智能健身操？就是为了大家能够系统地习练这套内容，方便大家做好健身锻炼活动，并且把这些方法系统地安排好。如果每个方法都练一段时间，或个把月，那么大家在习练的过程中就自然地完成了健身的基础内容。像这样安排还比较符合平常人的心态，比较符合平常人的这种走马观花式的思维方式，符合平常人的那个喜新厌旧的感觉。像这样去习练，习练一段时间之后，有序化的锻炼方式让人形成了一种习惯，像这样习惯习惯，就成自然了。

这套方法本来是一个整体的东西，可是现在我们把它搞成了一个系列的"产品"（方法），这样做就是为了帮助大家，培养大家形成健身的思维模式和练功习惯，把坚持不懈的练功内容化到平常的健身活动之中，使大家的身体在不自觉的习练过程中强健起来。你这儿练了两三个月不想练了，换一个，正好有现成的。我们是想通过这样的方式来帮助大家的。

讲个故事，如来佛跟孙悟空说："你不是本事大吗，你愿意跳到我手掌心来吗？愿意就跳上来。"孙悟空说："如来这老儿，我跳上来了，你又奈何得了我？"佛说："那你能跑多远呢？"孙悟空说："我一个跟斗十万八千里。从这儿到海南、三亚可能还没那么远哪，那要绕地球几圈了。"佛祖说："那你翻吧。"孙悟空说："你准备好了没有，我翻了；这回我翻到瑞士去，看你还能找得着我吗？我还可以翻到加拿大去，我又翻了，翻过去了再在那儿尿泡尿，做个记号，看你是否知道。"回来以后，佛祖说："孙猴子啊，你回头看看，还不是翻到我这五个指头吗，连手心都没有翻出去。"

人的真意就是孙猴子；感官的享受就是猪八戒；人的知障——形成的各种观念、观点和概念，就是沙和尚；人的能量或说气，就是白龙马；心性之体即是如来，根本实相叫佛祖；人智慧的善良心行就是观自在菩萨；人的思维参照模式就是唐僧。

所以，我们用分别智来满足不同人的心理，但目的是帮助大家走向健康。你是猪八戒就给你个猪八戒的法，你是沙和尚就给你个沙和尚的法。沙和尚就是受条条框框的业力影响，条条框框就是学习知识所形成的各种概念，在社会生活中形成的各种条条框框的观念和观点。我们满足不同层面的人康复治疗，没办法，你得给他们一点兴趣——上一楼的时候给他一个花生米，上二楼的时候给他一个泡泡糖，到三楼的时候给他一块芝麻糕，哄着点。长期不按照要求去练老三篇，人是会出现不舒服的现象的。

有人问这个说法和"法贵精专"是不是有矛盾？其实根本没有矛盾。我昨天不是讲了三个丹田的概念吗？从肚脐到会阴、阳关、命门，打开其中任何一点、往内走半寸再划一圈就算下丹田开了。呼吸延寿法、呼吸松腰法和呼吸开命门法，你练来练去总在丹田里面练，练通了，你就知道了。首先我给你划了个圈，不能跑出自己的手心，你总是在丹田里边转悠，所以只要你们能够坚持下去就会自然地长健康、长功夫。

你再看，呼吸开丹田法、呼吸开窍法、呼吸开命门法、呼吸松腰法，实质上就是在腰椎一、二、三、四、五节上做文章。你们大家的思路还能跑得了吗？如果跑不出身体的外面去，那么生理上的健康就属于你们自己了。

比方说，如果你说我喜欢练呼吸松腰法，不愿意练呼吸命门法，好，那你练吧，要是某一天自己的腰松开了，命门穴也就自然地跟着开了；如果你说我练延寿法，那也行，延寿法里边还是包括命门、包括腰、包括肚脐、包括丹田的内容，只要你们愿意习练，那么系列健身操中的习练内容就在其中。

归根结底，就是满足开始学步的人的要求，就如同人吃菜一样，多给大家准备几样。就好像不想吃包菜的人，你每天都给包菜吃，那不腻味了吗？如果说今天吃这几样菜，明天吃那几样菜，这样大家就不会出现乏味的现象，这样大家就没有离开营养，人的身体得到了理想的锻炼方法，而又不产生乏味的现象，那么大家的兴趣还能跑多远？

可能有人会问，这么多方法，怎么练呢？你就一个一个练，排个顺序，打勾勾，练完一个放下一个。只等你们把这些方法全练完了，届时你们自己的下丹田也就开得差不多了，这样身体的基础就开始建立起来了，人的健康观念也在这个过程中形成了，那么再从根本上培养人的健康意识就好办了。大家按照我设计的这些培补内气的健身操那么练，有三个月到半年的时间，丹田就自然地打开了。

大家要注意，修身养性不能这样练，这是对那些康复治病的人而言的。那些人屁股就坐不住，一坐下来就要站起来，那你就给他多一点方法，这个练一遍，那个练一遍，打一枪换一个地方。命门法不练了，就练开肚脐法，它不还在丹田里边鼓荡吗？我说的是对初学者、对康复者、对坐不住的人、对力气不足的人，为他们提供方便。

你们现在在座的人，都已经是大行者了，都能坚持了一年，这就很了不起了，你们有一个方法就行。当然，把现在所讲的方法再按照循环的方式练一段，那也是挺好的想法。大家要知道，开命门穴是非常关键的健身内容，命门对于延寿是很关键的内容。如果人没有一个健康的身体，那么想延寿是不行的。修身养性的人必须以健康为依托，这样才能转入到真正的修养过程中来。康复、健身、修身养性——这几个档次在具体安排的时候一定得分开，不要把康复、健身、修身养性的内容完全混为一团。

沐浴的三层面

我讲的内容主要体现在三个方面，是哪三个方面的内容？一个是康复治疗方面的内容，一个是养生健身方面的内容，一个是转凡入圣方面的内容。你们之间就有三类人，一类是治病的，大多数是这样的，99%是这样的；一类是要保持健康的；极个别的才是修身养性的人。我们讲智慧教育文化，讲修身养性方面的内容，为那些需要开发智慧的人们准备着。你养生健身搞好了，有新的要求之后，就有理论可学了。

有的同学担心，如果有人剽窃怎么办。那好啊，只要剽窃得正确，我欢迎；剽窃得错误，那他要付出代价的。为什么？在书上我讲的东西非常简单，我每讲一个地方都是非常简单的内容，所以一拿去，别人还会认为太简单，不稀罕的。如果有人学，那是挺好的事。人类的文化都是在所谓的不断地剽窃、偷盗的过程当中发展起来的，这话可不是玩笑。以前受客观条件限制，文化的传播很难扩展开，而且"教会徒弟，饿死师父"的观念也使很多有价值的文化内容密不外传，所以都淹没在历史尘烟中了。能够流传下来的文化内容，不可能没有或抄或偷的过程。

我们不去看小利，要追求就追求大的利益——人类的利益。只要是能为大家服务，那在我这里没有藏私的东西。如有需要的话就随便拿，我们这里是敞开的。有一个说法叫什么来着？叫"天下文章一大抄"。很多的论文是相似的，都是相互抄的。有的人如果有事业心，也有可能在抄的过程中发现新的东西，只要对人类的进步有好处就行。我们的这些智慧传承教育文化的内容和健身方法，不要去申请什么版权或专利。一申请就是有为法，一申请就是与无为法划清了界限——"这就是我的"，那你还能把这些文化带到哪里去？这些文化的意义与价值不在大众中传播，还怎么体现？这是没有生机的思维，需要沐浴。

对人体来说，生机到底是什么样的呢？春天的风一吹，地下的绿往上一冒，和风一送，一结合，就转化成生命的这种势能了，这就是生机。在我们的生命里边，生机在下丹田里。激活下丹田也很简单，练一练肚脐、气海、关元与命门，整理一下阳关，然后再把生殖轮这个区域激活，从而强化先天之先天之精。以后再整合一下下腹部里的气，这样下丹田自然就能开。丹田开了以后，一养，养时一定要安静一些。你静的时候身体里边产生那些自然的和煦的变化，沐浴的时候，身体的气血产生着自然流动。

自然运化包括物理的、化学的、生理的、生命的和思维的运动。这些内容的运化过程都在自然地进行着。借助着这个冲动的热，借助着这个热风，热风是什么？这里把生命体里流行的热风，比喻为生命活动中的阳气，因此运动着的阳气就把人生命里各种营养之气都进行重新的整合。哪个地方热就开始观注①哪个地方，以后就观注下丹田的中心，观注的意念一定要轻。过一阶段再观注命门，命门热了以后，发烫了以后，就往肾上引，产生两肾一起热的现象，阳气就生发起来了，那样就好了。

现在我们这个延寿法，就往命门那儿做呼吸，吸、吸、吸，不久身体里面、命门的附近就会发热的，这种呼吸可以是六吸一呼，五吸一呼，三吸一呼。它是补多泄少的，一会儿就发热了。而且你们是已经练了一年的呼吸操了，在你们的身上都已经有很多很大的能量。要把这些热往丹田里边引，往五脏六腑里引，进行整合，这个热在丹田里会出现像冰雪融化的现象。

如果在做呼吸操时热到出小汗的状态，那么你就可以进入养的阶段，不要管其他。做呼吸操身体发热了，你可能不在丹田里边热，也许在身体里，整个身体都有点热，那时你就观注身体里面温热的变化，这时温和的现象就会自动地延长，一延长你就往丹田中引，往命门那儿引。如果命门出现了温热的现象，就观察即可。总之，哪里有变化，自己的意识就观察哪里的状态。如果两肾出现大热那就是好现象，以后可能还会出现热，热得像什么？像把东西放在锅子里边煮，煮开了以后，咕嘟咕嘟冒泡泡，那种现象叫两肾煎汤。这是非常好的一种现象，身体里边的气在那儿蒸腾，叫两肾煎汤。

热，你可以自然地观察，也可以是引导性的。比如肚脐、气海、关元可能热好了，然后你把它往后面引，引到命门深处，现在你们也是修炼功夫的，引深一点。命门热，你就引到肾脏；引到肾脏，还归结到命门。归到命门的时候加个意念，就是让热量进入到脊髓管里去，帮助洗髓。

有的同学感觉脊髓管深层，就在命门那里，它开始跳，发热，在尾闾这个地方有点疼。那没有关系，通过去就好了，然后进脊髓管，这个热量就到脊髓管里了。这个是修丹道的其中一个方法。一

---

① 这里的"观注"是传统养生文化的概念，是一种察照功夫。

步一步地就深入进去了，引导让脊髓管中脊髓神经中央孔里边热。

还有一个问题，就是开任脉很容易造成性兴奋，这个要讲。这个开任脉，尤其是从肚脐、气海、关元往下走，一直到耻骨缝，把这个耻骨缝化开时，会出现高度的性兴奋。这个时候怎么办？不要睡得太深，等着，让这个开脉的过程完成。这种现象短的也需有好几个小时，慢一点可能会持续几天。

我那个时候是一次反应有五六个小时，后来一次有七八个小时，这样反应需要两三天的时间才过去，这几天少睡觉，等它过去。从现象上看好像是性兴奋，其实它不是性兴奋，它是生命的这个通道被打开了，新的潜能被调动起来了，是生命的生机出现了，也是自己的生命活动开始升华了。比如有的人衰老了，性兴奋、例假已经没有了，可是练着练着就又有了，那是好事，返青了。春回大地绿满洲，年纪大的人也会出现这样的现象的。

那年轻人怎么办？在开任脉时就一定要注意这些情况。你如果觉得承受不了的时候，你就往哪儿引？往小脑上引，就把这个兴奋点往脑上想，往蓝天上想，蓝天外的蓝天，你就注意观察蓝天，就用眼睛看着蓝天。看一看，想一想，想蓝天、想蓝天……这种现象缓解以后，气机还得继续通这个地方，一定要通过去。

当然，这些现象不是人人都会有的，这是出功夫以后的事儿。你别着急，一般的人是出现不了这样的现象的。但是我现在得讲出来，给你们往后的修炼铺个路、提个醒。

如果习练健身操的时候出现了性兴奋，可以继续练呼吸操，但是你练功的时候往上引，走大椎，走玉枕，走的时候，把这个气调上来。开任脉，第一次化完了，走了以后，第二次还会从那个地方开始。一定要冲开、冲透，这是冲任脉必然会出现的现象。通督脉也会出现这个现象，通督脉感觉会小一点。尤其是通任脉的时候，那个感受应该不能叫性兴奋，它是一种高度的兴奋状态，而不是性兴奋。这个时候不能有性生活，一有性生活就泄气了，你好几年都培养不起来，这是要特别注意的地方。这个能量回到小脑以后，开发智慧，身体健康，这是非常关键的内容。

想长大功夫者，任督二脉不通，光通中脉那是不行的，功夫也大不了；长大功夫者，中脉开了，左右旁脉、卯酉周天不通，你的功夫也长不上去。我们这个地方的中脉一定是这样的：既通前后任督二脉，又要通开左右二脉，不仅是旁脉，还有卯酉周天、任督周天，还包括五脏六腑，都得通开。我们这个混化，以后会形成混元中脉、五气朝元、三花聚顶的生命体。我讲的这些东西，都是带有信息能量的。

我讲的很多内容都是属于炼精化气的内容，这个生机是涉及到炼精化气的内容的。沐浴以后，男性早晨起来，未起床之前会出现非常明显的勃起现象，就跟那小孩一样，小男孩二三岁，早晨起来的时候他的那个生殖器是竖起来的。你要到了那个状态，那么你自己的生命力就旺起来了。女性也会出现这样的精气神饱满状态，但是形式是不一样的。

我们有很系统的健身法与养生理论。在修炼功夫方面的方法已经形成了体系，有呼吸化精法、印象位移化精法和五脏循行化精法等，有好多化精气的方法。周天化精法、三环九转化精法，那是道家里边炼精化气的一些内容。

一般意义上讲，你要健身、康复，练练呼吸操就行了，不要有高的要求，高要求只有极少数的人可以去做。所以，我讲的这些属于转凡入圣的一些内容。但是关于生机，在治病康复里边还得讲，在养生健身里边也得讲。但是讲的层面不一样，要求不一样。治病康复的人，哪个地方热就守哪个地方，不动就行了；如果是健身，热的时候你就得移到下丹田，移到五脏去，否则就达不到健身的目的；可是转凡入圣的这个生机往哪儿引？它得往脊髓管里边引，往脊髓管里边中枢神经的中央孔里边引，为什么？不仅要开金刚脉，还要做好"载营魄抱一"的功夫，为开发觉悟智慧奠定基础。

大家不要总想着找气感，也不要管什么能量，就管你脊髓管的里边。到了脊髓管里边就不练气了。你们练呼吸操三五年以后，身体非常健康了，那个时候不注重气了，气就不练了。什么叫转凡入圣？如果练了十几年以后还需要练气，那是干的什么？像那样练，永远也转不了凡，而且还变成了外道，偏执一法一术，执著于某种气感，那就是纯粹的邪门歪道。练气只是作为保健康的基础内容，你最后这个开智慧、整合生命，都是能量化、觉悟智慧化，如果还是在气的这个层面就不行了。

我讲了几个层面的沐浴，大家清楚了没有？三个层面。一个是康复治疗的，哪个地方热，守哪个地方；哪个地方不舒服，就守哪个地方；哪个地方自动开合，也同样守哪个地方。在康复里边必须得这样讲。但是到第二个层面，在养生里边必须得那样讲，另一种讲法。进一步，到了转凡入圣的层面，基础功课里边还得细致地讲。比如我们这里有一位老师，她的混元窍里边能够自动开合，这时她就可以不强调做呼吸操了，这个时候呼吸操已经不重要了，身体产生了自动开合，气血是会自动运化的。

大家现在必须把基础做好，首先得培养和强化五脏的运化功能。人如果没有基础，没有强大的生理功能，那就不能很好地摄收营养，那是不行的。所以，需要通过强化五脏的功能态去养育生机，它这个能量是这样的。今天所讲的这几个问题，其中关于"生机"这些内容，大家一定要注意：沐浴才能产生生机！

如何应对性的烦恼

正确认识阳气升发

功夫修炼的身心反应

理入行入 智慧应对

合理安排性生活

建立正确的养生观

正确认识阳气升发

"三年的路"这个慎独班已经开学了两个月。两个月以来，很多人做了呼吸操后，气开始足起来了。年纪大的没什么，年轻的，尤其是三、四十岁的人，练着练着精气就旺盛了，不管是男还是女都有性要求。这个时候我们就要正确认识和面对这个问题。

要知道，由于大家以前的练功水平不高，对于阳气升发的现象没有参照对比的感受，在思维参照模式里还不认得这是阳气升发的一种状态，是生命向上一级健康过渡的一个必然的现象。

在这时，如果你有了过性生活的想法，并把这个想法付诸于行动，那就直接导致精气下泄。精气一下泄，人的身体就会表现出能量突然损耗。本来身体向更高的健康层面跃升是需要能量积累的，但因精气下泄而损耗了生命能量，这样就无法达到更高级的身心健康要求了。这些内容必须得明示给大家才行，否则大家在遇到这样的问题时就没有了方向。

关于这些功夫修炼的常识性的内容，是非常重要而严肃的问题，我们大家都要正确对待。

功夫修炼的身心反应

为什么我们练一练呼吸操后，身体反而出现了这方面的要求呢？

因为呼吸操练的是五脏的气，五脏的形神之气和脏真之气。由于在此之前，人的内气不足，而现在内气开始足了、充盈了，那么五脏中各脏器的气也跟着长起来了，所以肾气也随之长起来了。随着五脏六腑功能的提升，气血的充盈，那么人的统帅部——人之神也能灵敏地映现出各种各样的生理反应，以及因此而引起的心理活动方面的各种反应。在这些众多的复合反应中，对性的要求或渴望，仅仅只是各种身心反应的现象之一。

而且在人五脏六腑健康梯度提高的过程中，相伴随的各种反应，不管是生理方面的、还是心理方面的反应内容，都是与人生命活动的自然本能需求有关，与人眼耳鼻舌身意之感官功能呈现的本能需求有关，即古人说的"食色性也"。也就是说，人的这种生命本能情趣的反应，与人的眼耳鼻舌身意所引起的色声香味触法有关。

通过这样一讲，大家就应该明白了，假我就是人的各种偏执性的感官心意，这种假我，就是以人的感官功能要求为中心的各种心理活动和对各种生理活动反应的心念内容及思维参照模式。这样我们就不难理解，为什么人在修炼功夫的过程中，在提高身心健康的活动中，人脑的智能效应功能态能够如实地映现、反应出身心活动的各种变化，以及因此而引起的各种要求。

当然，这些要求涵盖了各种各样的感官心意，还有因此而引起的一切心念活动。这些所有的内容，既是人全部的生理活动内容的反应，又是全部的心理活动内容的反应。这样在人的脑子里面就自然地反应出生理活动的变化，如肾气的变化等。

通过智能健身呼吸操等健身操系列的锻炼活动，在很短的时间内，能够迅速地强化五脏六腑的生理功能。当人的肾气被调动起来的时候，在与肾相应的脑中枢，就会产生智能效应功能的自然本能式的反应——产生习惯性的兴奋点或兴奋灶，这时人脑的参照系和智能思维功能很快就拣择到了这些因阳气生发、气足而引起的信息反应。这样你脑子里的想法就会多起来了，自然就有了性生活方面的要求。

这才是每个锻炼者都需要正确解读自己生命活动之运化功能的机理的关键内容。我们应该明白，人在这时所反应的事物是真实的吗？人的肾气充足了一些，就会自然反应出对性的要求，这其中的"自然"要求与我们主动锻炼身体获得健康的目的是否一致？与我们生命活动的运化规律是否符合？显然是不相符合的。这就是人脑思维活动中典型的哈哈镜式的反应。

为什么要这样下断言呢？因为人的健康是需要靠气血充盈、营养充分来保证的。只有能量夯实了，人获得生理健康的基础才会奠定好。因此我们人在反应这一事物的时候，参照健康的心理标准也需要随之一起发生改变，不能再按照以前习惯了的生活方式来衡量判断事物了。上面我谈到的那个所谓自然的性欲要求，就是人习惯了的习气在作怪，人的神跟着自己的习气跑了。

理入行入 智慧应对

那么在这时候，人正常的正确的思想内容是什么呢？应该如何应对呢？我想，任何一个愿意获得身心健康的人，都应该积极主动去符合身心整体和谐的生命观的要求。

如果在提高身心健康的过程中，出现了以上的现象，那么就应该知道这种类似性欲的心理要求，仅仅只是生理上起变化的典型特征，而非人的真实需求。大家也应该知道，这种性欲的要求纯粹是人的一种生理语言，可是我们平常人却读不懂。要解决这个问题，应该怎么办？那就要从理入、从行入！

对于此种现象，大多数喜欢锻炼的人，愿意修炼功夫的人，都认识不清其本质。所以，一个人要想完善自己的生命活动，提高自己的身心健康水平，就必须首先认识从理入、从行入的重要性。

理入，是改变人参照系标准的条件，是建立起符合生命运化规律的思维参照模式的基础；行入，是在理入的基础上，完成人身心健康的具体内容和践行的必然过程。理入与行入，既是人成长的必由之路，又是人获得身心健康的必由之路，还是践证智慧者超凡入圣达真的必由之路。

事实上，从生理方面的内容来看，人如果不合理锻炼、不练功，你自己的生命活动就不会出现气血充盈、生理功能迅速得到改善的结果，那么对性这方面的要求就会比较淡漠一些，要求反而会低一点。因为没有能量做基础，人就不会有那么旺盛的欲望和想法，因为没有增添这个旺盛的精力。

但是，现在大家通过呼吸操的习练，使得原本比较虚弱的生理功能得到了快速的改善，在身体健康梯度一个层面一个层面打开、一个层次一个层次提升的过程中，就要经历这样必然的生理反应过程。

那么，这个问题应该怎么来解决呢？只能是以理作意，把这个道理讲给你听，你要懂得这个理：这是自己的身体水平提高，但还没有真正好起来的一种比较虚的现象，那我还得攒一攒，把能量积累起来，这样才能让生命活动的各种功能活跃起来，气机升发起来，各种生理功能强化起来。

合理安排性生活

对此，我们从理上明了这些道理之后，就会自觉地去学会维护自己的健康了，那还需不需要频繁的性生活？大家肯定知道了，不需要。比较合理的安排，就是一个月有一次性生活也就够了。这个道理不讲也不行，你们之中会有人觉得不好意思说，那也得讲。这样的生理现象有什么不好说的？这都是很正常的事。

人本来就存在这个生理的本能功能，而且也有对这方面的要求。谁没有生殖功能？这些内容属于感官情趣的一部分内容。只要是个生命体，就有这个功能，连植物都有花粉进行作用，就是这么一些简单的道理。不管你通过呼吸操或其他的健身方法的锻炼之后，生理上产生了多大的欲望，多强烈的欲望，都需要理智地维系自己的

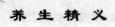

健康，性生活一个月有一次就行了。

过去讲百日筑基，就是通过对精液的固化来促进自己的健康水平，夯实长功的能量基础，这样才能让你的身体健康和功夫境界上一个台阶。

如果你练三天身体好起来了，可一个月下泄个三五次，甚至于七八次的，这样做的结果就很容易挫伤自己生发阳气的功能。不仅会导致阳气升发不起来，而且还会使你这个人呈现出越练越疲劳的现象；反之，你能够认识到这个理，不让它下泄，你就会越练越好。如果自己不明理，而且还盲修瞎练，那么自己的身体越通畅，泄下的能量就越多、越快。

那要怎么办？开丹田，储备生命力！开了丹田以后，气就会往身体里边挤。它挤到组织里边去了，就会营养各器官组织系统，使组织结构的营养内容变得丰富，使细胞变得有活力，那么身体还得有点性兴奋的这种状态才对。

如果你能够改变这方面的观念，你就会觉得有类似于性兴奋的反应来了是一种享受，是身体健康水平提升了的标志反应，这不也行吗？但你别想着性兴奋来了就得去做爱，那样做你就解决不了身心健康、长功夫和开发觉悟智慧的问题了，反而还能把身体搞坏。

建立正确的养生观

所以，对这些问题的解决办法，就是必须首先从意识上、从观念上过关，要学习我们讲的修身养性的理论，建立起正确的健身养生观。从生理方面来解决这个问题，就需要打开中丹田，往上练，这样就能够缓解气机下行的压力，减少对性的刺激，兴奋就会轻一些。而且当你有这方面的想法时，就可以意守中丹田，把气慢慢地运化到周身去，那么这些想法很快就没有了。当然，这些都是属于炼精化气的内容。

我已经讲了这些道理，当你遇到这些问题时，你可以回忆一下

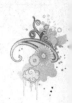

我所讲的这些理，然后去做，一做一练，这些念头马上就消了。当然这些想法消了以后，过不了多长的时间就又会起来的，怎么办？再做，再练，它又消了……

其实人的成长就像克服任何困难一样，是不断战胜自己的过程。如果你扭不过偏执于自己的生命本能所引起的各种欲望想法，那就别想获得真正的身心健康了。这是做好生理方面基础的关键性内容。你如果在这方面不注意，就很容易把自己身体给搞坏。练功夫是为了锻炼身体，结果你越练越差，身体没锻炼好，人也练没了，那干什么？所以把这个道理讲了以后，以理作意，去做，这样才行。

只有当精化气的功能出现以后，而又能够合于生理的其他功能态之中，那才算真正的精气充足了，那就精足不思欲了，真是这样的。我过去并不相信这个说法，现在是真正体证到了。

只有当你的功夫达到一定的层面，才会出现精足不思欲的健康现象。过去说"精足不思欲，气足不思食，神足不思眠"，这就是人身心整体和谐的健康标准之一。人有了功夫，有了觉悟智慧，才一定会呈现出这样的身心整体和谐的健康状态。

但是，常人的健康生理状态就不是这样子的了，所能够出现的反应也是与以上所讲的受假我支配的内容一样。那古人已经印证的东西，我们现在把它讲出来了，大家赶紧相信它不就完了？非要老师反复地强调吗？古时候的老子、庄子、释迦牟尼等智者圣人都是我们的老师，希望大家能够相信他们就好了。这些内容的结果，我都是自己印证了的，所以很负责地告诉大家，确实是这样的，也必然是这样的！

还有一点，就是不要畏惧这种现象，有问题要想办法解决就行了。女性出现带症的现象，男性遗精、滑精等，这不仅仅是个依靠"吸提撮闭"等方法来解决的问题，更重要的是修养意识的问题。把人的意识修养问题解决了，那你再做什么吸提撮闭就有效了；关于人的统帅——神这个问题没解决，比吸提撮闭再好的方法都没有用的，解决不了问题，所以才会出现每一次的性生活完了以后总是后悔，总说不该做，但总是想做，总是要做，也总是做了。其实不是不该做，而是你们需要从身心这两个方面同时认识到要少做、甚至不做才行。

有人说，听以前的老师讲过，当你一兴奋的话，想蓝天，"哗"地一下，意识就把性兴奋化没了。像那样去化解也得有条件，如果你丹田都没打开，你想"哗"没了，它上哪儿没去？你身体的通透度都不够，你想"哗"到头顶百会以上、到蓝天就化了，可它化不开，生理上的通道不够，它走到那些不通畅的地方就被挡住了。

有的老师有很多的练功方法，在他自己那儿是挺好用的，可在你这儿就不一定那么好用了，为什么？因为你的体质弱，健康条件差，丹田也没有打开，身体的通透度也不好，所以就肯定不好用。这些方法我以前都用过了，确实是这样的。现在就是需要大家得打开丹田，如果丹田不开是完全不行的，精化气是绝对化不了的。你光在那儿想，那是假想，那是虚幻的妄想！

还有人问："反复练转腰涮胯，可以固精吗？"不行！反复练转腰涮胯，它不可能使丹田气凝炼到什么高级的程度，不可能的！那是形体的气，怎么可能达到非常高级的层次？只有下丹田开到玄关这个层面，固精才成为可能。你达不到这个层面，总是在那里转悠转悠的，转出来的都是形体的气，而且气是比较浊的，气的颗粒那么粗、那么壮、那么大，怎么能够炼精化气呢？在玄关这个层面是神和气相合的，所以只练转腰涮胯是无法达到的。

结过婚的人，由于这个地方的能量总是往外泄，形成了能量下行、下泄的习惯性通道；而且有些人的身体有湿热症，就很容易产生性兴奋，非常容易形成滑精的现象。这个问题就得先从理论上解决，明理之后，坚决地执行所明之理才行。如果理论上不能解决，再多方法也没用。

转腰不是根本，关键是练前扣后翘，这样才能把精气通过脊髓管往上运行。不过那得把这个通道打开、练开、化开才行。你连通道都没有，那怎么化？打比方说，你要从武汉乘飞机到美国某个城市，中间可能还需要在别的国家转机才能到，也就是说有了这样的通道才能到达目的地。你想把精气化了，可连通道都没有，化什么化？空谈理论是没有用的。

人的这种生理活动需求，是长时间形成的一种思维惯性造成的。你要懂得它的根本道理在哪儿，明白这些都是人惯性思维使然。不锻炼、不练功的人还没什么，练功的人总觉得这是个问题，可下回他还再犯错误，还是不行，解决不了。但是这个问题不解决是绝对不行的，还不如干脆就别练了。这很麻烦，越到后来越麻烦，一定要解决的。

性生活是需要有节制的，不能是无限制的。主要是意识上得修正过来，树立起正确健身养生的认识，人才能知道如何符合生命活动的运化法则去应对各种生理和心理的反应问题。

正确对待活子时

活子时的应对法

驾驭感官心意

纵欲消耗生命力

能量的蓄与泄

活子时的生理反应

情移而动志 冲气以为和

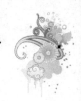

情移而动志 冲气以为和

人应该怎么对待性生活和情感？虽然我们已经再三强调过，今天还是要给大家再讲清楚些。人的肾气是非常重要的，能够调节肾气的是我们的肾上腺。可是人的肾上腺与男性的前列腺或女性的卵巢，它们之间是有直接关系的。性生活直接使人的肾脏精微能量下泄了，而且是带着生命的全息能量下泄的。

当我们练了一段时间呼吸操之后，身体就会好起来。可是对我们人更高一级别的健康要求来说，这时身体呈现出来的还是个虚、弱的状态。当我们身体呈现虚、弱状态的同时，又会出现因此促使虚阳之气外发的现象，这时人的生理活动和心理活动就会出现各种各样的反应变化，而且其生理功能状态和心理智能境界都会发生相应的改变。在这些功能变化和各种反应的现象里，人对性生活的要求只是其中之一。

人对性有要求的时候，这就需要我们认识到什么呢？要认识我们人的生殖腺这个腺体，它属于内分泌系统中的一个局部系统。我们人的整个生殖系统联系到人的脑，而人周身的内分泌系统是一个整体，是不可分割的整体存在。

所以人的这个本能感官情趣是"情移而动志"的，你的感情动了，可能会动志，肾主志。如果因情绪或欲望触动了自己的肾气，那就会影响人的志气。因此在这方面我们要认识清楚，一定要认识清楚。如果自己产生这方面的欲求，那就应该通过收敛精气来解决这个问题。

肾属水，水能生木；肝属木，木能生火；心属火，火能生土；脾属土，土能生金；肺属金，金能生水。怎样才能做到精气收敛？当自己有对性的欲望时，就要学会想肝区部位，然后逐步意想心脏的区域，而后是脾、肺和肾。这样循环五次，每经过一脏的时候停留一至两分钟即可。像这样按照五脏循行法的方式去运精化气，可以使人的健康在这个基础上上升一个层面。（编者按：关于五脏循行法的内容，请参阅《健身之路》中《正确对待练功反应》一文。）

其实人越产生这样的想法，就越是需要认识清楚"冲气以为和"的规律。在日常生活中，在习练呼吸操的过程中，只要是五脏的五种情志活动发生了变化，就可以按照五脏循行的流程要求，使五行之气循环起来。像这样去修正自己，久而久之则会形成良性循环的气血运行方式，也就自然地保持了中和之气。

活子时的生理反应

我们练呼吸操，生发阳气，调动脏真之气是非常快捷的。脏真之气，实质上是指五脏的腺体生发出来的那种液体物质的存在形态及其功能态。我们肾上腺属于肾脏腺体的一部分，我们的心脏也是腺体，肝脏也是腺体，脾、肺都是腺体。

这样我们大家就知道了，人的五脏器官，都具有腺体的功能。那么五脏腺体的功能受什么调控？受更高一级腺体功能的调控。一般来说，它受甲状腺和甲状旁腺功能的调控。甲状旁腺受什么制约？它受制于人的脑垂体或松果体等脑组织器官腺体功能的影响。如果胸腺没怎么退化的话，五脏的免疫功能还受它的影响制约。周身的内分泌腺的腺体，都是受人脑的智能效应功能的主导，人脑的这种智能效应功能，就是产生人精神活动，或说思想意识活动，或说思维活动的寓所，简称为神活动的处所。

当我们有反应时，尤其生殖方面的反应，对性的要求，它就会直接引起人的脑垂体功能的变化，使脑垂体的功能首先为这种要求工作，进行周身整体的整合。随后，身体的其他内分泌器官组织的功能也就随之被协调起来了。当肾气一起来的时候，从意识上，它就会有反应，它反应出对这方面的要求和兴趣。人的这种本能情趣，是一种生理与心理上的共同反应、整体反应的结果，也是一种生命本能功能的主观反应。这种生殖状态的功能反应，既可以是一种生命生殖的本能需求行为，也可以是人的主观愿望达成的感官要求的行为。

这种本能的功能态，是能够直接影响到人脑的智能效应功能的综合调节状态的，使我们人周身的各脏器、各腺体分泌出各种带有生机的精微物质，然后合成排出体外。其实我们丢的这个精液，就是人体五脏六腑精微能量的合和态，是人的生命功能呈现出整体合和的运化状态的象征。不过这种身心整体反应的功能态水平，仅属于生理本能的层面。人要开发潜能，开发根本智慧，那就需要人的那个自我具有驾驭本能情趣的能力，毫无条件地超越这种感官心意的要求。

人脑垂体的功能受什么指导？受脑智能效应功能的协调指导。其实大家应该明确地知道，人的脑组织也是一种腺体器官。所以，脑垂体的功能是受人的那个统帅——神来主导的。总之，人生命活动的反应，是可以反映到我们自己精神活动上去的；精神活动的反应，也同样可以反映到我们的生命活动、或说生理活动上去。

因此，当我们通过练功而使阳气生发的时候，你不能按照西医所说的"一个礼拜过多次性生活属正常现象"等观点。对此，中国的自然道德观、道文化、中医文化、以及现在的养生文化都认为：持有这种观点是错误的，是不符合人的生命运化规律的。当人与这种观点结合之后，就会给自己带来不健康的后果。人对性生活这方面的要求，最好是一个月一次就行了。尤其是需要康复而保健康的人，或是喜欢练功的人，还有修养身心的人，都需要自觉地遵守这

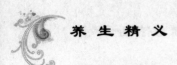

样的生命法则，或称生活原则。

能量的蓄与泄

当下丹田或中丹田练开了以后，当阳气生发起来产生活子时的时候，更是不能有性生活，到了开脉的状态时更是要求如此。如果有泄，那就仿佛是一泄千里！不仅丹田和脉开不好，而且花很长的时间也补不回来。传统的修行理论中说的是活子时。

当活子时出现的时候，我们要通过练功，把这个身心反应的压力，通过气血流行而运化到组织细胞里面去，传递进去，营养我们的生命实体。这个时候，你得让它往里边穿透进去、穿透进去。你别一放纵，跟随自己的那个假我——感官心念跑，假我就是感官功能享受的"完美"体现。

人的身体一旦通过练功锻炼等方法好起来了，脑子里边肯定会有这样的反应——我想干这个了，我想做那个了等，实际上都是假的，是人生理功能低水平的平衡已打破，高一级的平衡还未建立而产生的幻想和妄想，是人后天形成的一种习惯反应被反映了出来，实际上那些都是虚妄不实的心意活动。

你本来想达到的目标是康复，是长功，或是开发智慧。如果你脑子里面出来这样一个信号——满足自己的性欲或各种欲望，那么想获得健康，或长功开慧就困难了。人的成长是需要能量的，人的健康同样也是需要能量来维系的，开发智慧更是如此。

而活子时的这样一个生理现象，它可以促进脑的内分泌系统的变化。脑的内分泌系统一变化，就会产生一定程度的生理和心理的平衡，如果能够认识到这个层面上来，那我们就会以此来指导自己的行为活动，以期符合生命运化法则。能够这样去做，那么在不知不觉中是会把生命的本真烙印出来的。

我们一定要知道这是最简单的道理：往外泄，即顺则生人；内敛运化，即逆则成仙，就是这个道理。

当生命活动的气血能量的积累压力增大的时候，人就想要过性生活。但是，你没有过性生活，而是按照五脏循行法化开，过一段时间，这种生理膨胀的反应就会自然消失的。届时身体里边的那种冲动化到无形中了，没有消耗到感官功能的欲求活动中去，人这时的精力就会非常旺盛了。这样自己与平常相比较，多跑路也是不累的，多说话也没什么问题，就好似洋溢着一种春的信息，生命里的万物在享受滋润，在生长。可是，当我们一泄了以后，整个生理和心理上的感受，通过脑子里边反映出来，是一种低水平的生理活动享受状态。

所以，我们要正确地认识这样一个问题，那么我们就容易获得健康、容易长功了。

当你丹田打开了之后，如果不按照这个理去做，可是比平常人泄得要快。我们练的呼吸操强化的是五脏，五脏都是腺体。那么你要往下一泄，就是整体的能量倾泄，比一般常人还要泄得快、泄得狠。所以对这个问题的认识，希望我们大家要重视它。我们要学会把握住自己，能够保持向更高一级阶段健康进步的志气，就必须积累生命能量来符合高一级别的平衡需求，不要去管这个低级的生理享受，一般人健康的状态是逐年下降的。

关于性能量的问题，不是只说男人下泄不行，女人也同样不行。有的女人，行房事多了以后身体会发软，精神委靡不振。有的人太敏感，多一次都不行，眼眶会眍下去，泛青紫，那都是属于肾气下泄厉害了；出现的这个黑眼圈，那也是肾气虚弱的现象。人的肾气如果虚弱了，培补起来是非常缓慢的，得好多年补才行，缓慢补才行。所以我们每个人对此都应该有一个正确的认识。

一旦你中丹田打开了，它就需要大量的生命能量来维系，去濡养我们的生理组织，这样各脏腑的功能力量才会增强。能量渗透到组织细胞的结构里边去，才能帮助细胞提高代谢功能，把不纯的东西排出来。能量或气能进入到细胞里边，它净化了细胞浆，如果代谢的速度快了，退出来的那些东西都可以成为痰。

　　不要以为痰只在经络里边，说："我本来没痰的，怎么会有痰呢？"练功以后排痰，那是清理组织结构以后代谢出来的东西。人练功到一定程度时，皮肤就白了。你们可以观察我的皮肤，看上去非常细腻。如果你们与我相比，那差别就大了。所以，我与他人对比，哪怕是在照片上比较，都要比一般人白得多，这就是不断清理生命活动中的垃圾所获得的结果。为什么说人有了高功夫以后，照射的阳光都能透过身体去？那就是在组织细胞里边没有污染了，跟那个纯净水一样，所以阳光一照，就可以完全透射过去了；我们大家现在就跟水里边放了颜料一样，阳光一照，折透不过来，为什么？颜色屏障了，垃圾堵塞了，不仅是把阳光吸收了，而且还是把阳光屏障了。

　　我们要懂得这个道理，要知道性生活泄的不仅仅只是五脏六腑的精华，而且还包含着脑的能量。如果明白了这个道理还不注意收敛纵欲的心意活动，或不警觉自己的贪欲心，那以后长功夫就很难！对于各种感官功能的欲望，大家一定要注意。

纵欲消耗生命力

　　关于性生活这个问题，重病患者应该杜绝、避免；对于练功养生的人，一个月一次就够了，最好是几个月一次；对于新接触养生文化的人，一开始每月顶多两次，以后就慢慢减少。尤其是三个丹田打开了以后，房事一定要减少，只能保持低于每月一次的要求，多了不行，多了会引起健康问题，引起免疫力低下等现象。

　　还有一点需要强调的就是，过多、过量、过度的性生活是造成人身心活动委靡不振、消极厌世、健康状态低下的重要原因。也就是说，像这样去做，人是不可能获得真正的身心健康的，想保持正常的健康状态也根本保持不住。而且性生活频繁者，还很容易出现其他的一些问题，在这里就不一一复述了。

　　如果这个理不把它讲明了，那大家跟着老师走，走到最后怎么变成一个不健康的人呢？练这么长时间功，怎么会还变傻了呢？不是说开智慧吗？结果开个病态出来了。所以大家一定要注意这个问题，从能量蓄与泄的角度来看，人能否获得身心活动的整体健康、成就圆满觉行的智慧，一定与这方面的原因有关。

以前有这样的一个例子，说有个法师，由于修行不断欲根，后来就是流精液流死了，整个脑组织器官都萎缩了。那都说明什么问题？精液耗费的不仅是五脏的精华，更有我们脑的精华。如果把这个精华转化成自己的生命力多好，就能为开悟做好能量的基础储备。

驾驭感官心意

而且还有一个问题，你们现在对生命活动的了解和认识还非常初级，初级到什么程度？你们需要开督脉、开任脉。任脉比督脉还难开。任脉上开一小条、开一小段、开个穴位比较容易，比督脉上的穴位好开一些，但是把整条任脉打开就比较难一些。任脉打开了会强化五脏六腑的运化功能，督脉打开了能帮助自己提高主导和统帅生命活动的能力，能够强化五脏六腑之运化功能的整体和谐性。

开任脉从肚脐到会阴这一段下去，它不是从丹田里边走的，它是沿着气海、关元往下走，到耻骨、耻骨缝，沿着耻骨缝走进去。男性会经过前列腺的区域，一到前列腺的位置，性欲的要求就高，就会出现非常旺盛的欲求，那可是非常厉害的，其实这一现象就是活子时反应出来的。对于这样现象的出现，女性也是一样的，走到这个骨缝里边，前耻骨中缝里面，那简直是没办法，一天到晚就处在那种兴奋当中。

如果这时你的脑子里边的想法歪一点点，那马上就会出现一泄千里的现象，这样人的身体会在很长的时间内无法恢复正常的状态。所以，养生练功的过程是蜿蜒曲折的。现在劝告大家要重视这方面的内容，要不就别练了，回去重新思考，要重新思考。等思考清楚了再说。真的，又蜿蜒，又曲折，还泥泞。

　　关于这样的经历，我是到现在才知道的。以前我就这么稀里糊涂地走过来了，很多东西都是这样。人的智慧是一步一步长上来的，不是一天两天弄出来的，也不是一年半载就可以出功夫的，绝对不是我们想象中那么容易的过程。我就发现开任脉的时候，在开这一段的时候，它就会出现这样的现象，像这样强烈的感受现象持续的时间不算太长，快的一两天就过了，慢的需要好几天。可是整条任脉打开的时候，它又会再来一趟。

　　三个丹田混化的时候，任督二脉通的时候，好似性欲的活子时还会再来。这可了不得了！开丹田那才是刚刚开始，从生理上才叫练功入门。你开了丹田，任督二脉不打开，你练什么中脉？即使是先顿开了中脉，那么在练中脉的过程中，中脉开了、通了，还得再开任督二脉。谁说中脉打开了以后就不管任督二脉了？那绝对是不可能的。

　　我们是需要把身体里所有的脉都打开，你只要有脉，就得必须让它通开。你不通开，就长不了大功夫，从根本上而言也长不了大智慧。你如果打开了头里面的玄关窍，那个智慧境界还不是圆满的；如果再想圆满，那你就需要通过圆满报身来成就圆满的觉悟智慧。如果不像这样去践行，是圆满不了十方的。

　　我们现在讲的这个内容，讲得是非常严肃的，大家可不要认为是容易的事。大家赶紧回去重新思考一下。你们要知道这不是好玩的，我跟你们已经说清楚了。希望大家要重视这些内容。那么当践行到什么样的程度，才可以认识这些内容呢？就是能够把握自己的感官功能，能够认清什么样的需求才是生命活动的自然本能需求，能够驾驭感官心意的时候，那你就见证到了觉悟智慧的层面，以后再把任督二脉、左右二旁脉都打开了，上行气、下行气、中行气都展开了，那个时候就可以练五脏这个五行气了。即使这样，以后可不可以放纵性生活？还是不行。

　　请大家特别注意的是，在修身养性的过程中，只要出现了好似性欲的现象，就一定要起警觉，不要让活子时变成了无谓的消耗。

现在有很多人，非常向往阴阳双修，总希望自己能在性这个生命本能情趣的层面上进行气交和神交的内容，觉得那样长功快。但是如果你没有完成驾驭自己感官心意的智慧功夫，那肯定是不能达成自己这一妄想的。现在明确地指出：我们肯定是不提倡所谓的阴阳双修法的。其实男女双修的这个方法不神秘，但对神驾驭身心行为活动的要求是非常高的。所以在这里公开地告诉大家——我们不提倡！

其实功法到高级以后就是一句话，"理法圆融，理法不二"就结了。在这个阶段理与法是一个东西，别弄出那么多的功法来，什么三环九转的、三步九守的内容等，没有那么多。大家要知道，行大道——练功夫、修智慧，越到后来越简单。干脆到后来什么都没有了，就是自自然然的一个大弥陀。一个呈现了自然质朴之性的智慧人格就诞生了，即"若婴儿未孩"的样子，就跟那婴儿一样的状态。但是，婴儿是不知的，你证到最后是无所不知、知而不执的无知；是不执著于自己一切所知的行——圆满觉行的智慧境界，即是纯自然的无为无不为反映。

大家一定要明白，人一下子到不了那么高的功夫，一下到不了。我修了十好几年，才修到今天的这个水平。但是我带你们，你们就稍微快一点。刚开始大家对气的感觉非常强烈，过了一段时间却没感觉自己长功，那一定是由于性生活的原因，在这个地方出了一些问题。所以，关于这个两性生活的问题，请大家必须严肃对待，注意高度重视。

活子时的应对法

但是，有了活子时的性兴奋状态也不是强忍着。你不是练功吗？可以通过继续练功的方式来解决，你往上守就是了。按照五脏循行法练就可以，这个地方守一会儿，那个地方守一会儿，往上守一会儿，往上调动调动。当然，要是遗了精也是很正常的，女同志练练功以后有一点带症也是正常的。你不要产生"这可完了"的想法，没有关系，只要它是个自然的过程就没关系，如果是人为的、有意的过程，那就不行了。因为你有意的过程是靠神来统帅的，精神统帅的生命活动，而无意地产生那个是很自然的状态，就消耗得少一点。

对于活子时的出现，最好的方法就是想：这是我非常习惯的一种生理反应，而且还有应对方法。你总是这样暗示自己，以后就习惯了。到了活子时的时候就会自然冒出这样的想法：哎哟！你来了，我正巴不得你来哪，来了就化。这样自己就长功了，然后人生命的生理结构的变化就非常快了。

这个问题我们是强调不下三遍了，但是这个问题确实是非常重要的。不管你如何练，当你生命活动发生这样的变化，有这样要求的时候，你就要明了，这是肾气生发、肾气旺盛的原因造成的想法，是五脏六腑的能量充盈起来的原因。

有的人，肾气往上一冲，如果冲到了脾，脾主思虑，马上把多少年前的很多个往事，都翻出来了。只要是这方面的，男女之间的所有的事，他都能想出来，然后他就自己在那儿策划，以最简单的方式来消耗自己。那就是个虚相，那是个妄相，虚妄的东西。

有很多人不懂，总是听西医说性生活多一些没问题、没问题。如果按照这样的错误引导去做，那么年轻时性生活旺盛的人，到了老年的时候，男性得了前列腺疾病就不好治疗了，然后还很容易产生哮喘，一到老年就产生哮喘；女性膀胱会有病，肾气虚脱，要不就是子宫下垂，虚弱早衰等等，就是这样的。

一定要注意这个问题，如果在自己出现活子时的时候去放纵，那么直接消耗的是人自己的生命力。人确实不可以消耗自己的生命力。一定要注意，要和自己的夫人或丈夫讲清楚。同时，你能够节制，对于配偶的身体来说也是有非常多、非常大的好处和帮助的。一个月就可以见效，届时会精神倍增，身轻气爽。

性欲与性爱的关系

- 从生化功能说性欲
- 利益观念下的盲目纵欲
- 无劳汝形 无摇汝精
- 正确认识性爱的本质
- 理行结合把握生命规律

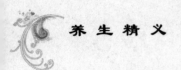

关于性欲与爱的关系，你们大家应该想一想，这是现在人们的现实生活需要了解与认识的内容。人们常常把性欲的要求当成了爱，结果爱就变成了性欲，这是爱吗？今天我们就讲一讲性欲与爱的问题。

从生化功能说性欲

我们先看看人的性欲活动的内容。人在产生性欲的时候，实质上就是人的感官功能产生了对性欲的要求，这种要求的内容既有生理活动的衍生过程，又有心理活动的演化过程，只有这两种活动达到一种临界面的时候，那么人的精子或卵子形成的条件才能具足。因此，人在生产精子和卵子的时候需要很大的能量来汇聚，这种能量是汇聚了五脏六腑的精华而形成的。

那么生产精卵需要什么样的生化功能？需要人智能的思维运动引起整个脑的生理功能的运化，这其中包括大脑、小脑、丘脑和垂体等全脑的整体功能的有化无、无生有的有序协调的变化。

比如，人有了性欲的想法，这一思想活动可以引起脑垂体的功能变化，而垂体的功能发生了变化以后，可以引起五脏六腑系列的系统性生理功能的变化。其中，可以引起甲状腺、甲状旁腺的变化，然后引起五脏六腑所有腺体的变化，这种无生有、有化无之有无相生的功能运化出的生命能量，是从无形无相衍生至有形有象的能量物质形态的，从上至下的运动变化发展，最终形成了精液或卵虫的过程，然后一下就泄走了，这就是过去说"顺则生人"的内容与过程。

当然，人的精液就是平时我们所说的精气所形成的精华物质，精气一漏身体就会觉得很亏、很虚。过去修行练功的人讲跑丹，也是指这个漏精气的内容。女性也是一样的，她们也必须受这个规律的制约。一般来说，女性的性生活频繁以后会出现习惯性带下的现象，带下可分为黄带和白带等。带下对自己身体的影响是很大的，会使身心活动的健康层面明显迅速地下降，所以女性的性生活也不能频繁。

有频繁性生活的人，其身体健康的梯度是比较差的，像这样的人会经常出现腰腿痛的毛病，很容易出现气滞血瘀、心肾不交、畏寒惧冷等症候。如引起肝肾、心肾、肝脾同虚等病理现象，造成头发的发质变差发黄、耳鸣、长骨刺、生结石，以及脾气大、怨气多、心眼小、心悸气短、头晕眼花、神经衰弱、生闷气和烦躁不安等现象。像这样的女性一般在外人的眼中会是这样的形象：黑眼圈、黄脸婆、脸上长斑、皮肤松弛、没有生机、缺乏阳气等。

有人认为跟女性讲这些道理，她们会不理解，其实平常绝大多数的人都是不理解的。即使是我们现在把这些道理都讲透了，大家还是理解不了，也讲不通。为什么会出现讲不通的现象呢？根由就在于现代的所谓西医科学对人的生理活动片面认识的某些观点，制约了人们对自身生命活动的正确认知，认为每个礼拜两次、甚至两次以上性交是正常的。人在这种错误观点的指导下或诱导下，自然会有纵欲的表现。像这样做就是纵欲者，生命活动自然容易形成习惯性的能量下泄通道，这样下泄耗损的能量是巨大的。

如男性每隔两三天都会自觉产生性欲望，有这方面的要求，而女性也是这样的。但女性一当形成了能量下泄的通道，那么比男性则更有过之，很快就形成了带下的毛病，这样的现象对人的身心健康是有百害而无一益的。如果一个人不节欲，身体很快就会出现身软无力、记忆力衰退的现象；人的精神涣散、不容易集中，思考问题时容易分神打岔，容易发脾气使性子，出现性格怪异、性情偏颇等不正常的现象。

利益观念下的盲目纵欲

当然，有的人则以此为享乐，认为性兴奋的高潮是一种享受。其实根本就不是这么一回事，持这种观点的人都是在违背自己的生命运化规律。反之，如果人能够养精蓄锐，像这样去培养自己的生命力，那么当人的精气神的能量信息积累到一定的程度时，那种生命力的勃发状态和内在的喜悦则是不可思议的，而且其生命所呈现出的是一种健康和谐的状态。这时的人会呈现出有力量、有精神、有朝气的生命活动状态。像这样的人，身体健康，处在家庭的环境中精神安定、家庭和谐，处在社会生活之中会为社会增添安定和谐与繁荣。

那些认定现代西医学常识的人认为，每个星期过两次、或一个月过四五次性生活没什么。但是这样的人，无论是男是女，大多数往往都会出现一些常见的病态。比如女性常出现阴道炎、宫颈糜烂、子宫肌瘤、卵巢囊肿和盆腔炎，以及膀胱炎等疾病；男性则容易出现前列腺炎、前列腺肥大或增生等疾病。为什么会出现这些常见病呢？因为在生殖器器官的附近有生殖腺器官存在，而生殖腺器官的内分泌功能，既具有协助完成传宗接代的生殖功能，同时又是生殖系统器官的防疫关口和防疫要道，如果这里经常处于疲劳和透支的工作状态，那么人的生殖器官就会出现营养短缺的现象。

这种现象就好似今天的人类社会，为了追求物质享乐和高速发展经济，地球上三分之一的人占用了三分之二以上人的人均人力、物质资源，这样就大量地消耗了煤和石油，以至于造成能源匮乏。人类的个体自身也是如此，因为透支的是生命生殖的高级能量，是人体周身非常精微的全息性能量，丢失过多不容易补回来。就像过去的帝王一样，有多少帝王是健康长寿的呢？

所以，频繁过度的性生活肯定会导致生殖腺体器官的营养贫乏，像这样器官营养不良和疲劳过度，自然就会使其器官得病，不仅如此，而且还会影响临近的器官组织的功能状态，还会影响传宗接代的质量。所以中医理论讲："求嗣之道，妇人要经调，男子要神足。又寡欲清心为上策，寡欲则不妄交合，积气储精待时而动，故能有子。是以欲寡则神完，不唯多子，抑亦多寿。"

有些学者专家，还有那些做文学艺术、文化传播的工作者们，基本上不懂得生命的运化规律，也完全不懂得教育学的本质内涵，在那里通过自以为是的理论和文学艺术作品等来宣传这些东西。为了追求金钱名誉地位，为了追求所谓的事业成功，一味地运用各种技巧，或暗示，或渲染，在有意或无意间宣传了这些纵意纵欲的观点，实质上在潜移默化中助长了这种社会意识形态的偏执性。尤其是各种形式的广告出现，更是给那些所谓的医学专家提供了挣钱的机会，把社会属性中的公共道德意识丢得三下五除二了。

为什么会这样说呢？因为市场经济带给社会的就是不停地刺激消费。尤其是做两性用品的公司老板，为了经济利益肯定会拿钱做广告宣传，这样也为纵意纵欲的文化宣传做了帮手。

那些完全不懂得生命运化规律的所谓名牌教授、专家、医生、名人、作家、艺术家等进行广告和文化的宣传，像这样不断做广告宣传和各种各样的文学艺术作品的潜移默化宣传，让社会中的人们于无形中形成"纵欲不会受到伤害"的概念，起到了不可思议的不良影响，也在不知觉的过程中起到了宣传式教育的目的，但是应该知道，这种宣传式的教育是违背生命运化法则的。

在现代的社会意识形态中，人们已经形成了普遍的意识纵驰的思想观念和放纵欲望的现象。这样的思想活动与行为活动对人身心健康的摧残效应是巨大的，而且是灾难性的。人根据正常的生理机制，每月一次或两个月一次性生活才是属于正常的生理现象。这样的性生活节奏是会有利于人的健康生活的，而绝对不是一个礼拜

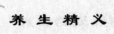

两次。

当然具体的情况应该具体对待。比如说性冷淡或生理性阳痿都与性生理器官的大小有关，与因此而产生的生化功能有关。例如，女性内分泌系统中的卵巢和肾上腺如果先天就比较小的话，那么就很容易出现性冷淡的现象；男性也是一样的，如果睾丸、前列腺、肾上腺比较小，那么其性功能相对于平常人来说就会比较弱一些。

当然也不排除有些人会出现性欲亢奋的情况，有这种性欲亢奋现象的人大致有以下几类：一部分如脑垂体有某种疾病的人，有甲亢、甲减的病人，都有可能是内分泌失调引起的性欲亢奋等。另一部分人是由于内分泌系统比较发达，性腺功能强大，这样其性能力就比较强，因此这部分人的性欲望就自然显现出比较强烈，其现象是要求高、次数多。还有一部分人的本身性腺器官和功能比较弱，这样性能力也就比较弱，但受性文化冲击的影响而沉迷于其中，这类人很容易产生性幻想，大多容易引发精神病。再有一部分人先天的生理能量基础比较好，身体中的内分泌系统的各器官比较大一些，功能也强大一些。内分泌器官的大小是相对于常人的正常比例来说的，这些人性欲要高于普通人，尤其是那些干事业比较成功的人。

我们仅对以上的这几种情形，进行了简单的划分。当然这种划分还是显得比较简单，也比较粗糙，但是目前也没有办法去分得更细。无论如何，任何形式的纵欲都是不可取的，都是对生命力的摧残。从生理运化功能、运化规律这些内容来看，是对身心整体健康的破坏；从自我人生的前途和事业来看，像这样的思想意识与行为活动，都是对自己生命活动的信息和能量进行破坏的过程，是人处在愚昧无知之中的境界。

无劳汝形 无摇汝精

因此，明代名医张景岳如是说："欲不可纵，纵则精竭。精不可竭，竭则真散。盖精能生气，气能生神，营卫一身，莫大乎此。故善养生者，必宝其精，精盈则气盛，气盛则神全，神全则身健，身健则病少，神气坚强，老而益壮，皆本乎精也。广成子曰：必静必清，无劳汝形，无摇汝精，乃可以长生。正此之谓。"

任何形式的纵欲都是对自己的生命活动进行的一种犯罪的行为。人的生殖功能器官不是纵欲的器官，也不是宣泄性欲的场所，更不是所谓情爱的根本。人的爱不是性爱，性爱不是性欲，性爱不是情欲，性爱不是纵欲。男女之间的性生活应该仅仅只是对生殖功能自然需要的满足而已，而过多或频繁的性生活就是宣泄性的纵欲行为。古人认为性生活适度的一般准则是：春一、秋二、夏三、冬藏。性爱是夫妻之间互敬互爱、相互帮助、心心相印的直心道场。关于人的爱，可以参考学习一下《真爱是无我的境界》那堂课的内容。

总之，性生活比较频繁的人，其免疫系统、神经系统、消化系统、运动系统和内分泌系统，包括人的造血机能都是比较弱的，是引起各种现代文明病的根由。现代文明病包括如感冒、发烧、肿瘤、癌症、结石、糖尿病、冠心病、白血病、高血压和各种肾病等，还包括各种型号的肝炎等。

在现实的生活中，如果对方不理解频繁性生活的后果，那么你还得让她或者他体会一下性生活多了以后身体的疲劳程度是怎么样的状态，如第二天身体的体能、记忆状态、思维的反应状态、情绪状态等方面的内容，把这些内容进行一下对比，结果就自然地出来了。如果把夫妻之间的性生活减少到两三个月一次或一个月一次，那么再看看身体的健康状态，可以通过比较来体验一下。人只有这样去进行比较，然后才有鉴别能力，才能帮助自己明辨事理。

如果你说不过或少过性生活，可能没有人接受得了，对方可能会认为你在外面有问题，或者是脑子出了问题。其实个中的原因可能还有其他的担忧。她（他）们不是担心别的，也不是非要干什么，而可能是担心你这个人出现了不正常的情况。如果你不正常，那么涉及的利益就太多了。对方可能不是怕失去你这个人，而是怕失去了生活的稳定性。你要是疯了癫了，一个月几千块钱来不了，那怎么办？舍不得人是其一，舍不得钱是其二，更重要的是怕失去生活的稳定性和情感的依赖性。

正确认识性爱的本质

再有一个内容，前几天有个朋友提出了一个问题，说："老师你讲的课我不理解，夫妻间的情感不能独占，难道还可以与大家分享吗?"这基本上是个糊涂的问题，我们这里的人是提不出这样问题的。因为时间长了，大家讨论过，我也反复讲过，所以，大家就没有了这些方面的问题了。我对他这个问题是这样回答的：性生活狗也有，猫也有，老虎也有，狮子也有，牛、马、羊都有，人也是具有动物的特性，但人不同于动物，就在于人的精神对生命活动具有统帅和主导作用，而不是放任自流。两性生活不是爱情的全部，只是增进情感、增进了解的生理活动的内容之一。

所谓的性爱，是男女双方性功能相互需求的一种正常的生理现象，是属于感官功能的本能情趣。因为人的生殖腺体的运动，把其他腺体的功能给全部带动了。整体运动以后，产生的结果就是身体某个局部的地方舒服了，但是这种舒服与人的真情挚爱有很大的关系吗？其实没有必然的关系。这种能量下泄是引起人体弱、衰老、早亡的非常关键的原因。但这种性兴奋的舒服是短暂的，而人需要健康的身心才是长久的要求！

性能量在消耗的过程中，一部分是泄掉了，还有一部分能量是营养了人内分泌系统器官的本身，即有一部分未化完的能量返回头来营养了各脏腑和各腺体器官的自身，这样才能有效地保护脏器腺体的有无相生功能，以及各腺体自身的内分泌功能。要不然通道没了，精液生成不了。这是属于炼精化气的功能原理里边的内容，也是过去修行的人所说的"逆则成仙"的内容。

所以我想问一问大家，现在的人很高明、很有智慧吗？现在的社会很发达吗？如果真是这样的，那怎么可能连自身生命功能的反应过程都不认识，怎么叫发达，怎么叫科学！现在的人对自身了解得非常少，甚至是愚昧无知的状态。你们想想看，人的自身需要进行那么多的性生活吗？让我们健康的身体和生理功能一败涂地，感冒、发烧、免疫力低下是怎么出现的？就是耗的，把用来维持生命正常运转的精微能量和生命活动的全息性信息消耗掉了！试想一下，如果有两个月不过性生活，那种健康状态的生理功能是不会使身体弱不禁风而出现一下子就感冒的现象的。

这可不只是讲道理的问题，有时候不用讲道理，就是需要通过体验来论证。怎么样体验？对性生活进行有和没有之间的体验。如果对方不珍惜两人之间的身体健康，而仅仅只是想强迫地满足自己性欲的要求，那就多做几次看看，体会一下频繁性交对身体健康的伤害，看看这样之后人的生命活动状态，通过生理情况的对比来加强对生命运化规律的认识。如果知道了频繁性交会对身体造成伤害，还要坚持性宣泄的观点和行为活动，那就要考虑看医生或其他的方式来解决问题了。

当然，从这样的事件中也可以看出夫妻间的情感，是自私的还是利他的，是既利己又利人的，还是只利己不利人的，是爱情、性爱还是纵欲，就一目了然了。

如果双方是真有情感的人，她或他都不会自私地爱怎样就怎样的，有爱意的双方既是理智的，又是和谐的。因为夫妻间的爱是需要一辈子来完成的，而绝对不是通过频繁的性宣泄来交流、来达成的。有感情的夫妻是会相互尊重、相互理解、相互迁就的，那就是情感。其实，人的情感是来回扭在一块儿的，就像橡皮糖一样，你那么拉过来，她（他）也会这么拉过去的。她（他）不过来，那你就需要学会随缘就事。爱不仅是无我的，也是相互的。

作用力与反作用力——牛顿的经典力学任何时候在我们这儿永远是适用的，那么爱因斯坦的相对论在我这儿永远也是存在的。为什么我们能有机地把这些内容结合起来呢？不仅任何事物的存在是一个整体的，而且相邻的任何两个事物，或两个以上事物的存在，都是处在一个共同的作用与反作用的统一体中，是整体之中的共同存在。

如果夫妻双方因这样的事而实在要分手，那么为别的事同样她或者他也是会分手的。有谁又能够把对方系在自己的腰带上过日子呢？即使是把对方系在了自己的腰带上了，是否能够系上一辈子？你们任何人的个体行为，只要是自私利己的，都不会把别人的心带走。为什么有的人会求死寻活的？就因为不懂得人生做人的道理。

理行结合把握生命规律

我们刚才所讲的内容都是如何学做人的道理。大家现在知道了吗？我所讲的这些话对不对，需要你们在生活的过程中去印证。人生这一辈子只是一个过程，但需要经历，需要磨砺，这样才能学会一些做人的道理。做人的学问是很深的，也是蕴含了很多的科学知识、社会知识和自然的运化规律以及社会的发展规律于其中的。

我们应对事物，都得学会把握分寸。在应对的过程中，应该懂得合度量行，能够把握得住事物才行。如果把握不住，那就需要慎重考虑怎么去符合事物的属性特征的要求了，要学会运用智慧来处理问题。做人要有智慧，对任何事物、任何方面的问题都是这样的。关于两性生活，我个人觉得你们需要提高自己的素质，得学会从理上去讲，但是你们现在还不会讲这套理论，不过可以学；如果学不会，那么最简单的方法就是照着这段文字念，念多了，念熟了，熟能生巧，那么自然就能做出来了，这样就可以解决这类具体的问题了。寄希望于你们加强学习这些做人的学问和做人的人生经验，这样也就自然地在生活的过程中体现出了你们各自的智慧。

这个问题怎么处理？首先第一点，你们不能要求对方一下就接受，他们也需要时间。打个比方，我从讲课的这个地方到西安坐飞机该是很快了，可是再快还得一个半小时才到，坐火车也需要十八个小时才能到达。人的思维规律就是这样的，在接受任何新生的事物时，总是需要一个过程的。

第二点，现在告诉大家，我们每个人需要学会说理，不然的话遇到具体的事时就不会应对了。因为人的生理功能体系是非常复杂的一个巨系统。如生殖腺体系，这个腺体的内分泌系统就是一个整体。像前列腺、卵巢、睾丸、肾上腺、肝心脾肺肾都具有腺体的功能，同时还有胸腺、甲状腺、甲状旁腺等，在人的生理构造中每一个拐弯抹角的地方都有腺体。人的身体安排得非常合理，鼻腔里边也有腺体，还有脑垂体、松果体、脑细胞形成的组织、大脑、小脑也都是腺体。人的腺体是一个整体，牵一线而动全身。

腺体的能量是无管分泌的，在性兴奋的过程中是可以使人产生舒服感的，但这种能量都会从上往下流动，在极短的时间内泄掉。整个腺体是这样的一个无生有的生理功能反应过程：脑组织细胞这个腺体的有无相生的运化功能，能够引动脑垂体的生化功能发生有规律的运动；脑垂体的运化功能，可以引导甲状腺和旁腺发生有无相生的运化过程，它又可以促使胸腺和肝心脾肺肾的每个腺体发生协同性的有化无、无生有的运化。整个功能态就是这样一级一级、一环一环套起来的，既系统又和谐，非常缜密。

我们所讲的炼精化气的内容是最简单的，也是最根本的，是通过我们自身生命活动实践践证了的。其原理就是：打开这个逆行的循环通道，使腺体能够一节一节、一层一层地往上营养，当你能够把最低级的腺体、最全息的腺体运动营养上一级的腺体，那么就是我们所讲的精化气的过程。但是练这个内容还得和中枢神经系统结合起来讲，因为脑细胞不仅有腺体这样分泌的功能，同时还具有感知腺体运动变化过程的内容，简单地说还有一个混化的过程。这个能量要具体通到中枢神经中央孔里边去，至少也要通到中枢神经上，然后一直延续到马尾神经，这两个气机混化以后，炼精化气的功夫才有可能完成。

所以，这两个功能的作用是很重要的，当然说还有血液。你拿什么来供养脑细胞、腺体组织？靠血液。脑细胞还有一个供养方式就是脑脊液，脑脊液是脑细胞代谢产物的疏通环节，它可以把四个脑室代谢出来的产物运送下来，还有一部分是通过血液回流带走的。现在的西医根本就不讲这些东西，当然他们也讲不出这些关于生命运化规律方面的东西来。

人要获得高级的身心健康状态、要开发智慧并不是那么简单的，炼精化气的内容也不是那么容易的。所以需要大家做好呼吸操，学好这些智慧的科学的养生理论。人的生命运化规律、身心活动规律及成长规律都是靠我们自身的实践活动实证出来的。你们懂得了炼精化气的具体要求、践行内容、践证环节等，才有可能把炼精化气的功夫过程见证完。除非你这个人是数千万人中个别的特殊的人才，碰（棒喝）一下就完成了，就出来了。即使是那样也没用，因为像这样的人不知道生命运化规律及其属性特征。所以，非要我们这些人既从理入、又从行入地一道去完成这样的使命不可。

一个人开始时可能什么也不敏感，什么也不知道，通过功夫的修炼，到最后才变得敏感，变得有智慧，那样出的功夫就大了。如果是一碰（棒喝）把上丹田玄关窍打开了，那还要再根据老师教的具体内容一步一步从上往下践证才行。从下往上践证，一般情况下是证不出大成就来的，即使是花费了九牛二虎之力也是很难实证出来的。历史上这些教训还少吗？千年以来，这些从下往上练的人有几个练成的？吕洞宾练了那么长的时间，功夫已经很好了，都可以在天上飞行了，这样的功夫好不好？好。但即便他开始修到那种程度的时候都没有明心见性，为什么？意识还不清不净。如果都认识清楚了，他还需要百多年才明心见性吗？

可是现在我们大家什么功夫都没有，连自身生命活动的规律性都没能认识得清楚，别的东西就更没办法认识了。你们现在所能够认识的都是一些现象，还不能把各种现象与其本质统一起来。大家只有加强智慧传承教育文化的理论学习和实践修养，这样才能够为自己的未来夯实基础。

阴阳双修路难行

正确认识阴阳双修

两性双修障碍重重

明理正意是根本

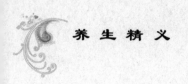

正确认识阴阳双修

学生：请老师讲一下阴阳双修的问题好吗？

可以啊。阴阳双修，首先要解决的就是对修行目的的认识，对生命活动的认识，对智慧传承教育文化理论的认识，对如何提高人自身驾驭身心行为活动的意志力的认识。需要把这些内容搞懂，把理学明，这样人才会在符合生命运化法则的高度去看待阴阳双修，这样人才知道提高意志力的重要性，才能知道自我的主观能动性是否能统帅自己生命活动的感官功能，是否能驾驭得了自己的感官功能引起的各种心意活动。也就是说，你意志的能力需要超越生理的感官功能的本能情趣层面才行，但是一般的人不好解决这个问题。

比方说，如果你修养练功，而你的妻子或丈夫不练不修，那么她（他）就不会理解你，甚至还会非常反对你去做这件事。为什么会出现这样的情形呢？因为修养练功的人，他们都是自觉地改变人生观。当人的人生观一发生改变，那么人的价值观念也将发生改变，这样人的贪欲执著之心就会大大地减少。所以人在修养意识方面的净化，使人的品质得到了升华。这样一来，人在思想情操、修养品质方面，就与自己的社会关系这些人的常态思想有了差距，而世俗的人又没有认识到这样的变化，所以不理解就产生了。另外，通过对修身养性理论的学习，人们很快地懂得了生命健康的护理内容，这样就自然地减少了性生活，在生理的这一方面是家庭中的对方最不愿意接受的事情。所以，因不理解和不愿意的这两方面内容，就演化成矛盾了。

如果是夫妻同修，双飞燕，还要好一点点，很多的生活内容可以通过协商来达成谅解，在修养意识方面还可以互帮互助，很多方面可以打个商量就解决了。但是如果不能够正确对待性生活的事，那根本上无法使双方达到修身养性的目的。两个人如果有一方的意志力过不了关，那可能连健康都不可保。

如果想通过两性性交的方式双修来提高身心活动的健康和功夫水平，从传统的同道结伴修行的经验上看，是会越修越差的，到最后把健康的身体弄得反而不健康了。所以，从传统双修的内容和过程来看，从古人的修行经验来看，这样是行不通的。在历史上还是清修的人多一些，而且修成功的人也多一些，阴阳双修的人成功全道者好像没有记载。但是在全真七子之中，也有一对夫妻修行，不过，这对夫妻后来都同时走的是清修这条路。当然也有传说南派是搞阴阳双修的，但最后修到哪个层面我们就不便探讨了。不过在这里我可以告诉大家，请大家不要妄想阴阳双修法了，对你们来说是没有意义的。

生活有时候就是这样，人们总是仅凭主观想象来妄想达到尽善尽美的目的，总是按照自我的观念来妄想丰富自己、完善自己达到完美，可那是不可能的。既想把意识净化好，又想把感官享受的欲求都满足完，那是绝对办不到的。大家千万不要把阴阳双修当作满足自我妄想的借口，阴阳双修绝对不是对自我感官功能的一种享受。

如果在现实的社会生活中遇到了这样的阻力，请你们现在不要着急，尽量地跟对方谈好，商量好，交流好。你们要修养练功，就不能纵欲，对性生活不能放纵，像这样的问题就必须搞定。

不修的人搞不定没关系，但也应该尽量减少性生活的次数，真的是这样的。你们现在就得考虑这些问题了，如果不修是无所谓的，把功练练就行了，能保持身体的一般健康状态，跟平常人一样的生活，也不是不行。但是，如果你想在更高水平上去获得身心整体的

健康，见证智慧成就，那么解决不了性生活问题，不管清修还是阴阳双修，那都是不行的，这个问题是非常重要的。

两性双修障碍重重

学生：阴阳双修有没有高层次？

从理上来看，阴阳双修也应该有高层次的内容。以前听我的老师讲过一点，阴阳双修分三个层面——性交、气交、神交。当然，应该是从第二个层面开始修，从气交这个层面上去修。如果夫妻双方没有非常好的命功做基础，没有修身养性的智慧传承教育文化的底蕴，从事阴阳双修是一件不敢想象的事情。如果从最初性交的层面修进入，在一般的情况下是搞不好的。

从你们现在的情况来看，如果想在性交这个层面上去修功夫，还没等功夫长上去，那就又消耗掉了。最后是脸色也变得黑了，精神也不能集中了，走起路来也无精打采的，那是搞不成的，不行，那是绝对不行的！目前最好的解决办法，就是夫妻俩一人睡一张床；次之，就是同床而分被子睡，这是应对的方法。真的，我说的是实话，一人一张床，或者是分被睡，大家就这样回去商量一下。

学生：晚上在一起也没关系吧，如果都是练功的人，我觉得应该能控制得住吧？

那些只是你个人的想法，一般的人的意识修养水平不够，是过不了这一关的。能够控制得住自己的性生活，那就什么问题都没有了，关于阴阳双修的问题就可以解决了。但是，人在一般情况下是不行的，没那样的定力，还是一人一床被褥，或是一张大床的旁边放一张小床为好，这叫分床，当然有条件的情况下分房比较好。

学生：我觉得即使分开了，你要想的话那也没用。

对的！那你首先得从思想上要把这个问题想明白，你对修身养性是怎样认识的。如果没有明确自己的远大理想和追求的目标，不能严以律己，那么一切的方法都是没有意义的。

学生：我觉得男人和女人这方面的要求也是不一样的。

从人的意识方面、个体特征方面、生理基础方面上来看，都是不一样的。虽然现象上是不一样的，但是人的感官功能欲求却都是有的，都是相似的。

明理正意是根本

学生：我一直守上丹田的话，关于性方面的事就想得少；但是守下丹田的话，或者说受什么刺激，比如说不小心看到一些刺激的东西，那气就下去了，快得很。

这就不行了。你要随着功夫的进步，念头一闪就要警觉。这个事情对于修养身心的人来说是个严肃的问题，是当前最重要的一个基础性的问题。大家要培养这方面的警觉意识，要学会欲念一起便觉，争取做到念起即觉、当下知止，把持好自己。当然性兴奋上来的时候如何应对，我们已经讲过了，比如说五脏循行法。关键是要过理论学习和意识修养这一关。

现在大家都开始练呼吸操了，内气逐渐足了，身体也开始好起来。当练到两三个月时，身体中气机的内压加大了，就会出现这方面的想法。守上丹田，可能对这方面的事会想得少些，但如果你意守的位置靠近前面的垂体的那块空间，稍微靠近垂体这边一点，那就不是想得少了，而是变得幻想更多。这个地方靠前一点是垂体，意念守在这一块的时候，意识里面的杂念更多，一组组的杂念往上串，交织在一起变成了幻想、幻象，这更是不行了。如果你意守的位置靠后一点，在松果体的区域，一般来说，意守的时间长了，对人的生殖腺的功能是会有影响的，会在一定程度上发生变化，或许会减退一些。

不过你也不能长守上丹田，那样可能会造成上实下虚的情况发生。人的生理是需要平衡进步的，而且身心的这个整体同样如此。但是人的生理净化总是需要一个过程的。有时候还须要它有一点兴奋，不兴奋的话，你这个功能就不是自然返回来的，而是通过不想它的方法刻意去避免它、躲开它，像这样时间长了女性就会出现性冷淡，男性也会出现阳痿等病态反应，就容易导致生殖功能的病理性的退化。到时候你还得重新恢复起原来的功能才行，重新把气灌注到下丹田，一次一次的向下冲击，把它充起来；恢复正常了之后，还得往回收、往上提。

怎么往回收、往内收、往中涵敛、往上提？这里面包含着很多的技术内容。通过不断地往回收、往内收、往中涵敛、往上提，直到炼精化气完成，从生理上完成类似于"马阴藏相"，或者类似于"马阴藏相"的生理状态才行。

大家要知道，精化气的过程是这个性功能往回收、返、化的过程。像这样习练，一直到把精化气的功能态形成并完全展开才行。不是说你往上提提提，这个功能就能够自然回收的，你如果总是这样提，会提出毛病的。

学生：不是故意提，而就是守上丹田可以吗？

守上丹田是可以，我以前也是这样守的。但是，一般人的上丹田没开怎么守？炼精化气不仅仅只是这一个内容，三个丹田都要打开，任督二脉还得自然地循行起来，而且任督二脉要开得深，所循之气要与神结合好才行。这里边有很多的内容可以讲，在这里只强调一点，炼精化气必须强化下丹田，深化下丹田做功夫的内容。

学生：结过婚的，对性方面的内容都经历过了，我觉得很容易想得明白的；要是没结过婚，他可能会一直要想的。

结婚不结婚没有什么大区别的，你以为是二十年以前人们的观念比较封闭的状态？现在人的观念已经变得非常开放了。关于性心理和生理上的问题，我们认为应该先从理上走。关键是从理上明，这事必须把道理弄明白，那么行动方面就容易操作了，就是这样的。

悟性 实践 真知

以正确理论作指导

悟性与实践

真知灼见是发展动力

混化中感受生命变化

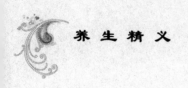

以正确理论作指导

学生：首先，我们非常感谢刘老师今天晚上给大家讲课。说实在的，我非常高兴，我非常佩服刘老师敢讲话，讲实话。听刘老师的讲课会很有收益，刘老师讲的是健身练功的诀窍，这是对我们最好的练功指导。另外，我认为练意识比练形体要难得多！

我能够取得今天的成就，与学习混元整体理论及习练传统的养生锻炼方法是有关系的。当然，我所说的这些道理都很宗正，没有不符合事实的内容。这些年的成长经验告诉我，无论学习什么东西，都需要人有悟性，都需要人有自觉性。

对于今天的讲课内容，如果大家对养生文化方面的理论学得好的话，就会对我和大家交流的这些内容比较熟悉，这些内容在以前其他老师也曾讲过，而我只是把这些理论的东西与自己的生命活动融合起来了而已，没有一点掺杂其他老师的东西。对于其他老师的讲课，不知道你们听了多少内容，学了多少内容？剩下的是，自己理解了多少内容，然后又做到了多少内容？这些都是你身体是否能够发生变化的原因。不过这其中做意识功夫是最难的，长功夫就长在修养意识上，形体上吃苦才是刚刚开始。在我们这里就强调修养意识这个根本。

有位朋友说，他有这样一个疑问，说刘老师刚才讲，在 1995 年就开了混元窍，却还不知道有下丹田。我在那个时候，并不是不知道有下丹田，是知道有下丹田，但是没有认识到下丹田的重要性，虽然练了好几年的功，但是没有练开。就是因为我觉得自己蛮聪明，所以后来我按照自己的理解去练，结果把身体的气血练偏了。这就是"自以为是"的结果。那时我为了走捷径，就专门练混元窍，练了几年。从 1992 年起到 1995 年开混元窍，练了 4 年。由于我专门练这一个位置，后来就把它练开了。当然这种开，是开在气的层面上，不高级。可是在 1993 年的时候，我就发现身体的胆囊部位不舒服，后来经检查是胆囊壁增厚。

　　你们想要重复这样的经历吗？我现在告诉你们，像我当时的练法就是错误的，我自己也已经感到有问题了。由于中下二丹田没有开，最后就不再强调练混元窍了。

　　庞老师那时为什么会提倡练混元窍？其原因就是怕练下丹田后，男的出现遗精的现象，女的出现带下的现象，就是为了避免这些问题。实质上当我下丹田在 1998 年打开了以后，当时我下丹田开的那个位置较低，后来我把它移到高一点的位置上来了，就相当于我讲课中提到的下丹田的位置，之后并没有出现遗精的现象。

　　如果说你们的下丹田真正开了，那就不必要担心会出现遗精或带下的现象。只是在要开但还没有开的时候，由于自己的身体存在湿热或寒湿症的时候，才会出现这样的现象。另一个原因，就是婚后的人已经形成了生理上的惯性反应——泄精或带下的习惯。这个问题请大家注意，我是这样走过来的。

　　现在可以这样说，我练功可以守会阴，守五个小时也没有问题。你们守一守看看？守命门守五个小时，守盆骨的耻骨联合处五个小时，你们试试看？这说明了什么问题？当你自己真正地把自己的正气、把自己的阳气提升起来，形成了良性循环时，那就什么问题都没有了。

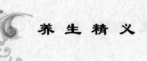

悟性与实践

给我很大启示的内容，就是老师以前讲的调息秘法。后来我想，是否可以通过呼吸操这样的方式来解决点火的问题。其实，在开下丹田的这个过程中，首先是把你为什么要练功，练功为什么要开下丹田，要把这些理弄明白。大家不要恐惧练下丹田、害怕遗精或带下，对此要用阳光心态来应对。如果能够正确地认识对性生活的要求、性兴奋是生理的一种正常反应，不要因此而纵欲就可以了。自己一定要从理上入，学会重视生殖之精而不纵欲才行。

这样我们在强调下丹田的同时，加强呼吸操、梳头操、升阳固本操的锻炼，通过习练的本身来化解精气。因为呼吸操的本身就自然地起到了三田共振的效应，所以就不用担心再出现遗精的现象了。

但是在练功的初期，有的男性偶尔还会出现遗精的现象，女性也会出现带下的现象，但不要害怕。如果是因为湿热等原因引起的泄下，那就可以吃几付中药，把湿热泄了即可。如果不是这种原因引起的，那就是开始练功后，人的身体出现了阳气生发太快而引起了这种现象，那么就请按照这样的方法去做：用意念通过呼吸把脚心、会阴的气上提，提到小脑，轻轻地呼吸，意念也不要太重，重了会大便干结。或者是循行五行气，按照五行气的顺行方向走——肝、心、脾、肺、肾。

从 2000 年开始，我自己练呼吸操，到现在我身边有很多人在练，产生了非常好的效果，所以才敢推荐给大家。大家觉得好，你就练一练；如果觉得不好，就把它扔到一边去。但是对于内气的培补，希望大家真正重视起来。

还有的人问，下丹田没有开，直接走中、上丹田可以吗？其实直接走中、上丹田都是可以的。我们这儿有些学员下丹田没有开，但任脉开了一段。出现这些现象很蹊跷，以前我也没有遇到过。但是人家开了，就是开了，你看也是开，谁有功夫谁看都是开了。开了就出了这个现象，没有办法，怎么开怎么练。在我身边的人是怎么开我就指导他们怎么练，他们没有问题。直接走中、上二丹田的，如果说你中丹田先天条件好一些，中丹田容易开，那就先开中丹田。

我知道在当年秦皇岛培训中心有一位老师，他平时练功也不刻苦，可是人家三盏性灯出了，你说怎么办。从1992年到1994年我是比较了解他的，他平时练功很少，1994年我在那里的时候他还没有三盏性灯。那么他的三盏性灯是怎么出来的呢？与他的先天条件有关系。

学生：您这里的老师，水平比您的老师高吗？

我们这儿的老师功夫都不高，只能说对大家能有帮助。请不要拿老师的功夫水平与学生比，这之间是没有办法进行比较的。我不能随意评价其他老师，我也没有水平去评价其他老师的智慧境界。

学生：是不是我们练到一定程度，就可以编功法？

有人想编功法，可以，只要你把自己的中脉练通，或者是见证到觉悟智慧的功夫层面，那就可以了。只要你有经验，你练出经验来了，你的这些经验通过很多人的实践，你的亲戚、你的朋友、你周围练功的人，让他们实践再实践之后，都认为这个方法很好，那你也可以推广。如果确实方法好，我欢迎你带着功法到我们这里来。即使这里有很多人反对，只要这个功法确实好，我也帮你宣传。

我跟老师学了那么多年的健身理论和养生文化，又通过那么多的实践活动和临床验证，并通过各种各样的方式方法进行了锻炼，也经历了世面，还多次讲了关于康复和养生方面的大课，而且效果都很好，这都是因为老师编创了一套比较好的健身功法和理论。这些年以来，我是非常重视这套理论的。所以，我现在所讲的内容多属智慧生命的科学理论，当然这是我个人的终身追求，也是大家的共同追求。

学生：在哪个理论指导下？

在天人合一的整体辩证观、人天相应的辩证整体观理论指导下，在混元整体理论指导下进行的生命实践活动。

20 年以后，我想那个时候网络通讯更发达了。我会告诉大家我又出来了。20 年前听课的人，也许 20 年后还可以听到我的声音。到那个时候，我可能才会有一点点功夫。当然，也不能说我的现在就没有功夫。我本人在老师们的帮助下，在大家的帮助下逐渐地成长起来了。虽然这其中也有我自己能够做到苦练加巧练的作用，但是那么多人苦练了，他们为什么没有练出功夫来？大家应该对此现象思考一下。

真知灼见是发展动力

我现在长的这一点本事，也是属于老师们传给我的，这个算是一脉相传的东西。我现在的修炼水平还不行，所以，我只能说有帮大家的义务。如果你编了功法，只要从理论上能符合整体观，你能用混元整体理论讲出来，让大家练一练。行，我们大家都帮你推广。

现在有些人认为这个呼吸操不是庞老师编的，所以不练；但是即使是老师编创的练气八法，又有几个人练呢？如果呼吸操这样简单的方法，经过很多人的实践证明了是有益于大家的，是对大家有帮助的，难道说非要老师认可了以后才行，才算是好的健身方法吗？如果老师不出来，是不是智慧生命的科学理论体系就不发展了？我们的养生文化的理论要发展，智慧生命的科学理论也要发展，靠哪些练功的人才可以呢？是靠那些盲修瞎练的人，还是靠那些在修养练功方面有真知灼见的人呢？对于这些问题，大家都应该好好地思考一下。

任何一门科学的发展，都需要那些有真知灼见的人来发展，在健身和养生领域尤其如此。只有这些重视二人——理人、行人并重的人，才能担当发展这种智慧文化的重任。如果随便一个人在那儿妄想发展关于智慧性的生命科学，不通过生命活动的实践来证明，那肯定是不行的。现在大家都会认为自己练的方法好，但就是不出效果，即使是把这个好再说上十年，往后看，如果你自己得了病，身体不好了呢？届时还会说这个功法好吗？

当然，人吃五谷杂粮没有不得病的，但是当你们练了这么多年，而你们的身心还是这样一个不健康的状态，你们会不会灰心？所以我想，健身功夫与养生文化都需要大家来共同发展。我们坚持这样的观点，无论是谁，如果说编的这个功法符合道这个层面的整体观，没有什么是不可以宣传的。只要对大家有帮助，有利于大家的事，为什么不能做呢？这是好事。

混化中感受生命变化

学生：混元整体理论是建立在哪个基础之上的？

庞老师的书中讲是建立在唯物辩证法的基础上。如果我们连一个辩证法的观念都还没有形成，那么你在分析问题的过程中就会很难把握事物的方方面面，没有辩证就无所谓整体，这是非常关键的。

刚才高老师给大家带中丹田，大家都谈了自己的体会。大家谈的感受很好，都是很正常的体会，感受很真切。我们在武汉给大家的身体进行调理，如果大家能够感受到中丹田里面的变化，那就是由于道场的兼容遍透性所决定了的。让大家谈一下感受对大家有帮助，这实际上是练自己的体察功能，练内在的体察功能的过程。

其实你们练功那么长时间，在形体上都有了一点基础，关键是内气的基础非常差。在调理的过程中，肚子里面可能会产生"咕咕"的叫声，能量在里面起作用了，肠的蠕动在能量场的作用下，生理的生化功能加强了。平时大家的气不容易凝聚到丹田里面去，我让几位老师给大家调理，这几个老师的丹田可能比大家练得好一点，这样带对大家是一个帮助，大家以后练功的时候就好练一点。我们不是为了炫耀什么，主要是给大家帮忙，对大家也没有什么要求，以后你们愿意来就来，不愿意来我们也不要求。

学生：刚才高老师给我们调理时，我有一开一合感觉，并且有热感，很好。

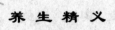

这个热感，就是肯定了身体的变化。我们像这样帮助大家，对你们的身体肯定是会带来变化的。

学生：感觉骶骨部位有变化。

不要紧的，你的意念重了一点点，你只要把意念往上挪一点就可以了。从目前的情况来看，只要你们到这里来参加泡场，那么对你们肯定是有帮助的。很多的人都有这样的感觉，像你这样是非常典型的感觉。你在晚上休息的时候，把意念放到下丹田里面，要轻一些，往上放一放，放在两肾之间，放得靠上面些不要紧的，那个地方今后是一定要把它练开的。

以前的带场调理模式，很多情况需要语言引导，通过引导来帮助大家整合。而我们这里的老师学员们，他们有这种能力，不用语言导引他们也能把能量带到身体里面去，而且能带出很好的效果来。这是具有一定能力的表现，具有一定功力的表现。

其实，我想跟大家说一下，当人不住在自我观念中的时候，当把自己和大自然结合起来意想虚空，这个时候你没有"我"的概念了，没有自己的身体，也没有自己的皮肤，也没有自己对身体的感受了，脑子里的思维和大自然结合好了，想的不是你在给大家献爱心或者说是在干什么，你只是一个导管，这样调理调治给大家帮助很大。

我们这种带场调治的原理，就是我们在不说话的情况下也能帮助大家，不管你在哪里。我们说帮大家，是建立在这样的基础之上的，不是通过导引，让你想着那个地方，想放松……那个是通过引导的方式；我们不需要引导，直接就说下丹田。下回我们也不说下丹田、中丹田、上丹田，直接就带你这个整体也是可以的。这样对大家的帮助会大一些，像这样的力量一般的练功人是带不出来的。

学生：带场调理的时候想睡觉。

想睡觉说明你的身体对这个场的感受非常强烈，就好像是催眠了。这也是一种感觉，是对能量信息场的感受。

学习与践证

能量传承的生命妙现

生命的衍化规律

智慧功夫才是根本

异流同源的人类文化

内求诸己 合度做人

在理与事的磨砺中成长

能量传承的生命妙现

学生：我们看了永光同学的日记，感到她办的英文论坛很成功。

国外有几个跟小贝情况差不多的人。有一个人，她的中脉开了五个管子，现在是十二条正经也开了，还加上奇经八脉；继续往里开，然后周身全部出现细小的螺旋式的能量团，就是周身每一个细胞都是这样的能量团，这个能量团现在变成了金黄色的。她感觉自己变成了一个小人，就像米粒这么大一点小人。缩成这么一点小，在中脉里边滑，可以上下滑，她在里边玩；然后碰到一个就像宇宙尘埃一样大小的颗粒，一碰到，那个颗粒就变成虚空了，就好像是浩瀚无比的宇宙虚空。

这是个外国人。现在我们这里出的特异现象多了，也就见怪不怪了。今天小贝先说一下。

小贝：我"五一"节来道场，被老师给棒喝了一下，感到非常地幸运。我去之前从来没有练过呼吸操，包括其他任何的功法。回来之后，就感觉到这个世界变得不太一样了，然后又感觉自己也不同以前了。练呼吸操的时候，就能感觉到那个虚空的意识，能把自己的意识放到虚空当中去，就和它混化了。那种整体的状态感觉比较自然，可以自由地感觉到。

有时候还能感觉到好像到了那个时空隧道一样，包括古代的，还有远古的，甚至是地球刚出生时的那种状态；但看是看不到的，就是能感觉到。那种状态非常舒服，也非常享受；同时也伴随着很多恐惧、害怕的感觉，也挺无奈的。当时最能联想的人物就是孙悟空，他不是被压在五行山底下，还有太上老君把他放在那个炼丹炉当中烧了七七四十九天吗？那种挺无奈的感觉，就是说让你当这个孙行者，当也得当，不当也得当，反正你好像就是走上了这条道，必须得干下去，就是这样的。

　　现在好像有一种特殊的意识附在身上一样，时刻可以感觉到。包括这四肢，这些都是什么气脉啊，中脉，也感觉比较清晰，比较细腻。有时候感觉中四肢可以跑到身体里面去，然后头窍、心窍、四肢……全身都各自分散着到虚空中去和这个宇宙混化，混化完了之后再回到身体中来，反正也不太好形容。

　　挺害怕，挺害怕会跑出这个地球，但是有时候又挺渴望的。还不是你自身去渴望，是有一种特殊的感觉吧。就是有一种意识，好像强迫你有这种想法、这种思维一样。感觉一上来也挺享受的。和别人说，他们也感觉不到。没有，就是说周围的人没有……

　　没有合适的语言交流环境。

　　小贝：哦，差不多就这些情况，反正挺自然地就能感觉到这种情况。

　　学生：明白，非常地明白，身体好像想什么都能明白。我多少能体察到一点、能意识到一点，能感受那种放亮的感觉。不过我很短，小贝她能维持很长时间，那种意识、那种古人到现代人的那种意识，你一说，好像都能知道，但还不是从根本上知道的。

　　小贝：整体性地明白，不是说每一个人、每一个具体的事物非常非常明白，那种明白简直就是……怎么形容呢？找不到合适的形容词来形容，就是能够感觉非常非常地明白，怎么说呢？说句不太谦虚的话吧，就是人生、人体那个生命信息好像自己都已经经历过了、研究过了一样，从那个所谓的上帝、那个地球的出生、产生，到产生人类还有万物，整个的这个过程自己都已经经历了，经历过了，好像经历过很多次了，全都明白了一样，好像是从过去过来的，一直生活到现在，就是这样，全都明白了。

生命的衍化规律

这就是佛家说的轮回中的信息，属因果律范畴信息演化的内容。要不然的话，就不会觉得自己明白。人就得明白，如果不明白，那怎么叫变化呢？

再就是，你没有必要去害怕这些现象，没有什么是让我们害怕的，没有！为什么？就是非常自然的客观存在，宇宙自然就是那么衍生演化的，不用害怕！而是应该高高兴兴地观察，但是切切不要与自己所能够体察的这些事物结合。不要与自己体察到的任何事物结合，不要攀援任何事物，只是静静地照察身体内的各种微妙变化就可以了，不要住在这些感觉上、这些境界中，并让这些现象自然流过。

你现在所能够感觉到的这些演绎宇宙万象的内容，就好似《薄伽梵歌》里所说的展示"我"的应化身的信息内容。像这一切皆是应化的结果，没有什么害怕的，很好。希望你好好地践行。要知道，这些感觉不是道。无论自己感觉上有多明白，都与你的那个主人翁——真心自性没有任何关系，只是你处在这种境界中的觉受而已。从现在起需要你好好地修养意识、净化自我。

你看佛祖写的东西，他不就是那样写的吗，说三千大千世界，你真证到了，你就拥有三千大千世界，无数个三千大千世界，诸恒河沙数，沙数等恒河的沙粒数的总和，这么多个三千大千世界，比这个还多。对于你们身体中的现象，需要有一个正确的认识。

智慧功夫才是根本

要知道，无论身体中或意识的境界中出现什么景象，那都不是智慧功夫的根本内容，要想把自己智慧功夫的根本修好，那需要从日常生活的点滴细行之中去进行磨砺，去进行践证，不能有任何的间断、停滞、彷徨，不能有任何贪嗔痴慢疑的思想言行，哪怕只是一丁点的瑕疵，都不是合道顺德的行为。总而言之，就是要达到人、事、物之间的动态平衡。不仅要和谐自我，而且还要和谐环境，这是最能体现智慧功夫境界的内容。

还有那几个外国人，也是这样的，她们仿佛穿越了时空，穿越了所有的时空隧道。她跟你比较，稍微有点区别的就是身上出现了无数个螺旋式的能量团，每一个细胞都好似是一个能量团，她这个能量团变到后来变成了金色的，而且一提到"刘老师"她就激动得哭。这些现象都与传承能量信息在生命活动中起了作用有关。

其实，有些东西我以前也练过，你们大家展现的很多东西都是我以前有过的，今天告诉大家，是要大家放心地修，这一路我都是这样走过来的。你们能知道这些也是好事，没得关系！

然后，你就得通过学习智慧传承教育文化的理论来宽阔自己的胸怀，不仅如此，而且视野也应该随之宽广起来。因为你了解了生命的起源，从无始以来至今，它是个连续不断的过程，生命是个连续不断的演绎过程。同时，宇宙自然所有衍生演化的内容与过程又是一个整体，宇宙实相的属性特征是无内无外的，是没有任何时空限制的。当人呈现实相智慧的整体功能态时，就自然超越了常人概念中的时间与空间。

那么一个人执著于生命活动中的各种感官功能，并把某些感觉当享受，那就是犯了贪执这个毛病而造成的，出现这样狭隘的思想观念和情感就没有意义了。不执著于它，让生命自然地呈现，那就符合道之清净无为了！希望你不要停留于贪执和所谓享受的情感之中去感受这些现象，而是应该感受内心的那种超然愉悦，它是一种自然的本真存在，要这样去认识。

异流同源的人类文化

所以对于人的存在，印度讲轮回，中国就不讲。中国只讲事物的生生循环往复之性，所谓"性"，就是事物的本质属性，但讲的不是轮回理论，而是讲的阴阳理论。在印度，是用因果律和轮回学说来概述宇宙万物运化发展的；中国运用的不是因果律，而是用的阴阳规律。阴阳规律是衍生演化宇宙一切存在的总法则，同时我们还要知道，阴阳规律又源于道。所以，在阴阳规律中存在互生、互化、互分、互合、互根、互离等属性特征。

那么因果律，一因得一果，这难道不是阴阳吗？人的生命的衍化皆依因、缘、果而来，那么因果律理论就包含着互根性、互合性，互离性、互化性在里边了。印度文化讲的不是阴阳规律方面的理论，它讲的是因果律理论，即因果轮回理论。但是大家想一想，从本质上来看，阴阳规律中的互生、互化、互分、互合、互根、互离等整体运化的辩证关系，不也包含了因果轮回的全部内容吗？中国的古智慧文化不强调轮回，而强调存在，强调人、事、物之间存在的整体运化的动态平衡关系。我们要知道，宇宙间的一切万有存在都是源于阴阳规律的生生循环不止之性的。

古印度的智慧教育文化强调的就是如何不被因果轮回所束缚的理论体系，但学习这种理论的人多被因果轮回的现象所困扰而不能自拔。中国传统的智慧传承教育文化是要你见证道的属性特征，并自觉去遵循自然运化规律、社会发展规律，并同时顺应自己的生命运化法则；是让自己的身心行为活动于这四个方面达成动态的平衡关系，即见证这四者的同一性与统一体关系。简单地说，古智慧教育文化是要我们能动地映现、反应与自己生命活动相关的一切人、事、物，并且不住在映现、反应的各种境界中。

所以，人类的智慧文明在其本质内涵方面，都是极其相似的，只是不同地域、不同民族、不同文化在表达形式上不一样而已。比如，中国的古智慧文明是建立在自然道德观基础上的，而古印度的智慧文明史则是建立在绝对辩证的整体观上的。中国的古智者圣人认识的真理是道，而古印度智者圣人认识的真理是大梵天。无论是道还是大梵天，其本质内涵都是一样的。

从世界各民族所居住的地域来看，其民族文化的产生自然会因地域的不同而有所差别。因此，在古印度的智慧文明和中国的古智慧文明之间，自然会存在很大的差异。这个差异是因地理环境、气候条件、生活方式、民风民俗等因素的不同而产生的。所以说，人类古文明文化的发展现象就是这么一种情形——表现形式各别而本质如一。各民族的智慧文明文化，在古今中外的圣人眼里应该是没有多大差别的。

在这里，我希望你们好好地把功夫练出来，把智慧功夫修出来。当人见证到了合道顺德的智慧以后，再看宇宙自然和人类世界，那就能够懂得宇宙间的这一切都是那样自然地存在着、变化着、发展着，它不以人的意志为转移。在你的那种感受当中，它并不以人的意志为转移，而能够被人的意识所复写，这不就是物质存在的定义吗？

其实人的精神活动也是这样的。精神活动的根就是人们常说的心神，人的心神就是生命活动的统帅，是个主体，可这个主体对宇宙的存在来说它也是个自然的存在。所以人的主观能动性，既是个自然的东西，又是个主观的东西。当主观的印象和自然的存在成为一个不可分割的整体时，那就是道，也是德，还是如来。只是不同文化的表达形式不一样而已。

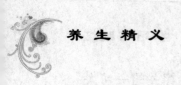

内求诸己 合度做人

学生：我问一个问题，在人类产生前有没有那个"道"？

道无所谓人类产不产生，道的存在与宇宙共体，这在《道德经》里都有论述，在那里面已经都说明了。等我译解《道德经》的讲课内容出版了，你们学习之后就好理解了。

讲《道德经》，听起来好像跟人的生活没有关系，实质上无时无刻不存在着联系，无时无刻不是道的变现。你问这个问题，你脑子里边一动，就出现了这一问，要知道这就是德。是什么德？就是你们现在认识与没有认识到的一切存在，包括人自身的思想言行。不过，你们现在还处在缺乏见识、践证的"缺德"境界中。我这样讲不是骂人，而确实是因为你们对道不认识，没有见证到它。如果见证到道了，那就不缺德了，而是自然整体的展现，就会呈现德之妙用来。

学生：动物有没有得道的现象？

任何事物都与道相兼容、呈遍透，道兼容于万事万物，无有入于无间，这就是道的体性。其实就是我们平常说的，其小无内，其大无外。那你说有没有？想过来了没有？摸摸脑袋，做做梳头操！（众笑）能不能听懂这句话？不明白，那就是要学。所以我强调的就是：反复学习智慧教育文化。你们要知道，理入是多么的重要啊！

我特别提醒新同学：凡事内求诸己，内求！什么叫内求诸己？就是自己的意识活动不分别、不执著——不去分别、不去执著，不去分别自己的思想意识活动，也不要分别身体以外发生的内容。你分别没有用，你一分别自己就会产生妄想，因妄想而产生执著，这样一来，自己的境界就肯定是提不高了。

例如，你们会经常判断刘老师的对和错，这样对你没有好处，因为你此时是已经进入到外求的领域了，这样对你的成长是没好处的。如果分析刘老师的好与坏跟你成长有关系，那么宁可让你多做一些分析，以此来帮助你提高，但是事实不是这样的。

刘老师如果有毛病，自己会觉到的。如果不对我分别，你就可以慢慢地做到不对任何人分别。你不要去分别任何人，这样做没有意义，自己成长才重要。你帮别人，而别人还不理解，那你干什么？人家也不要你帮忙做统计工作，也不要你给做分析，做鉴定。做那个有什么意义呢？没有意义。大家都是这样的，不明理，就不懂道理。其实修身养性和我们平时上班、学文化、做人都是一样的，做人做好人，好好地做人，做一个合于法度的人，这个是很重要的。

好好学习智慧教育文化的理论，修正意识，好好练呼吸操，把命转了。思想境界整个一转，命就转得快，不管是运气还是人生的命运都转得快。思想意识这个根本不转，转气只是暂时的现象。要不然为什么佛家的真正的高功大德就说，一切法不从意识根本上修皆是邪法，皆是外道。所以佛经中有很多地方都是讲阴魔，在《楞严经》里就是讲阴魔的，讲的就是这个意思。

学生：小贝她那个情况，是不是灵魂出窍？

不是。她那是个感知到的信息的整体性，感知到了生命整体性的存在。能感觉到地球从无始以来生成，自己生命从无到有的过程，她能感受到那种生命的连续性。她现在还需要一个过程，慢慢地学理，从理入，从行入。

有个外国人只要一想到"刘老师"就会哭，没事想起来就会哭。这几个外国人与我们见过面吗？没有，她们也没听过我说话，可能只听过我的讲话录音，而且中国话她们还听不懂。开脉的那个外国人是爱尔兰的，身体到处都是螺旋式能量团的那个老太太是巴西的。

人就是这样的，一般的人，他们的思想言行都是外求的内容和过程，没有系统的内求方法。要彻底内求，就得好好学习我们的讲课内容，这就是办法和途径。我们这些讲课，就是属于能量和信息一体化的内容，声音与讲话的内容是一个整体。反复看，反复听，听到最后熟能生巧，熟了就成一整体了，就跟那个做米饭一样。先是学通，学通那只是通过去了，但是没熟，熟了以后就整体了，熟

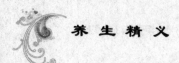
透了整体性就出来了。

在理与事的磨砺中成长

这就是要求你们，不但要学习这些修身养性的理论，还要能在事的应对上去用，把理与事结合起来。有人说："理我知道是那个理，可是一遇到事就做不到。该产生烦恼还是产生，该生气还是生气，我知道要放下，可是做起来就是放不下。"像这样的现象，我告诉大家，那是因为理还没有学透，理和事结合不起来。那怎么办？你们要把我所有讲课的内容反复学，在生活中学，在生活中用，要反复学，到最后就能够自觉地做到活学活用了。

在对任何事物的应对中，有问题解决不了的时候，你意识到了自身有问题，这是好事，这是给你学习解决问题的机会。你可以依循所学习的理论去应对事物，你学理论的时候没有明透，生活中这就给你出现个事去磨你，你带着疑问再回去找理论，这就是生活给你准备了很好的一个把理与事结合起来的机会。

每一次理与事结合不上，每一次矛盾的出现，都是促进人、事、物之间和谐发展的条件和动力，它能促进你进一步地去学习思考，以及在实践中去应用。如果什么事情都很顺利，一点矛盾都没有，人的缺点就显现不出来，你也就意识不到哪些自身问题是应该修正的。所以有问题产生不要逃避它，而是要面对它，从自身找欠缺，进一步通过理论学习来解决它。

有这样一个小故事：一位音乐系的优秀学生迎来了新的指导教授，那是位极其有名的音乐大师。授课的第一天，教授给他一份钢琴乐谱，对他说："试试看吧！"乐谱的难度很高，学生弹得是生涩僵滞、错误百出啊。教授下课时就叮嘱他："还不成熟，回去好好练习吧！"这个学生练习了一个星期，第二周上课时正准备让教授验收，没想到教授又给他一份难度更高的乐谱让他去练，对于上星期的作业教授提都没提。他再次挣扎于更高难度的技巧挑战中。

第三周，更难的乐谱又出现了。这样的情形持续着，学生每次在课堂上都被一份新的乐谱所困扰，然后把它带回去练习；接着再回到课堂上，重新面临两倍难度的乐谱，却怎么样都追不上进度，一点也没有因为上周练习而产生驾轻就熟的感觉，因此学生感到越来越不安、沮丧和气馁。他只能一天天与超高难度的乐谱奋战，就这样在折磨中度过了三个月，感觉自己对弹奏钢琴的信心似乎跌到了谷底。最后他终于忍不住了，向教授提出了自己的质疑，为什么要这样不断地折磨我。

　　教授没说话，抽出最早的第一份乐谱让他弹奏。这时，不可思议的事情发生了，连他自己都惊讶万分，他居然可以将这首曲子弹奏得如此美妙、如此精湛！教授又让他试了第二堂课的乐谱，他依然呈现出超高水准的表现……

　　演奏结束后，他怔怔地望着教授说不出话来。教授缓缓地说："如果，我任由你表现最擅长的部分，可能你还在练习最早的那份乐谱，就不会达到现在这样的程度了。"

　　是啊，如果总给自己找借口，去做轻松的事而逃避困难，依赖于别人的帮助，而不去主动反省自己的欠缺，不是通过学习来修正自己、完善自己、提高能力，这样就只能停滞不前。只有勇于面对困难，发现问题，解决问题，才能够成长起来。所以说，矛盾是事物发展的必要条件和动力，挑战也是机遇。

　　那么当我们在生活中遇到困难的时候，通过矛盾的产生，我们的缺陷就暴露出来了，像给你敲警钟一样，告诉你需要学习和提高了。你再去深入地学习理论，一次次地直面困难，就像那位钢琴学生一样，可能在这个过程中，你会感觉到痛苦和打击，但是你的思想境界、理论水平、应对能力都得到了很大的提升。

　　我们在日常生活中修养意识的过程也是这样，开始的时候念头起了而无法察觉；然后通过学习理论能够警觉到自己的缺陷，但与所学之理合不上，做不到放下、不执著；而后，警觉了，还需要一段时间的反思，那个理论才能从头脑中跳出来，才能放下；再后来，你对我讲课的内容更熟悉了，一遇到事它就自然地跳出来，警觉的当下就能做到放下，这个时候已经不需要什么样的过程了，因为过程即是结果了；最后从念起觉消到念觉一如，连念和觉的概念都没有，完全呈现自然的反映和应对，这就是大智慧的自然无为。

修身养性的过程就是这样的——学习、实践，实践、学习。你们现在就是需要不断地学习智慧教育文化的理论，在现实的生活中去遇事，在事上去磨，到最后就自然产生智慧的免疫力，产生觉悟的免疫力，也就自然于生活之中有免疫力了，那个时候就好了，那个时候就算入门了。新的参照系标准和思维模式大概得需要三年到五年的时间，才能把它初步地建立起来。

所以现在的大家，如果有志于智慧传承教育文化的学习和践行，就需要对我的讲课内容——译解《金刚经》、《薄伽梵歌》、《道德经》的内容，现代智慧教育文化的内容等等，学习、学习、再学习，听、反复听、每天都听，听到最后脑子里边自动产生了警觉点，直觉地映现和反应人事物，这时候人就产生了智慧的免疫力，这样你就能够自动地免疫思维中的活动内容了。到那时，人的思想意识活动的每一个念头，你都会自然地产生免疫力。

一定要学会念念践行，践证念念。这个念头该不该出，出来了能否自觉地按着那个念头去做，出的不对的念头不跟随、不住相、不追求、不执著，那就是道了！到那时你们就见证了圆满觉行的智慧境界。

三口之家话修行

孩子的变化

依理应对生理反应

觉醒从净化意识开始

明辨情志反应

点滴起修 循序渐进

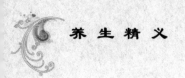

编者按：这是一对夫妻学员与他们 6 岁的女儿，同刘老师的一次交流。通过对话，老师对这一家三口练功的生理变化与反应以及意识修养等问题，进行了开解与指导。

孩子的变化

妻子：刘老师好！

哦，品种齐全，你看，你们一家三口全都在这摆着，这是第一次啊。（笑）

孩子：刘老师好！

你好！你妈好！你爸好！知道吧，你问我一个好，我得问你们家仨，我多不合算。（笑）

妻子：让我女儿说说她的练功反应吧。

好，说吧。

孩子：我感觉中丹田中部，在这儿（指着膻中穴位置）。

你看看是不是跟我一样的。

孩子：一个圆圈。

圆圈是吧。还有什么？脊柱里面有个柱子是吧？

孩子：脊柱里面好像有个柱子。

什么样的柱子？什么颜色？

孩子：白色的，好像是。

多粗？

孩子：有这么大个圆柱（用手比仿，像根筷子粗细）。

圆柱，这么粗。好，你想它变细一点，想一想变细一点，变细了没有？想好了没有？变细一点。

孩子：想好了，看到变细了。

多细？你再看看吧。

孩子：比刚才小了。

比刚才小了，那好啊。

依理应对生理反应

妻子：让孩子她爸说说吧。

好，说吧。

丈夫：有这么一个现象我不知道怎么做，我想让刘老师给建议一下。我睡觉的时候，身体里边的气就动起来了，然后通到头里，头里面的气动得厉害，同时头里边还有一种响声。一开始声音小，气越来越充足后，头里面就特别响，像蝉鸣叫的那种声音。极其响的时候，感觉到很恐怖，很害怕。

你就这么点小胆子啊？

丈夫：平常我的胆子很大，可对这家伙真受不了，这怎么回事？然后我一放松，就有种要死掉的感觉，好像到了一种极限一样。后来我一想反正要死了，我就体会体会，感觉到头里面的气好像要一下没了，"唰"一下就没了；停了一会儿头里面又动起来了，又是响，躲不过；然后我就放松体会，一放松那个气就没有。这样反复好几次，然后气就过去了。

很正常。

丈夫：这种情况下该怎么办？我也不知道怎么回事？要不

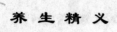

要鸣天鼓？

你鸣天鼓干什么？头的气在小脑里边鼓荡，它就会产生蝉鸣，这很正常的。

丈夫：响的声音很恐怖。

不恐怖，没有什么了不起的。你应该这样想：没有什么比我更伟大的了，没有比我的存在更伟大的。就这么一点儿小事，你的小胆就已经吓得发抖了，你说你胆子多大？不丁点儿。（笑）

丈夫：这种无意的状态下，以后再出现该怎么办？

体会它，然后往中间体会，往脑中心体会。

丈夫：是的，我也是这样想的。脑中心感觉里面好像要爆炸似的，好像那个气的力度比外面的气的力度强很多，强很多倍。

那要强不了好多的话，能到脑子里面去吗？脑子那个脑细胞混元气的密度有多大啊！

丈夫：那个气很大的，也不知道怎么办。

你的这个问题已经有很长的时间没有得到解决了，关键是你还执著于对那个气的感受。你现在连最起码的健身意识都还没有建立起来，那就更不用说建立起养生开智的意识了。

另外，你以前所练功的内容主要是动功，而且其所练的气也是形体之气，现在由于你没有好好地练呼吸操，没有把自己的中丹田打开，所以你身体中形体的气上升到脑子中，就自然会产生不舒服的现象。像这样的情况可以从两个方面来解决：

第一，从改变自我的思想意识着手，从根本上去改造自己的思维参照模式，在生活的点滴细行中陶冶性情、涵养道德，迅速变换自己的气质，以期符合人生命运化规律的要求。

第二，改变自己练功的方式方法，刻苦精进，迅速打开中、下二丹田，强化训练这两个丹田，从生理上改变自己的能量结构状态，以期从生理基础方面达到符合生命运化规律的活动内容。

这样你的这些问题就会迎刃而解。下去想一会儿吧。

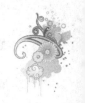

丈夫：我好好想想。

好，那让你的夫人说几句话吧。

觉醒从净化意识开始

妻子：前几天跟家里人闹意见，第二天好像不记得了，我觉得这样挺好的，而且现在脑子里边想的东西也比较少了。

其实意识的变化是需要时间的。因为有几个过程，一步步改善，懂得怎么去调节自己的意识状态了，这是非常好的一个现象。我也有这样一种总是自我调节整合的觉醒过程。其实人的生命改变过程都是这样的，并不复杂。

我们走一条从净化自我意识开始的路，但是怎么走好，这个问题非常关键。我们知道了从意识上修的过程和内容，知道了从意识上净化，从这里开始，这是非常关键的。如果没有意识上的净化，其结果是身心不会改变，人的自我觉醒就等于没有。不管说得多么好听，要取得成绩，修养意识才是最关键的内容。有些人，他们会把自己修正意识的过程和自己发生改变的过程割裂开来，实质上是一个东西。

你现在的情况，是刚开始窥到了修身养性的那扇门。但你要知道，任何时候都不要责怪别人。如果是在帮助别人，可以视情况用责备的语气来起到警醒他人的作用；但是如果你仅仅只是自己对自己的一种放纵态度的话，那么意识的修正就又回到了起点，而且还会转向相反的方向。只有当你意识非常清楚地知道自己做什么的时候，这个时候无论是拌嘴还是微笑，都会成为生活之中的浪花。

如果你脑子里边不清醒的时候，出现了拌嘴、讨论，哪怕是非常理智的说明，那都不是生命中存在的一种自然现象，而是主观有为的身心行为活动的表现，是主观心理活动状态的反应，反正这个内容和我们修正意识的过程是相分离的。如果你一下听不懂，没事，放在脑子里边，哪一天和具体的事结合上，一下就明白了；如果能

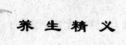

听懂，照着做，那成长的速度就快太多了。

妻子：能听得懂。

能听懂，那就照着做吧。如果你能够主动地去修正自己的意识，那比我进步的速度快多了。我觉得你们比我提高修养水平的速度快一些，反过来我得向你们学习。几个月以来，你们一家都有较大的变化。

明辨情志反应

妻子：还有练功的时候，本来挺安静的，念诀后反倒觉得不安静了，这是什么道理啊？

对，念诀是为了安静，这是清静、净化意识的一种方法，是一种工具，是个拐杖。如果本来清静，那念诀就成为多余的，成为杂念了。但关键问题在哪儿？关键是意识是否真正地安静，是否是真正地清净啊？

妻子：那我再体会体会。我这段时间，有的时候经常烦，烦的不得了。

没事，那是因为身体变化太快了，引起的情志反应。这种反应是属于肝脏的瘀滞引起的生理烦躁变化。

妻子：睡觉的时候，意识一动，突然就睁开眼了，人就醒了，好像脑子里面有东西把自己一下就轰醒了，这是什么缘故？

这是意识在变化的过程中应当起的一种警觉，反正是属于进步的表现。你不要仔细去分别这个局部的生理现象，因为这属于生物钟在起作用。

你们现在练功成长得已经很快了，四个月的时间，加上去年的一点点。虽然练得不是很多，但是你们这个长功的速度是太快了，比去年来我们这里的时候变化可是大得太多了。所以身体、体质要跟上来，可能它暂时没有跟上来。人在净化意识的过程中，像这样出情志上的反应是很正常的，要不然的话，我们为什么要讲，要强调修养意识、净化自我？

妻子：我觉得安静以后，身体的变化就快一些。现在念头来了以后有的时候过的比较快，自己还是很少被障碍的；当被障碍了一下，然后自己想一想，就能过去了。

好！这是好现象。

点滴起修 循序渐进

妻子：收到《金刚智》这本书的那天，命门开始热了，吸气的时候就开始热了。这两天一想，一开一合，整个骨头都疼，腮帮子痛。韩班长能连续练一个半小时的呼吸操，坚持那么长的时间，我就不行，身体晃动，坚持不下来，练功不是特别享受。

因为你那个内气还没真正起来，真正一起来就安静了，呼吸操就能一次性做下来。内气起来的时候就能保持安静，也能做到坚持下来。我们这里的老师们，能做五个小时的呼吸操，做六个小时都可以，或许会在中途有小解的情况发生，但是基本上能保证连续的五六个小时练功，没问题。因为内气把身体充养起来了。你能安安静静地练呼吸操，或者养气什么的，关键的问题、真正的问题就在于练呼吸操把你的内气增长了多少。

还有一点，就是放松的时候，身体的变化是特别大的，不用念口诀的时候身体的变化也是特别大的，所以要学习和践行的内容还有很多。其实你现在比以前应该还是进步了，以前更坐不住。

妻子：反正耗在练功上的时间比较多，一天都是练功的内容，我现在做梦都是练功。物来则现，过去不留，一天得有20个小时集中在练功上。其实不练也在想，总是这个。但我就是

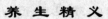

不能连续起来。

想什么东西？如果你在想问题，那就不是练功了，知道吧？自己的念头来回走。如果你在那念起觉消，一觉念就消，一觉念就消，那就算练功。但是你那念头是什么样的，你在街上买东西，念头也在想买东西，那你就没练功。

妻子：好，我明白。我现在主要还是在形体上下功夫，改变身体。

是啊，只有当人的身体改变以后，自我的意识才会更加稳定。我相信你们只要认真去做，持之以恒地去做，那是肯定会出功夫的，努力啊。

大家都应该是可以的，但是要努力。每个礼拜的发言要主动地提问题，不要让我叫你们。因为我叫你们，你们就好像是为我在练功，为我在修养意识。

妻子：我今天就是主动发言的。

你是这样认为的，那就是。你们如果真正认识到净化意识的重要性，那种净化就会落实到实处。但是，如果仅仅是从嘴巴上认识了，那还是不行的，不过你们现在应该知道什么叫修身养性了。

其实，修身养性是从生活中的点滴细行开始起修的，需要有个渐进积累的过程。包括我自身在内。我自身所做的功课，都是按照修养意识的内容和过程来净化自我的，与大家一样都是处在这个阶段。我现在的境界，就比你们在修养意识方面做得好那么一点点。所以我们一起共同努力，修养身心需要从感官本能的情趣层面起修，把自我的意识净化好。

砺炼篇

践行《金刚智》

学做人的宗旨

应化智的自然展现

以光明之心感恩社会

修证自我　知足常乐

修身养性须称法

自由无碍慎独行

依法而行

健身养生须节欲

编者按：《金刚智》是根据刘战魁老师早期部分讲课录音整理而成的单行本，于 2006 年作为内部学习资料供学员学习，碍于篇幅所限，当年编者颇有遗珠之憾。现有机会将刘老师近年大量关于修身养性、开发智慧的讲课录音全部整理成套系出版发行，实乃令人激动快慰之事。

学做人的宗旨

学生：没跟您打招呼，不知道《金刚智》这本书的内容应不应该往外传播。

应该，应该，谁看了对谁都有帮助。这不是一本宗教书，这是第一点；第二点，它讲人在社会生活当中如何做人，然后是锻炼身体的方法；第三点，它不仅仅只是针对人的身心健康这些内容，更是解决人类如何从根本上去认识自己身心整体的生命活动，以及人与自然、与社会所发生的各种关系，如何去达成与这些关系的协调性的问题。

在这本书的内容里面，没有神学，没有玄学，都是实实在在的内容，是平常生活中每一个人时时刻刻都在面对着的内容。实际上就是告诉人们，怎样做人。怎样在自然与社会各种关系的应对中，成为一个有觉悟智慧的人！就是讲了关于人生存在现实社会中最根本的道之理，它讲的是帮助人如何呈现智慧的学问，是智慧传承教育文化的内容。

应化智的自然展现

学生：我从网上第一次看的时候，把它下载下来放在我的MP3上，我一边看一边站庄，它那个气真足。

是啊，我自己讲课的内容，在我自己读这本书的时候，也能感受到自己身体的变化。

学生：那个下丹田的气很快就足起来了，看其他的书，没有出现过这样的情况。

因为我们这个书也是人智慧的自然展现，是全方位的整体的展现。这本书从印刷到邮给大家的过程，并没有人主动去特意加持能量信息。但是实相智慧具有无内无外之性，这本书体现出的是智慧生命的信息能量的自然运化。

学生：拿到《金刚智》，往这一捧，混元窍那就开始起变化，总是守混元窍，怎么才能降下去啊？

不是要降下去，而是要升上来，升到膻中穴的里面去，那里才是中丹田的能量区域所在的位置。

学生：今天练功就是降不下去。

练功降不下去，是因为你现在的意志力还不能统帅这样高级一些的能量信息。但是这种现象也正好告诉了你，需要你更加努力地去完美自己的身心。

因为像这种形式存在的能量信息现象是很少见的，这种现象是智慧的能量信息自然运化的结果，应该属应化智的范畴，确实是很少见的。在古时候的中国和印度，也有这样的现象出现。

对于智慧传承教育文化的历史，在中国是有很多历史的文献资料作记载的，而在古印度则不同，最早的经典应该是《吠陀经》。不过《吠陀经》里的本质内涵都可以从《薄伽梵歌》中找出。"薄伽梵之歌"的意思是指圆满的觉悟智慧者之歌。它是接受传承教育的修炼者凭自己的记忆记下来的，是通过传歌的方式唱出来的。在古时候，印度的智慧教育文化里面的很多经典都是唱出来的，而且语言简单精炼。

比如史诗《摩诃婆罗多》，就是古印度民间通过传唱的方式代代流传下来的。史诗中关于见证觉悟智慧和宇宙真理的最有名的一段插话——《薄伽梵歌》，也是这样通过口耳相传的方式才得以保留下来的。古印度的智慧教育文化，特别注重人要从轮回中解脱出来这个根本问题。

学生：我看刘老师的境界很高。

不是高，实证的就是这些东西。如果人有智慧，那么就能够呈现这一切。我所能够体现的这一切，都是自然运化的结果，没有什么高或低。只有见证到了实相智慧，在这个层面上去修，就不会有对智慧境界高低的分别了，这才是自然的东西，才是大智慧的呈现。大道法自然，道是自然而然的，绝不是大家想象中的高级、超常的东西。

学生：我看《金刚智》这本书，看着看着头脑就发胀，过一会儿就想睡觉。

因为这本书有很强的智慧能量信息存在，它好像是个活体，所以当大家在学习这本书的时候，所看到的不只是文字的内容，同时还可以感受到身体里的经络气血的变化。因为这本书不只是个死的文字，从整体上来看，它是个活体。

不过，我写的《金刚经全解》、《薄伽梵歌全解》、《老子道德经全解》等都是这样的，其中的语言文字都是像活体一样，因此当大家读到这些书籍的时候，自然会感受到应化智的效应。这些书籍中的文字为什么会自动地发出能量？大家应该思考一下。其实这种能量通过仪器应该是可以检测到的。如果有机会可以搞搞研究，当然不需要张扬。

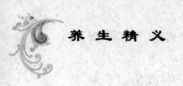

以光明之心感恩社会

大家已经习惯了关心国家事、社会事等所谓的大事。当然，在闲暇时是可以了解这些东西的，但如果自己不健康，自己家里的事都管不好，还好高骛远地空谈大事，那就属于无辜浪费自己生命力的一种现象。人应该首先学会关心自己的事，把自己份内的事做好才行，否则就是在给自己的生活制造麻烦，同时也会成为社会和国家的负担。

在做好了身边事以后，自然可以了解一些其他事，国事、天下事都行，大家也应该对这些事有一个客观的看法，但是在了解了这些事以后，不要被其影响和障碍。比如，我们会从各种不同的新闻渠道了解一些脏、乱、差的社会现象，也会了解一些贪污腐败的现象，等等，但是，也要看到中国现在向好的方面的变化，不要偏执或好或坏的任何一面，既不能盲目地乐观、妄自尊大，也不能盲目地悲观、心态消极扭曲，只会抱怨憎恨。这样你才能够客观地看待它的发展和它的不足，才能找到解决各种问题的办法。

大家应该明白，无论是经济发达的西方社会，还是正在努力寻求发展的发展中国家，都会存在一定的脏、乱、差现象和腐败现象，消除脏乱差和腐败应该是全世界、整个人类社会的共同理想。我们中国也是这样的，而且正在朝消除脏乱差及腐化堕落现象的这个方向努力。净化社会环境是需要时间的，做好自我精神净化的工作更是刻不容缓，这是提高身心修养和净化意识的根本条件，也是和谐社会关系和生存环境的最好办法。我们大家应该朝这一方向努力，因为人改变自己的过程也并不是一朝一夕能够完成的。中国现代的经济、科技、教育和文化的发展，也必须有一个经历变化发展的过程。

我们从一穷二白发展到现在才用了多少年？大家需要学会理解它、宽容它、直面它、爱护它。在我们国家，有十几亿的人口。实际上，有哪一个国家能把这十几亿人口的生活秩序和社会关系管理得这么好，并能以这么快的速度发展到今天的这个水平？没有。其他的国家也有人口众多的，比如印度有十亿多人口，比我们中国少一点，但是它那里的生活水准与我们中国的现在相比较，大家一比较就知道了。

所以，我们每一个人都需要看到光明，不要老是用消极的眼光盯着黑暗面看，而应该以积极能动的心态去面对，这样才能解决社会存在的问题，才能弥补自身的不足。世界上的任何事物都处在运化发展的过程中，总会经由不平衡发展到平衡，这些现象的存在都是宇宙自身运化规律的自然体现。

不要以忿怨之心看待我们国家现阶段所存在的问题。现在你能安静地在这里享受生活，不像中东那样出现战争，就应该知足了，应该知道我们是生活在幸福中的。一当战争来临的时候，你怎么可能享受生活？战争是对生活家园的毁灭，是对生命活动的摧残。所以我们应该学会感恩这个和平的社会。

当自己有不满情绪的时候，就需要学会让自己安静下来。对周围的人、对自己、对社会都不要报怨。人需要学会感恩，那么你的内心世界就容易涵养了。人们常常不知道这些道理，只看消极晦暗的一面，没有看到积极阳光的一面。所以我们得"逆向"而行。对于社会发展过程中存在的各种不同的问题，不要以自己的主观观念为前提，而应该以符合社会发展规律的观点去了解、去认识、去应对。

那关系到我们每一个人，应该怎么做呢？那就是需要我们去完善自己的身心健康，提高自身的修养素质，积极主动去开发人的觉悟智慧。只有当人具有了大的觉悟智慧，才不会因为无明而产生贪欲，才不会因无知而导致愚昧，才不会盲目地去违背自己的生命运化法则、自然运化规律和社会发展规律的同一性与统一体关系，成为自我身心和社会发展的障碍。人只有像这样去做，才能够既符合自己的身心健康，又符合这个社会发展的要求，而展现出自己的人生价值。

假如社会中的每一个成员都能够向着这样的方向努力，那么社会才会得到整体快速的发展，社会中的人们才会生活得安泰祥和，人与自然及社会中的各种关系，才能展现出和谐的自由。

学生：后来，我听了您讲过的这些课之后，自己的思想意识就有些变化了。我在学校工作，肯定有矛盾的地方，一谈起来就影响情绪，后来就不谈了。不要激起矛盾，让事物和谐，大家都愉愉快快地工作。

你天天谈论这些不高兴的事情，你也要工作；你不谈论这些而谈论高兴的事物，还是要工作。那愉快地过好每一天，该多有意义。

修证自我 知足常乐

学生：是的，现在自己的意识，也在慢慢变了，不像以往那样妄想了。

你说，如果你看的事物都是灰暗面的内容，那对自己的身心健康又有什么帮助？你妄想要改变这样的社会现象吗？你是否具有了这样的能力？

可现实的你，是连自己周围人的不幸都帮不上忙，哪怕是自己的老婆、孩子和亲人们你都改变不了，就不用讨论其他了，那根本就是浪费时间、浪费精力的愚昧无知。就拿我打比方吧，通过好多年修身养性的努力，才达到我现在的这个水平，但是如果我想改变身边的人，有的人还照样是不愿意接受改变的。为什么？他会偏执于自己人生观念的那一端。

我们做人，或者是修身养性，都不可以随便说去改变谁。要知道你是改变不了谁的！只能说自己作个表率，积极地去影响别人。如果别人能够接受自己的影响就行了，不愿意接受影响就拉倒。这就是佛法里面说的内容——佛度有缘人。其实我们说的也是这句话，

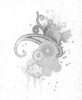

只是用今天的语言表达了这个涵义。

我们不可以用以前狭隘的思维方式和参照系标准来看待一切。因为自己以前的那些参照标准的内容，基本上是对智慧人生的一种否定。你高高兴兴过日子，跟悲悲哀哀过日子完全是两码事，每天看到的事物都是欢喜，与每天看到的都是悲哀，其结果完全不同。

悲哀的事物总是让你伤脑筋或牵肠挂肚的。这样一来，你肯定就会出现不舒服的身心状态。因为你既不能保持中和之气，更是无法保持中和之性，这样就会因自己的情志活动而影响到自身气血的运化，造成身心各方面活动混乱无序的状态，使自己变得不通畅。像这样不正常的身心活动状态，就会使自己的思想意识与行为活动产生滞塞的现象。古语说"不通则痛"，这样你能舒服吗？如果不舒服的状态时间长了，人就会得病。你若天天都高高兴兴地，对待什么都喜悦，那身与心一定都会是很健康的。

你看那些能够赚钱的人总是笑脸，为什么有笑脸？因为他有钱赚，有成就感，这样就使得气血变得充盈而活跃。平常人认为能挣钱就能够体现自己的人生价值，这样他也就自然地展现出比较好的精神状态了。但是人也会因此而去执著挣钱，那么也就自然地增长了贪念。当没钱赚的时候，就会开始出现烦躁痛苦的情绪了。

如果人能够懂得知足，没有贪执，就总会生活在快乐之中。这就是古话讲的：知足者常乐，知足者常足。如果人能够懂得在碰到高兴的事时，比如赚钱了，可以是欢喜的；当碰到困难的时候，赔钱了，知道那是在通过生活的磨砺来帮自己积累人生的经验，而毫不气馁，那也是获得了一种收获。

只有身心健康的人，才能展现出这种身心的和谐与欢喜。在常人看来，有些比较成功的人士说起话来，前言不搭后语，话都说不清楚，可他一笑起来，周围的人也都会跟着笑。为什么？因为他的这种快乐是从心里发出的，是一种生命力的感染。

生命力是人本来存在的内容，是属于人的那个类本质的本质内容。社会不同的层面和不同的人群，构成了整个社会发展的生命力的集合，这才是人的类本质的存在。没有生命力的东西就是死亡。人死了就没有生命力了，只要活着一天就有。这是个最基本的内容，也是最根本的内容。关于这些内容，我在《谈谈生命力》那节课中讲得很具体。

我所讲的内容，可能有些你们能理解，有些还不能理解，那没关系。因为有的内容是说给学者们听的，有的是说给生命科学家听的。但是这些东西你们也可以学，尽管你们现在可能不懂，只要你们努力学习和践行，那么不知道哪天你们就会懂了。

智慧教育文化的传播就是这样的，有时候不是学过来的，它是通过感染、潜移默化进入的。这个叫什么？叫传承。因此，大家应该积极地学习《智慧书》、《金刚经全解》、《薄伽梵歌全解》和《老子道德经全解》这几部书。你一看，信息能量立马就进去了，这个信息能量是不可磨灭的。时间长了，你脑子里面内容就和我们同步了，这样一来自己的身心就健康了，长功夫、开发智慧就快了。

修身养性须称法

学生：练完功后，写粉笔字，手发抖怎么办？

那没关系。你讲课写字的时候不要用所谓的常态思维，你要进入到那种放松而又愉快的状态中。你跟田老师学一下，给学生讲课，田老师是上课前先安静五分钟。让学生轻轻地闭上眼，把手平放在腿上或者放在桌子上，安安静静的，然后你默念口诀就行了。组场五分钟，把你和学生融为一体后，你讲课的声音可以一下打进学生的脑子里，出不来了。学生长成绩、长智慧，而你还不累。你讲一遍的效果，超过其他老师讲三遍。学生领悟能力会得到全面提高，成绩整体提高而且提高很快。每天只需要花五分钟的时间，磨刀不误砍柴工。

学生：刘老师讲的这个智慧教育文化传承，和人体内在的生命力是什么关系呢？

那是一体的，一个整体。人家写的书之所以没有我们这样大的智慧能量信息态，是因为尽管它也是一个整体，但它的那个整体很弱，是散的。而我们是把这个整体强化了，达到了智慧功夫的水平，过去的功夫界称此为见证了根本实相，并在实相智慧的基础上呈现出应化身智的境界；现代的科学语言称其为具有"均等效应"。均等效应是没有时空界限的、均匀无别的存在状态。

现在把话再说回来，你在带场的时候，让大家放松，全身放松，你把《金刚智》或其他几本书拿出来放在身边，用心体会其中的变化，让大家也体会其中的变化不就结了，这场就起来了。

我们这里的有位老师没消过肿块，我就说你消吧，他就照我说的去做了，肿块不也照样能够下来。田老师也没消过，结果让田老师去消，不也能把它消下去，结果是效果很好。

为什么他们能够消肿块呢？因为我给了他们传承的信息能量。怎样传承过去的呢？就是通过心传来传过去的。这种传承的方式属于心传的范畴，也属于功夫传承的范畴。

学生：我很幸运，没事在网上游逛，一下游到智慧教育文化的论坛。然后看了您的一些讲课内容，觉得挺有道理，就信了。我现在还练一种专门运动形体的庄法，而且还耗功。

以后你就别耗功了。耗功对身体不是很健康的人来说，完全是消耗生命力。练武术，年轻小伙子，十几岁的小伙子，当生命力向上勃发的时候可以耗耗功。但年轻的小伙子，身体不棒也不能耗。这个问题大家一定要认识到。

耗功的弊病，以前有的老师在当时应该是认识到了，可是后来耗功的现象越来越严重，所以就出现了很多的问题，不知怎么就把它忽略了。我想这些现象与开展群众性的健身运动有关，有些事物是提倡容易，可收口就难了。大家都迷信依赖于所谓的大气场，那就不行了，盲目地执著那些形式和现象都叫外求。我们一定要守着真心自性这个内在的根本而行，时刻注意思想意识的变化。

这个所谓的真心自性，就是人产生思维活动的源头，能够照察心性内部的微妙变化，能够觉知到那里的心意活动的生灭内容了，那人就是合道顺德了，这时的境界就是其小无内、其大无外。

大家可以安静地听一听我的讲课录音，在处静时可以看看我写的那几百万字的书，都会使你的身心受益的。无论录音讲课，还是书上的文字，都会应你身心健康的需求而呈现能量信息的应化，就好像是活的，能量信息很大。那个能量信息的展现，可不是你们练功所能够获得的气啊。所以我们的这些现象，正好体现了道的兼容遍透特性。

对于这几部书，大家应该好好珍惜，当你们遇到了困难，可以学习其中做人的道理，也可以把它放在自己的面前，安静地体会一下，这样会很快地平静下来的。即便是在论坛中看这本书的内容，也同样会起到类似的作用。只不过看电子书、看网上的资料跟拿在手上来看，这个"方便"的境界不一样而已。

呼吸操作为强身健体的方法，与以前所学的功法结合一下，那对于强身健体的内容就好似如虎添翼了。可以结合一下推揉，或转个腰、涮个胯、蹲个墙，那效果就太好了。大众化的锻炼活动存在的普遍问题，就是无论你怎么练，同样都是会缺乏内气的，这是练功以来一直解决不了的内气不足的问题，只有把内气问题解决了才行。呼吸操的功用之一就是专门解决这个问题的。

学生：我练呼吸操后，再练其他健身法，感觉就不一样了，我想这家伙真厉害。现在内外气可以连在一起了，随便一开合，身体里面在开合，外面也在开合。我练呼吸操还没几天呀。

只有通过习练呼吸操而建立起内气基础的时候，内外气才能连在一起。

学生：刘老师，我练健身操都有十几年了，1992 年接触的，1993 年正式开始练的。到了 2002 年，肝出血，医生说是早期的肝硬化。我练功，状态好的时候一天练 8 个小时。特别是练了一种耗功的庄法以后，我就按照当时老师的要求刻苦练功，但是现在却练出了肝部位不舒服的现象，我想是我练得还不够刻苦，就硬练，但肝部的问题自出院后到现在还没有解决。

很简单，练呼吸操，慢慢地增加习练呼吸操的时间，延长做呼吸操至两个钟头，养气三个钟头。三个月至半年后，身体的各部位都会变的。就这么简单，其他的健身方法都可以不练了。肝脏有病的或内脏的疾病比较重的人，最好是不要练那些强化身形的动功，这样会因为内气的消耗而加重病情。

学生：我练呼吸操的时候，练着练着就睡着了，练不到五小时，这个问题一直不能解决。

如果想睡了你就睡，睡着了就睡到醒，你不要担心。因为你身体里的气血生化不足，跟不上来。要是瞌睡大的话，拿中药补气的方子抓几付药在家煮着喝，补一补气就上来了。就是我们论坛里的那个药方子，你缺气的时候就吃它，不缺就不吃。

如果呼吸操用来保健身体，每天最多练一个小时就行。最好三节都要练，因为三节的功效都是不一样的。做好呼吸操的关键是把顺腹式呼吸做好。明天给大家纠正一下动作，反复纠正呼吸操的动作要领，做好了事半功倍，做差了事倍功半。小孩子练呼吸操效果特别快，而且还长智慧。

自由无碍慎独行

学生：老师，慎独意识，我们应该怎样练呢？

《智慧书》上怎么讲，你就怎么做。这样就能够与老师的信息能量相合，带着老师的信息。你们慢慢地做，当你能够印证老师所讲的内容了，哪怕只是一点，那么在你脑子里面就会多一点对实践的认识和坚持下去的信念；你如果能再印证一点，那么你就又会多了一点诚信，以后谦卑心就会自然地生出来了、升起来了，你也就会

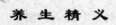
做了。

要知道，没有什么事是方的或是圆的，只有一个原则：就是做任何一件事，到你脑子里面反应的时候，不会成为障碍你生命活动的内容，那么这个时候你就是一个自觉自由的人了。假若人家说："你他妈的干什么了？"如果你也紧跟着说："谁是他妈的了？"这时你就是没有觉悟的人。人家说"你他妈的"，如果你受不了马上反应出来，那你就不是一个自由的人。人家是一混蛋，你也就跟着这个混蛋相应了，成为一混蛋哪。

我以前讲过一个小故事。宋朝的大文豪苏东坡也是一个喜欢参禅的人。有一次，他觉得自己的禅修境界很高了，就写了一首诗，末句是"八风吹不动，端坐紫金台"。他派人把诗送给一江之隔的佛印看看，想自我显示一下。结果收到佛印的回复就两个字："放屁！"他一看就急了，马上去找佛印。佛印早早就在江边等着他来哪，苏东坡发着脾气问佛印是什么意思。佛印笑着说："八风吹不动"，怎么一屁就把你吹过来了呢？真是"八风吹不动，一屁过江东"啊。那你们看自己是什么？一个念头就障碍死自己，那能自由吗？

上海有个小伙子，19岁。他奶奶邮了一本《金刚智》，由于老年人都爱自己的孙子，这本书跟别的书又不一样，他奶奶就把书放在他的枕头边上。他睡一宿后，第二天就不让奶奶把书拿走，他说他也要看一看。实际上这书本身演绎了很多就像神奇传说一样的真实的事。有的人肚子凉，把书放在肚子上，一会儿就好了。因为它是个活体的智慧能量信息。

依法而行

学生：我学校有个老师患了尿毒症，他在家等着换肾，可不可以练呼吸操？

可以。呼吸操可以促进生命力的延续，培补生命力。你告诉他，他如果把呼吸操当救命稻草，他就会练。可不要给他调治，别指望着谁给谁调治。可以把那个书给他体会一下，他感受一下对他有帮助。我们不提倡给他人加持能量来治理身体，这么好的呼吸操，锻炼了就很有可能会好的，没有必要接受调治。而且人要把主观能动性调动起来，被动是永远无法获得身心健康的。

学生：我练功的时候好困，怎么办？

那就是缺气了，吃点补气的药补补。你可以口含点西洋参。关键是缺气，因为身体发生了变化，身体内有很多的层次，现在已经冲开了一些层面，人的这个神还调节不过来，神统帅身体的功能还没跟上。这就跟社会生产力和生产关系一样，生产力发展了，生产关系没上来，它跟着后面拖后腿；过一段时间生产关系好了往前跑，生产力不够了，它也往下拽。

你就坚持练呼吸操，内气充足起来就不爱犯困了；等身体再冲开一个层面，可能又会出现这样爱困的情况。这是内气不断增长，自身生命活动进行调整的过程。不要害怕，属于正常现象。

学生：您曾讲过一句话，呼吸操能练下去的是这些老年人，年轻人练不下去，您看像我这样能练下去吗？

如果是像你现在这样的状态，我觉得是挺难的。难在哪儿？就难在你不能反复地学习理论。如果能够反复地学习智慧教育文化理论的话，那么就能树立起坚定的信念。当你的谦卑诚信之心冉冉升起的时候，届时就不难了；如果没有升起，那么你就没有动力支持，这样就坚持不下去了。

如果说能够跟着老师走，只要是走，就不会掉队。在这一方面老年人还是容易做到的，因为老年人的心比较安静。老年人没事，吃完饭就是学习练功，如果觉得老师说得对，就会跟着走，就这么简单。他们就这么一个想法，像这样的人反而能走到底。

年轻人，像你更活跃，指不定哪天就会听人说刘老师是邪门歪道，你一想他说得也有道理，时间长了，你就忘了刘老师了。（众笑）只有当你开始有觉悟的时候，才能产生正知、正信、正念、正觉；只有到了那个时候，人对事物的认识才会产生正见，才是见地，才能表达出对事物的看法都是符合自然规律的，正知正觉就是正智正慧。真正对人生、对生命有了认识，就不会退转了。

学生：念口诀可以驱除杂念妄想。我这一段时间体会它，有杂念时就念口诀，一念口诀杂念就没有了，不要去赶杂念。

那是因为你脑子里面被占用了。就跟电脑是一样的，它的内存被占用了，就不再想别的，或者说就想得少了。人如果有杂念，越是赶杂念，杂念就越多。"赶"的本身就是杂念，那个念头本身就是杂念。而念口诀，就是一念代万念了。

学生：念口诀有时就是做不好，有一段时间还不敢念了，一念头就胀痛。

没关系，做不好主要是神不足，你平常消耗太大了。头胀的时候，就说明脑子细胞在活跃，在承受着这种压力，你必须让它抗住这个压力。有时候开始念诀的时候，脑子里转不动了，好像给拧住了，你一放下它就回来了。其实这都是个感受的过程。

学生：练呼吸操后，如何滋养形体？

强化呼吸操，补五行气，把内脏的气升腾起来、健康起来。五脏的气足了，它自动到形体上去，把它成长起来。再结合我们的梳头操、自然蹲起操、升阳固本操，这样人就变得白皮细肉的。我们现在皮肤非常细腻，你们摸摸我的手就知道。

健身养生须节欲

学生：练呼吸操对性生活有什么要求？

任何一个修身养性的人、健身练功的人，性生活都必须要少。如果自己的欲望比较大，就需要借助于五脏循行法等方法来化精气。大家切记：不可以纵欲！

因为人的生命活动，可不能按照西医学理论中的说法来应对两性生活，说可以一个礼拜两次。从古至今的养生文化，都对这样的问题作了说明。古修行家通过实践认为，性生活适度的一般标准是：春一、秋二、夏三、冬藏。我们通过自身的生命活动的实践，认为每个月顶多有一次就足够了。千万不能随着自己的想法往下泄，因为这样消耗能量太快了。

通过自己的锻炼活动，使得自己身体的通透度变大，那么通透度越好，你性交时消耗的能量就越多，而且泄得越快。妄想通过阴阳双修的方式来修行，那是靠不住的，一般人的意志力在性交的过程中也是守不住的。

所以对于人的性欲，我们大家需要认识清楚，它只是人生命活动的自然本能需求，而不是必然的要求，是生命本能的功能所致。如果你的心性还做不到驾驭身心活动的妄想与欲求，那么你就必须得通过不断地调节自己的身心活动状态来解决这些问题。以后等到驾驭自我本能的意志力的水平达到相对的高度时，才有可能化解这一矛盾的现象。所以，请大家共同来注意这个问题。大家好好学习一下《性欲与性爱的关系》那节课的内容。

学生：蔬菜如何烹饪更有利健康？

一般的情况下，蔬菜煮得越熟，农药的毒性就越少。它的毒挥发了，农药都挥发了。现在的现实情况，不是营养价值的问题，营养少一点没关系，而关键是能把毒赶走了就不错了。身体的维生素不够还可以吃维C、维生素E等来补充一点，通过适当的饮食调整是能够补充的，可是解毒就很麻烦了。

现在滥用农药、激素，还有各种助生长剂类的物质和防腐剂等，对这样的现实生活环境，谁也没办法改变。所以，外部条件你没办法依赖，那就更要求我们得把自己的身心健康重视起来，通过合理的锻炼活动，来提高自身的免疫力！

稳踏成长每一步

外混元与内混元

万法助道却非道

脚踏实地 步步印真

健康修养 其理为一

于实践中不断觉醒

我们在座的每一个人，总的来说与以前相比都取得了较大的进步。从养生方面来讲，从真正蓄养内气方面来看，大家基本都向前走了一大步。这对于我们每个正在探求身心活动整体健康与生命科学的人来说，都是很了不起的进步。

外混元与内混元

大家都知道，自己毕竟练动功已经有很多年了，为什么不长功？就是因为这个动功，尤其是我们以前练的动功，基本上强调的都是形体方面的内容，而且其在练法方面存在有很多的缺陷。之所以练功没有取得大的进步，主要原因是我们大都没有把气——所谓的外混元气，练到内混元层面上来。因此，今天我想讲一个新的观点。

外混元和内混元的区别在哪里？其实区别不是在体内和体外的问题。我们以前所学的健身理论还是比较粗糙的。外混元确实在身体以外的部位进行混化，但当内混元形成的时候，身体以外也有气，所以这个时候，我们怎样来界定什么是外混元，什么是内混元呢？如果仅仅从皮肤上来界定，仅仅从膜上来界定，我觉得还是不够的。那么是否可以这样去界定，就是说根据人的具体组织器官的结构和属性特征来界定外混元和内混元呢？例如说，我们练形体的气，练了很多年了，可是练的气总是存不住，那是因为我们下丹田没练开，所以存在这个问题。

那么出现这些问题的最主要原因是什么呢？一方面，是我们没有储存气或说能量的仓库，没有把仓库建立起来；另一方面，我们所练的气，其内容是什么？是外向型的气。为什么这样说？因为我们在日常生活当中，基本上表现的是外向型的意识活动，只是在练功的时候，人的思想意识活动才向内收敛一会儿，而且这个内向观注的过程还不彻底，也没有达到养生理论的基本要求，没有把所练的这个形体的气，或者说是外混元气，去很好地濡养到身体里，储存到丹田里面来。所以在那种情况下练的气，不管是形体的还是身体以外的，从本质上来看，都叫外混元。

我认为，从现在起要来纠偏。这是大家在学习养生文化与健身理论方面存在的认识和理解上的问题，所以在如何运用意识的方面就出现了偏差，大家一定要纠正这些偏差。一个练功夫的人，如果没有储存气或说储备能量的地方——丹田，所练之气根本无法向内涵敛储存。

人的形体、肌肉、血液的流动都是随人体四肢的运动向外展开的，肌肉是从近端走向末端、从末端走向近端的结构内容，血管也有腹腔流向肢体和静脉回流的内容。但是，我们平常人的思想意识活动，即每个人生命活动的统帅——神，都是从内向外的运用和运动过程，那么在没有形成丹田的情况下，就决定了我们所练的这个气是得不偿失的，而且总是存不住，爱往外跑。

练动功的人，练一练功，气也就有了，可是所练的这个气没有地方储备，就顺着我们平常工作、学习和生活的各种外向性的思想意识活动内容跑掉了；随着这种意识变化引起的行为活动向外运动开去，所练的这种动功之气，它就自然地跑掉了、消耗了。因为人肢体的肌肉运动功能就是外向的，我们平时的意识活动自然就配合了肌肉和形体的活动，也是向外运动的；而气呢？因为没有储备气的丹田，它也跟着向外运动。所以这样一来，即使我们练的是什么庄法，还是其他的什么动功，都会出现练多少就消耗多少的现象。我们可以从这个道理中明白，自己所练的这种气基本上都是外混元，根本就谈不上是内混元。

在什么样的情况下才是内混元呢？就是说，我们所练的气或说能量，它能凝敛起来不散，到那个时候才是内混元。例如，我们五脏的形体，它也是有五脏形体之气的，既与四肢的形体之气不一样，又与五脏的脏真之气不一样，所以无论是五脏的脏形之气，还是脏真之气，都是具有相对稳定属性的五脏混元气。但是，由于人体五脏形体的运动特性，决定了五脏之气是基本上不外越的，这是由于各脏腑的组织结构、各器官功能的本身所决定的，以及五脏六腑整体的循环往复的生理、生化功能态所决定的。它这一具体的事物属性特征，决定了它不往外跑，它能够促使身体里面产生一种规律性的运动，或者说循环。

　　如果我们要更精确地界定外混元气、内混元气，或界定什么是外混元、什么是内混元的话，那么即使是下丹田打开了，只要是强调四肢百骸的形体之气，以我们的实践所得出的观点来看，对于像这样的气就都是外混元气；只有下丹田和中丹田打开，并强化五脏的形神之气，这样的练功内容才是符合内混元的属性特征的。

　　在你们一般的练功情况下，如果你说我能守着身体里面了，可你总强调练形体，那个气同样也会往外行，往末梢上行，往四肢上走的。为什么有这样的观点？因为在我们人的生命活动中，其四肢形体与思想意识活动结合得是最好的，这是由于生理结构的先天构造所决定的。那么我们就应该明了，形体或躯体之混元气，同样也是会与思想意识活动结合得很密切的。

　　所以，大家对于我们以前所学的外混元与内混元的概念需要重新认识，关于外气和内气的说法也应该改变了。今天借助讲课的方式来告诉大家，我这样提并不是说刘老师在标新立异。以前庞老师讲过什么是外混元，已经讲得很清楚了，什么是内混元和内混元里的形神混元等。可大家在这样的理论指导下，还做不到这个水平。比如，做形神庄的时候想着头就是天，脚就是地，大家还达不到这个水平，那要求意念是全部收在形体里面做的，像这样的情况至少要开两个丹田——中丹田、下丹田。既然大家达不到这样的功夫境界，那你就别按照自己的想法称为内混元、外混元。

我们是根据人的生理结构和生化功能态来界定的。这样才能符合生命的不同层面、不同组织器官的具体属性。这是我们对人混元气规律的认识，这也只是认识人混元气的一个层面的内容。对于形体或躯体混元气的驾驭，必须从建立符合养生规律的思维参照模式着手。

例如，我们这个健身呼吸操，它其实就是个操，就像广播体操一样简单。呼吸操是不谈气的，但它也练气，也起到了练内气的作用，起到了平衡阴阳的作用，起到了和合五行的作用；它不是个打拳式的锻炼方法，却具有根本的强身健体、康复养生的作用。

从实质上来讲，呼吸操虽然像广播体操一样简单，但却是符合内向性运用意识的锻炼身体的内容，其所练出的这个气或说生命能量，是既符合了五脏形体属性的内容，又激活了脏真之气的功用。所以这个气练出来，就是五脏的混元气。这个气练好了，它是不会外越的。

我们一般的人是看不到自己五脏的，但可以从生理解剖图上去看、去了解，也可以观察一下猪心、猪肝等脏器，猪的脏器与人的脏器相似。应该说人的五脏形体之气是比较精细的，五脏脏真之气是人生理活动的中心内容之一，其气更是精微，它是五脏的生化功能态所决定的。五脏形体之气与五脏脏真之气，都是在身体里的胸腹腔中进行升降开合聚散化的，同时在这层混元气的外围还有筋、脉、皮、骨、肉之躯体的混元气作为屏障，所以这个气练出来以后，不大会往外逾越，往外跑得不厉害。

虽然人的五脏之精气的弥散范围比形体的混元气要大、要远，但是五脏的整体生理生化功能的属性特征，并不会受常人一般的思想意识活动的影响，不怎么受工作、学习和生活方面的影响而外越。这是区别人形体混元气的根本内容。在这里需要特别提醒大家的内容就是：五脏的精气是会直接受人情志活动的影响的。所以在这里我们再一次强调，任何人习练呼吸操，或习练其他健身方法，都必须以修养意识为前提条件，都必须以陶冶性情、涵养道德为基本要求。

其实我们应该知道，任何人的思维意识活动都是外向的，但是思想意识活动与五脏之气是不会因正常的生命活动而消耗掉的，只会因情志活动的变化而发生改变。怎样理解这句话呢？虽然人没有建立起健身或养生的意识来，但是五脏之气却不会随随便便地顺着一般的生命活动的意识外向而消耗；虽然也会有一定的消耗，但这个消耗是比较少的。不过，如果不注重情志活动的陶冶，不好好地修养心性意识，那就无法做到"喜怒哀乐未发谓之中"，也无法做到"发而皆中节谓之和"（《中庸》）。简单地说，人的生命力会因混乱的复合性的情志活动而消耗。为什么？因为人的情志活动主要体现在"怒、喜、思、忧、恐"这五个方面。但是，人在发泄情绪活动时，通常表现的是复合性的复杂的情绪。

　　当然，以上所讲的这些内容，都是我在推广呼吸操的过程中总结的，也是通过大家亲身的实践活动总结出来的经验。我在以前也不知道这些，也不会这么讲，但是我现在是从自身练功的实践中，从大家的练功实践中，发现了这样的一条规律。这个规律古人也运用，只是后来没有人能够将这个道理讲出来。

　　因为五脏形体之气和五脏脏真之气，有它们特殊的结构内容和功能特性的内容、或者说是个体脏器的功能属性在里面，脏真之气能够统一五脏形体之气。所以，我们在练五脏的时候，不能把五脏的形与五脏的脏真两者之气强行地区别开来，否则就不好了，因为它们还是一个功能态的和谐整体。虽然两者之气的功能有些不一样，但是它们都符合关于五脏属性特征的内容。怎样才能收敛五脏及脏真之气呢？必须首先建立起修身养性的思想意识模式，然后行驾驭感官心念的自我净化之法。简单地说，就是通过戒除贪、嗔、痴来消损贡高我慢的愚痴境界，这才是克除我执的一条途径。

　　刚开始练呼吸操的人，身体会出现发冷的现象，打嗝的现象，多睡或少睡的现象，多吃或少吃的现象，出冷气或热气等等现象……这些不同于平常生理活动现象的变化，是因为习练呼吸操而出现的。这些现象等于是在告诉我们，自己的生命活动已经开始发生变化了，开始发生巨大改变了。因为现在已经有很多人开始习练呼吸操，我们还刚刚知道在某个远方城市里，还有不少的人在练呼吸操。问他们从哪里学的，他们说是从网上论坛中知道的、学习的，下载呼吸操的资料以后，就开始传播了，并早起在广场上集体地练呼吸操。当然我们并不提倡集体练，呼吸操这样的健身操没有人数、场地等要求，只需要自己在家里或是安静环境中练就可以了。

现在习练呼吸操绝不仅仅只是我们这里的人在练，也不仅仅只是武汉有人在练，像河南、河北、山东等很多的地方都有练的人。这么多人练，我们就必须把呼吸操的这个属性和特性讲清楚，我们还要把混元气这个特点的属性特征说明白，能够帮助大家真正认识到，如果说这个东西好，究竟怎么好；如果说它不好，把它究竟为什么不好的理说清楚一些。这个所谓的好与不好，不是分别心使然，而是对生命活动这个客观存在的探讨。所以，学习呼吸操的每个人都要在这个层面上去认识，这样才能使大家真正地、心安理得地去把这个事做好。

万法助道却非道

呼吸操，它不是修道的根本，它只是一个助道的工具。助道，就是帮助我们修道，所以说它只是一个工具。即使是我们以前所练的功法也是一样的，不管你是练动功还是持咒等等，都属于助道的工具，都是我们将来要放下的内容。但是在现今阶段还不能放，因为我们身体的身心活动还需要它来保健康，还需要像呼吸操这样的健身方法来培补内气、形成丹田等等，完成生理方面的基础内容。

呼吸操做了二十多天了，大家可能爱得太深了。当我发现你们爱得太深的时候，我就要警告大家，把它的真实道理说清楚：它只是助道的工具，绝不是道的本体。世界上没有一个方法是道！一切方法都只是工具，即便是当头棒喝，也只是助道的方法，道体本身不是某个具体的方法。所以大家爱上呼吸操这个东西也要爱得其所，练这个东西就要练得其所，你得知道它的属性特征，这样就不会偏

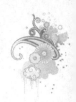

颠了。

在礼拜六的时候，我就当一回老师，礼拜二当一回老师；平时就当一个给你们帮忙的人，推一把或拉一把，像这样来帮大家，把我能够看到的大家身上存在的问题告诉大家。哪个地方走歪了，我发现你们有一点歪的时候，就会把你们往这边拉一下；你们走这边来了，我就会领着你们往那边走过去。这就是做导师的人格，不能有丝毫的偏差，尤其是你们在修养意识的方面，需要谨小慎微地观注。

证智慧、练功夫，最根本的内容就是练意识、净化意识、纯净意识。说净化意识和纯净意识都不准确，其实意识有什么需要纯化的呢？没有！但是你不这样说，就没有办法表达出来了。人们现在还需要通过智慧教育文化的理论知识表达，来加强理解；通过觉悟的行为活动来引导大家，引导你们去证悟觉悟智慧。

大家才刚刚开始走入认识、探索生命科学的内容中来，只是还未踏进这智慧传承教育文化的门槛，还没走进来。通过这三个多礼拜的实践，大家对人生命活动的身心整体健康已经有了一个大致的、模糊的、简单的认识，这是非常可喜的进步。大家已经开始检点自己的思想意识活动了，知道约束自己的行为了。我觉得像这样去发展，人获得身心的整体健康就有希望了。大家能够往这个方面走就很好，这才属于是真正建立起修身养性意识的起点，改造自我的活动已经开始了，我觉得这个现象比较好。

我们不仅仅要探讨关于人的混元气存在之规律，而且还要探索关于人体生命健康规律的科学，同时我们还试着去研究关于人存在的科学——那就是见证人的觉悟智慧。这样一讲就有三个层次的内容，这样说确切一些。

很多的人由于前些年练功有了一些基础，所以练起呼吸操来比较方便。那么是不是没有练过功的人练呼吸操的效益就会少了呢？不会的。每一个人对事物包括修养的认识，都需要在事物不断运动的过程当中去提高，这就是我们每一个人应该遵循的内容。

现在外面有人在说这样的一句话，我不知道大家理论是怎么学的，他们说："练呼吸操赶不上练某功法，那个功法的气非常细腻；呼吸操这个东西是练形体的，而那个功法是练道的。"然后有人还翻着书看，附和这种说法是对的。大家应该对这样类似的现象引起注意，这些人无非就是想否定呼吸操这一新生事物。

告诉大家，在养生健身方面，世界上的任何一种方法都只是一个工具或拐杖而已，实践是检验真理的唯一标准，呼吸操确实对普通人的健康有益，对练功的朋友长功有很大的帮助，而且既安全，效果又快速明显。这个作用不是我们谁说出来的，也不是谁说句话就能否定得了的，而是通过这么多人的实践踏踏实实地走出来、证明出来的。但它只是一法，是人获得健康以及证道的基础，不是道本身，其他的方法也一样。

脚踏实地 步步印真

今天我们讲了关于混元气的属性特征，如何去认识这个事物的属性特征，那就要求大家提高自己的鉴赏力。打个比方，像捧气贯顶这样的健身法，可不可以练到道这个层面上来？如果仅仅从理论上来说是可以的。为什么从理论上说可以？因为这个理论就是这么说的，它是承始承终的法门。到底能否通过践行而证道呢？那需要实践来检验。万事万物的混元气，都是由"一"发展运动变化而来的，所以从理论上说可以。但是在现实生活当中，几百万人习练过程当中，没有一个人是通过练捧气贯顶得道的，没有。那就说明这只能在理论上成立。

为什么会出现这样的现象？大多数人学理论，他只读理论，而不管自己平时有没有达到、能不能够达到这样的一个境界，就是说你的神和气能不能合一？如果你的神和气是合一的，在传统的功夫概念里面，结了大丹，面壁九年之后，神气合一，神气俱妙了，到那个时候练捧气贯顶法，无疑地就可以进入道的境界中。炼精化气、炼气化神、炼神还虚、炼虚合道，那是传统功法的练法。

如果说你练现代的功法，或者说是中脉开了，而且是开在玄关这个层面以后，使神和气统一起来成为一个整体——不可分割的整体，气即是神，神即是气，达到这个层面的时候，你练捧气贯顶法，那也是练的道气；否则的话，你的神和气是两个东西，你怎么可能练的是道气呢？道怎么可以被练呢？道是兼容遍透于万事万物之中的，你不用练，它就在你身体里面，那你为什么没有现道呢？不是说道无处不在吗？为什么还要通过不断地修炼——修正自己的行为，修正自己的思想意识，使自己净化到不住、无著程度的时候才能呈现道体呢？你现在不练功，道也在你身体里面。

　　所以，我觉得现在有很多的人连理论也没有学好，理论你还没读明白，却在那儿谈道体，谈道性，谈道气，像这样的人基本上都是吹毛求疵的，像这样的人是基本上没学过《道德经》这样的理论的，没有运用自然道德观的思想来指导自己的生命实践活动，或者说只是死抱着某个人的理论不放，因而与自己的生命活动完全脱离开了。

　　对任何老师的理论你都要学得细一点，比如庞老师在讲神念气时，还要分两个层面来讲：神念外气和神念内气。捧气贯顶基本上是神念外气。大家练了很多年，但神念内气的层面根本就达不到。神念内气，按老师说的头就是天，脚就是地，收在身体里面练，那个时候才是练内气。神入气中以后也有几个层面：一个是神入气中，气包神外，这时人可以练神观内气了；然后通过观内气，而使神入气之中，走神与气合一的层面；再后来是神气相合，神气俱妙。

　　我讲的这些内容，不仅是讲给我们在座的人听，也是讲给那些以后想练呼吸操的人、想健康长寿的人、想修道的人听的。正像平常人所说的"心比天高，命比纸薄"，有些喜欢练功的人，心眼很大，能力却很渺小。非常可笑的是，去年五月份，有一个人——中脉开了一段的那个人到我这儿来，他自以为自己理论学得很好，当人家说捧气贯顶是练道的时候，他也认为说得挺有道理，他分辨不出来这里面存在的问题，因为他没有实践做基础。

　　所以，只是单纯学理论是没有用的，关键是如何把所学理论与自己的生命实践活动结合起来。同时，通过学习理论和修证实践，展现一个健康的体魄和人格出来，这个才是关键。否则，那个空谈的内容是没有用的，基本上是"盲人骑瞎马"，拿着理论在那儿瞎冲莽撞的，不会有好的结果。十多年过去了，大家从三十多岁练到现如今，四十多岁，将近五十岁的人了，很多理都不明白，看上去好像涵养比较好，其实都是不懂装懂的。实际上没用，不仅缺乏理性的内容，而且更没有内涵。

修身养性是一个脚踏实地的过程，绝不是在这里摇摇晃晃的，拿着理论谈身心的变化，想怎么谈就怎么谈，不是这样的。应该是每一步都得去印证，有一步没有印证过来，那都不行。不管你是渐修还是顿悟，你渐渐修上来，每一个阶梯都有一个脚印要印上去。你说我一次爬两个阶梯，中间一个没有印证怎么办？不会的，即使你爬得再快，它也会停下来，把你那个中间缺少的过程补上，即使是顿悟也是这样的。

难道说你丹田一刹那之间打开了就什么都开了吗？不是的，它还是要回过头来，在不同的层面，一步一步地、一步一步地再打开。开一个丹田，不管是上、中、下哪个丹田，都有若干个层面要展现出来。如果缺少一个层面的内容，就缺少了一个过程——一个生命的践证过程。一般的情况下是不会缺少的。出格的人才会不会缺少过程？那还要看怎么修。

出格人才开悟了以后，你是专门练意识的独立性——准确地说即心性的独立性、佛性的独立性呢，还是返过头来去见证生命活动的运化规律？如果仅仅是专门去证明意识本体的独立性，得二三十年，至少也得 10 年。就算你 10 岁顿悟，你也得再花 10 年到 15 年，而且还得是在有明师引导你的情况下，意识的独立性才能践证出来。即使是走这样的修行之路，上丹田的若干个层面，还得一次一次、一次又一次地被打开，然后还必须把它降到中丹田来。即使这样简单的过程，也得这样去做，这样的过程少不了。它可以不走下丹田，但是中上二田必须完满，否则人的觉悟智慧圆满不了，见性见不了，见性的过程、见性的课程完成不了。如果你返过头来去见证生命存

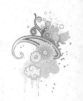

在的规律性，那么你一步也少不了。

当然，人家渐修上来的一步一个脚印的过程，也是一步都没有少的。但是顿悟的人在实证的过程中，其反应要少一些，时间要短一些，结果要好得多；虽然顿悟者比别人效率要高，但生命实践的哪一步都少不了，仅此而已。练功夫，既是一个循序渐进的慢过程，也是一个顿开顿悟的快过程。慢过程是为快过程做准备的，因为渐修顿悟，在功夫界不是有悟后方修道的说法吗？

修证智慧之路，是基本上没有捷径可走的，走正道才是捷径。就好像人们炒股票一样：某一天，股市来了行情，可以跳空高开，本来头一天 2900 点收盘，第二天高开变成了 3000 点，是否高开了以后就完了呢？以后还得去回补这个缺口。其实，人修身养性的道理和我们看到的事物的道理都是一样的。不是说修道的理和我们常人生活的理是两样的，不是！而是一样的理。修身养性的人不执著，不执著于平常的道理，而随顺自然而然的生活节奏，他是这样的内容；而平常的人不懂得顺应生活的自然节奏和社会节奏，拼命地执著于自己所认识的这个偏颇、片面、教条的理，所以他才有困惑，从而造成了自己裹足不前的现象。

健康修养 其理为一

现在大家练呼吸操，功夫的提升已经有了非常好的苗头和开始，大家开始有那么一丁点儿要入门的迹象了，但是离我们对生命科学进行深入探讨的这个目标还非常地遥远。当大家高兴的时候，如果稍微过了一点儿，我就会给你浇点凉水；你太过了，我就给你浇点冰块，让你清醒；当大家情绪低沉的时候，我就会鼓励你，给你希望；当你非常疲劳的时候，我们也会安抚你，让你休息。修身养性的过程，就是这样的一个过程，是完成身心健康的过程，还是开发般若智慧的过程。

记得前年，也是在我现在讲课的地方，给我那批学生讲课。当时他们说，他们不搞修养意识，只需要健康。后来我想了想心性修养和健康的关系，就给他们讲了。我说修养意识和健康的目标没有区别，它们的践证过程也没有区别；如果说有区别，那是大家内心对修养意识和健康的认识有差别。我后来告诫他们，如果你想要获得健康的身体，就必须按照修身养性的要求去做，要净化思想意识；思想意识活动不改变，想赢得真正的身心整体健康，那基本上是不现实的，也是不可能的。

有的人说："我只是为了健康。"其实之所以不健康，就是因为你产生思想意识活动的思维模式有问题，思想意识偏了，就会导致生活节奏偏颇。生活节奏偏颇，怎么去做人？做人的行为展现出来的内容，就不符合生命运化规律的内容，就没有道理了。如果还要强调自己的想法，那就是歪道理。生活在歪道理之中的人，怎么可能有一个健康的身体?！通过练功，身体好了一些，如果你的思想意识不变，身体能真正好起来吗？不能。为什么不能？就是不明做人的理！

一个大夫，现在不管是中医生，还是西医生，就是解决不了一个问题，而且他也不知道原因是什么。什么问题？那就是一个人得了病，竟然可以在一个医生手上看几十年！不管你的医术有多高明，你只要不是明了理的医生，你再会治病那也根治不了，因为病人的心性未变，偏颇的生活习性没变。明理的医生是什么样的？明理的医生就是要懂得人的身心活动是一个整体，人与自然及社会是一个整体，这样的人才是明了理的医生。明了理的医生，他要求的不仅仅只是外在形体器官功能的修复，更主要的是从根本上去帮助他人改变心性，改变人的思想意识状态，使之符合生命活动运化规律的要求。

于实践中不断觉醒

我们任何一个人，在修养身心的过程中，要学会无骄无弃。有好的感受，写出来，写出来不是为了在这儿宣扬自己什么，不是的，而是对自己的肯定，但是不要招摇，一招摇那就外泄了。任何事情都是有个度的，把握住了度，就把握了事物转化的机理。

因此，每一个人在练功的过程当中，在净化意识的过程当中，要无骄无弃，不要因为自己没有感受，就觉得低落。当没有出现感受的时候，那就是你的生命已经开始要崛起一个新的高潮了，正在储备着能量。你不要疑惑，为什么练这么长时间没有气感呢？有，你的气感在里面。只是你思想意识的识别功能还没提高，等你能识别以后，对气感觉明显了，一个新的层面就将打开，是这样一个递进的过程。

所以，我们每一个人，要学会戒骄戒躁。练得好的时候，不要自满；练得不好的时候，不要放弃。要知道，人世间没有哪一件事会处于永恒的高峰，也没有哪一件事会始终处于没有光明的黑暗，没有。因为我们人存在的这个空间，是阴阳五行混化的万事万物世界，是一个整体运化的世界。只有从整体辩证观的高度上去认识事物，我们的思想才有深度，我们就敢于面对自己了。

在未来的日子里，大家长功的速度，将会以一个比较缓和的加速度发展。丹田开，过一段时间丹田再开，过一段时间哪个地方再开再开……开一个地方、开一个层面就需要我们的意识也进一步地跟得上来。其实这个内容非常简单，我们学文化的时候，学过生产力与生产关系之间的关系，上层建筑与经济基础之间的关系。

人就是要调节好生理与心理之间的关系，只有把生理与心理的关系在觉悟智慧这个层面上统一起来之后，人才能以一个整体和谐的智慧面貌出现。即使是刹那间见证到了这样一个整体觉悟智慧境界的时候，或者说是达到明心的层面了，如果因此而不求上进，缺乏了、或者说丧失了、或者说减少了谦卑与诚信，那么这种整体之明心境界还是会退化的。

人的这一生，是一个不断学习的过程，是一个不断奋斗的过程，是一个在实践当中不断觉醒的过程。总而言之，人的一生，只是一个存在的过程，就像山上的水往下流，就像长江的水从西向东流一样，非常地自然。

成长的砺炼与应对

人生改变须逆水行舟

不断精进的生命整合

身心反应的应对

理论与修养是关键

求同存异 学会包容

今天给大家讲一下在习练呼吸操过程中出现的一些反应问题。练呼吸操会出现情志反应和身体的不适反应，在情志活动的反应中，又包括生理方面的反应和心理方面的反应。

人生改变须逆水行舟

我在闭黑关的这三个月中，真是收获太大了。以前自己的三焦通透不够，通过习练呼吸操后，有了很大的变化。现在又强化地练了几个月的呼吸操，本来三焦是比较通的，可是练深入进去以后就出现了一些发堵的反应，如舌头变大、变厚，舌苔白且有齿痕的现象。不过现在都好了，舌头也变薄了，舌苔的其他症状也随之消失了。这次闭关用了两个月的时间，三焦就通了，三焦一通利，五脏六腑就同时产生了反应，自己一下子就搞不定它了，其后反应了一个多礼拜的时间才好。

在 1994 年的时候，由于自己不明理，所以就自以为是地东一练、西一练的，这样就造成了三焦不通的情况。当时可以说是按照自己的主观想象去练的，结果练偏了，也造成了胆囊壁增厚。这都是那时认为自己对功法理论的学习已经不错了，像这样自以为是，而引起的主观偏执造成的结果。从 1994 年的 3 月到现在，我一直都在坚持练功，花了十几年的时间，三焦才得以通过来。三焦通了，可是要完全解决肝瘀和胆囊壁增厚的问题还得需要时间。所以人要想逆水行舟，肯定就不是那么容易的一件事。

大家要知道，人生要想发生改变，就必须逆水行舟，可逆水行舟却不是我们想象中的那么容易！我现在还是属于青壮年的时期，虽然也出智慧功夫了，条件不错，可是一经历闭关的过程，很快就认识到了自己的不足，觉得自己需要改变的地方太多了。在意识的修养方面还相差很远，还需要从产生心意的那个根本的源头起做"察照寂"的功夫。在生理方面，同样觉得自己的任督二脉和周身的经络气血都还没有完全通透好，必须重新回调、回治。

这都是自己的警觉性不够、精进不够所引起的，所以很惭愧，到现在身心的和谐整体也没完全调理好。虽然这些年自己的身心健康水平在不断地获得大幅度的提高，进步迅速，也能够从身心的这个整体出发，但还是做得不够的。这些年自己都是不断地在探索和见证净化心性这个根本，做智慧功夫和能量方面的内容，而忽略了身形和生理功能方面的锻炼，没有在这些方面下功夫、做文章。如果真要走见证出神入化的大智慧境界的路，那是一定要改变身形和各种生理功能的，打好这个生理基础，就这些内容的践行还得需要好几十年才能完成。

所以我现在一强化五脏的形，反应就很大了。五脏六腑这些地方需要完全通透，那反应肯定是比较大的。比如，腹部会出现胀满的现象，肠里边、胃里边、膀胱里边，整个五脏六腑里边都好像是满的，而且里边那个不舒服的劲儿，形容不出来。过去说结大丹，七天七夜那种痛苦是非常人所能接受的，疼痛难忍，简直就不想活了。虽然我这样的练法不会出现像结大丹那样的反应，但反应也是非常难受的。我这只不过是通三焦和脏腑，通个三焦就像这样不舒服了一个礼拜。

我为什么要警告那些生理变化比较大的学员呢？因为他们的内景比较好，但千万不要把内景当功夫，功夫一定是坚持不懈地练、并加上时间和净化意识的积累的结果，而绝不仅仅只是身形的变化。我就怕你们形成当年群众性的带有盲目性的健身运动，产生大跃进式的思想：一练感觉挺好，就觉得什么都解决了……

不断精进的生命整合

我在功夫这方面比大家稍稍地要强一些，练了这么多年也还有好多的问题没解决完，还得等正式闭关自守以后去解决，只有像这样去做，才能做好更为精细的身心调整，来整合自己的生命活动。

人的生命整体性要整合到哪个层面上，才算整合好了呢？应该要达到出神入化的境界和法、报、化的三身成就才行，只有到那时才算是达到目的。我现在离这个智慧功夫的高水平还相差得很遥远。以前听老师说，得花近百年的时间，也就是刻苦地修养身心百八十年才能达到那样的水平。

你们看过《大师在喜马拉雅山》那本书吗？里边记述有位老前辈活有一百多岁，达到了出神入化的智慧境界。出神入化的境界就是指人能够驾驭自己的生命体，能够对生命体做到显隐自在，即聚则成形、散则成气。

我们大家想身体健康，如果妄想几天就能改变过来，几天就有真正的好转，那是不可能的。例如，一个人有40岁了，生命活动通过40年的成长衰变而出现了疾病，就想象在几天当中或几年当中完全变成像小伙子一样的生理功能状态，那是不可能的。即使是有人只修炼了几天就顿悟了，出了大智慧功夫，出了真功夫，但你想能够真正地把生命活动调整出来，那同样是还得需要十几年、甚至是几十年的时间，必须得花时间来净化人的身心整体。

像这位学员的情况已经相当于明心的这个层面了，虽然在觉悟的层面还属于比较低一点的，可是他要想继续改变，开发大智慧，还非一日之功。就他这么好的内景，其中脉也必须得再刻苦练5年到8年才行。我说的意思是，必须一天24小时都在功态之中，最少也还得5年至8年！那才可以将中脉整理得像个模样。你这个颈项部的地方不出这个肉杠杠——肉项圈，那你的中脉也不行，听到没有？出不来肉项圈就别谈练好中脉了，你那个中脉再好也是不行的。修炼中脉到最后非得实证出碧眼方瞳的功夫层面，届时中脉才算是真好了。

身心反应的应对

大家现在锻炼身体也是一样的。有病，锻炼身体，如果反应大了，有时对自己就丧失了信心，心想："我怎么回事？我练这么多年应该好啊，怎么这个生理反应和情志反应越练还越严重了呢？"那么我现在告诉你们，要再坚持一下，再往后坚持一下。因为你们现在走的不是错道，而是走的正道！没关系，没问题，往前再迈一步。反应期这中间也可以休息两天，给自己放个假，或者是少练多养，反应就会自然地冲过去了。反应过去之后，人体的精气神就会自然地增长上来了。

当然在这个过程中，产生疲乏、嗜睡、浑身无力或发软等现象都不要害怕，可以喝点补气的东西，吃一点营养的东西来补充一下，自然就好了。如果出现了各种各样的情志活动，也不要觉得奇怪，加强静养的过程，加强理论的学习，这样各种各样的反应很快就会过去。

我们这里的罗老师，平时心地很善良，也能够做到宽以待人，可在闭关的时候，她就看着高老师不顺眼，说这个人坏。为什么？出情志反应了。平时她们俩的关系是很好的，为什么忽然出现这样的想法呢？能量堆积太快了，出了情志反应之后，有时看谁都觉得谁不顺眼。她平时也很尊重我的，那几天我说话也没有用了，她不听，就抓住她自己的观点来看事。过会儿大家听她自己谈一下。当那个情志反应出来了的时候，很容易让人把这个假的东西当真的来看待。所以修养意识是多么重要的一件事！

她跟我说："高老师这个人真坏。"这些情况都是后来她跟我讲的，没有跟别人讲。为什么会出现这样的一些现象？首先我们是闭的黑关，其中有两个月是禁语的，不能说话。由于人处在比较安静的状态之中，所以会有很多平时的思想活动，以及各种平时的事情浮现出来，再加上出现了情志反应，因此她产生了这样的想法，越想就越觉得别人坏。

在闭关的期间，又赶上了各地地震和火山爆发等自然现象的能量信息的干扰。大家知道，连鸡、狗和老鼠等动物都能感知到地震、火山爆发的信息，都知道跑，这人感应到这些自然信息之后，在闭关室里是不会自己跑的，那么也会增加情志反应的强度和烈度，这也促成了她会胡思乱想的情况。也就是说，人的情志活动总得通过一定的反应方式把它反应出来。

理论与修养是关键

现在大家就应该知道了，为什么我总是强调修养思想意识的重要性，强调改变参照系标准的重要性，学习健身理论与养生文化及智慧教育文化的重要性。

人情志活动的反应，就像大自然时常发生的地震和爆发的火山一样，都是反应。关于习练呼吸操的情志反应我也有，我经常说这些都是非常正常的生理反应。只要习练呼吸操，是一定会出类似的情志反应的，所以，我们应该了解和学会怎样自觉去调整这些情志活动的方法。为什么罗老师当时会产生这样的想法呢？因为长功的速度太快了。一是理论素养没跟上来，二是生理基础没跟上来，勉强闭黑关。不过，总的来说还算是圆满，能闭下来就算不错了。

年纪大的人，你们说自己的身体已经好了，那只是相对的，比同龄人强那么一丁点儿。你们如果真要好起来，真是由60岁变成50岁的生理状态，还需要假以时日，要努力。你们大家一定要努力，可别总说自己的时间紧张。人的改变是需要时间的，想培养自己的身心健康，不付出努力是绝对不行的，而且取得健康的成绩，还是需要用时间来维护的。大庆的功友刻苦，刻苦就很容易出现情志反应，出现了情志反应肯定就把假的当真的了。那个国外来的学员，习练呼吸操以后就出现了反应，而且还错怪了小张，把他当情敌了，还说如果要是在加拿大，那就不客气了，那就要决斗了。（众笑）

因为习练呼吸操很容易调动脏真之气（或称为脏真能量），这样一来就自然会出现这么多的反应。大家不要觉得我说的很好笑，事实真就是这样的，所以，请大家认真去学习我们讲的健身方法与养生文化方面的知识，还要学习智慧教育文化的内容来加强自我的修养。

跟着聊天室练功的人，也有练出反应的，有了情志反应就不敢学了，这都是不愿意学习理论而一味盲目地追求健康所造成的。不懂得生命运化的这些规律，就会很容易产生怀疑，并把这些所谓的怀疑放大，通过信息的放大，那么因此而产生障碍的想法就多了。

我起反应时身体也是很难受的，不过反应过了肝胆部位就好了很多。但那只是好了很多，还没反应完，对于这一点我是知道的，还有肾脏、脾脏都没怎么反应过。肝脏经常反应一下，以前肺从来没有反应过，这次闭黑关，我的那个肺脏反应的时候就非常不舒服。我不知道你们反应时肺脏出现过不适的现象没有，五脏都会反应的，可能还会出现疼痛的现象。能感觉到五脏的不舒服或疼痛，那说明你的感觉功能敏感了，属于功夫水平提高了的现象。为什么？一般的人不大能体会出五脏方面的各种生理反应。

生命系统的各种感觉反应的渠道是不一样的。大家知道我现在的这个健康水平还是可以的，可是在闭关时，由于观注命门的时间长了，加强命门的意守和开合，这样腹部的温度自然地高了，后来出现两肾发热至煎汤，然后就出现了大便干结的现象。为什么会出现这样的现象？那是因为自己的这一部分生理结构组织以前没像这么热过，在这些组织细胞的记忆里没有这样的记忆，所以命门热，两肾也发热，这样就引起大肠热了。大肠热狠了就上火，上火就容易引起大便干结。

那怎么解决？我写了一纸条递出来，让护法的老师拿五克大黄，六克枳壳，给点蜂蜜，煮成浓浓的一碗汤喝了，这样就很轻松地解决了。真练功夫，不懂点中医还不行。你们保健康的人，出现这样的反应不要怕，喝点泻药或清一下火就好了。

你们看现在有很多人来我们这里，饭吃得不少，可就是不上厕所，为什么？吃进去的东西化了。摸摸肚子还挺软和的，吃了七八天，不解大便，解就解那么一丁点儿，那东西装哪去了？有的是化成气了，补了你的身体；有的人是以前这个腹部的地方比较寒，现在内在的生机一上来，那还需要有个适应的过程，腹部的温度一上来，大便就会出现干结的现象。这些都很正常，健身修炼的过程也就是这样的。告诉大家，你们到我们这里来了之后，不会出现不利于身心健康的现象的，能有什么问题？所以，在习练呼吸操的过程中会出现这样或那样的反应情况，这些都是很自然的，没有关系。

习练呼吸操一段时间之后，可能又会感觉不出效果了，那是因为身体在积蓄能量，过一段就又会出效果的，就像现在科学讲的"平台期"一样。当然不能天天都出反应，也不能总出效果啊。大家需要学会只计耕耘、不计收获才行，效果会自在其中的，而且获得的任何效果都需要维系。任何事物的发展都是波浪式前进、螺旋式上升的，当能量或力量累积到一定的时候，就又会出效果了；出了效果以后，气不够用了，又需要维持，身体里边有个全自动的调节、调整的过程。

现在我们所制作的方便大家健身的各种音乐内容很多，有分别带三个丹田的音乐，有带中脉九点的音乐，有带任督二脉的音乐，还有带头部九宫的音乐，等等。慢慢做，因为是生命系统工程学。我们已经做了不少类似这样的音乐。关于儿童开智的信息音乐也得做，不过等以后有时间可以慢慢地做，做成一大系列有利于大家健身的音乐。以后我们把开智的能量信息录下来，然后用来给孩子们做动画片的信息音乐。

我们还有节奏快一些的带功音乐，这些音乐都加上了能量信息。加能量信息的目的不就是为了方便大家获得健康吗？当然，接收这些具有不同属性特征的能量信息，自然能够起到帮助大家开三个丹田、松腰、开中脉、开智慧的作用。这些音乐本身没有治疗或帮助康复或获得健康的信息内容，就是音乐的本身也表达不了什么，关键是里面加注了带功的能量信息，它能帮助改变大家的身体健康状态，具有良性调节生命活动的信息和功用。

现在我们的能力不足，受一些客观条件的限制，但是希望我们能够为大家服务，为不同年龄层面、不同健康层面的人服务，都要顾及到。有时候我一个人想不到的地方，希望大家都能提合理化的建议。现在我们这里开悟了的人已经有好几个，真正的修身养性理论也讲了不少的内容，那么大家现在就是应该齐心协力地去做。

求同存异 学会包容

还有一个内容，就是希望我们大家要学会面对社会上、生活中不同层面的人。讲个故事给大家听。1992 年我在秦皇岛康复中心学习，当时在教练员班，老师接见我们班的学员一个小时，其中有个学员提的问题是既没有深度，也没有普遍性，我就在旁边插嘴说："这个就根本不是问题，有什么提头？"

老师在答复的同时回头瞪了我一眼。然后又有个学员提问题，当时我认为那也不是问题，然后我又在旁边说："书里面已经讲得非常清楚了。"这时候老师对我说："你这个学员怎么回事？你怎么总不让人提问题。"他责备我不让人提问题，我就不作声了。可当时还觉得自己委屈，心理不理解，也是不服气，心想这些问题老师已经讲了好多遍了，我提醒一下大家也没错啊，可是老师却说我怎么回事，总不让人提问题。我当时是不理解。

一群人在一块儿，有的人站得高一点儿，有的人站得低一点儿。站得高的，你就得有点儿耐心，把自己放低一点儿，求同存异。我也讲过一课叫"求同存异"。

打个比方说，我们在讲课的时候，如果小张存在某个疑问，那么就要考虑好问题再提出来；再有人提问题也是要先想好，尽量不与前面的问题重复。这样方便老师回答，也方便大家更好的从中学习。而且有些问题你知道不一定别人就知道，反过来说，人家知道的你也不一定知道，所以，对别人提出自己知道的问题别表现得不耐烦，每个人的不同情况要不同对待。

我们大家就是需要有爱心和包容心。因为大家都是来自全国各地的人，每个人都很忙，每个人都有各人的事，大家的时间都非常宝贵，来我们这里都是想多学些东西。

比如这位黄同学，其实他的时间很有限，他是 5 月 1 日才来，为什么不能提前来呢？请不下假来。去年是国庆节过来就住了三天，回去后他得连续上班一个月，来补这三天的假。他一天上两个班，非常忙。为什么上两个班？一个原因就是家里边有点困难，另外一个确实是工作岗位的需要，他还是个小班长。

你看他怎么提问题呢？提问题的时候在脑子里首先想好，这是我的一个问题、两个问题，把它提出来。你可别连续地问，要等老师回答完了，观察一下别人还有什么问题要提，让别人提完了，过一会儿你再提。

凡是提出来的问题我都会讲，讲了对大家会有帮助，有很多内容对每个人都是有帮助的。其实有些问题不是一个人的问题，大家都有，我也不是针对某一个人讲的，而是对所有人讲的。因为某个人所提的问题，只是提起了这个问题的因，把它讲出来，那就是讲给所有的人听的。

我们每一个人都得像这样去做，让想提问题的人不要有难处。另外，提问题的人也要替大家考虑一下，这样不就好了吗？那就是和谐。有问题不要紧，矛盾也会促进事物的发展。矛盾就是积聚力量，和谐就是最理想的运化发展内容与过程。

心与心的对话

信心从本性中来

成长空间源于意识净化

智慧传承教育的模式

直指人心的智慧辩证法

信心从本性中来

学生：老师，我们"三年的路"这个慎独班，正式开班已经六个多月了，后来又有新加入的，我们能不能做个统计发到网上？比如说，从3月5日开班开始能坚持到现在的正式学员中，有多少人开了丹田，有多少人开了脉，我们不说名字，只把数字说出来，这样好不好？我觉得这是一种管理方式，对于现在所办的这个班，也是一个总结。

对于你现在所提出的问题，我在《持之以恒》那节课里边粗略地说了一些。我们确实是可以统计一下，不过统计了以后也只能是在我们班上说说而已，不要对外宣传。

学生：宣传可以给大家增加点信心嘛！

为什么？对于信心的问题是这样的，大家有信心的就留下，没信心的就走人，我们可不管这个。为什么这样？虽然运用统计学原理是可以帮帮我们，给大家以鼓励，但是对生命热爱的人的多少，是不会因为有了统计数据的存在而上升，也不会因为没有统计数据的存在而降低的，不会。如果人的信心不是从心性中发出来的，而是依赖外在条件来支撑的，那么这样的人怎么可能走上真正的内求诸己之路，怎么可能走上身心健康和智慧探索之路？

有的人只是在看完之后，会这样认为："这不是吹牛吗？你看，

说大话。"然后有的人看了之后会说："这有什么了不起的。"你还没有听到像这样的话，武汉有一个所谓的道家门派，是练丹道的，说："开中脉？那还不容易，我扫你两眼，这个中脉就开了。"我说，那不是开中脉，那是开神经病，开精神病。所以对这个东西的认识，就叫所谓的"仁者见仁，智者见智"！很多人看到统计数据的想法是不一样的。其实没有多大意义，只能起到宣传自己的作用而已。

我们在那讲《持之以恒》中说了，先天气大显象的人目前我们这里至少有三个，这就已经很了不起了。什么也不说，就三个先天气大显象的事例的出现，从历史的角度上来看就很了不起了，这个是非常大的变化。还不用说已经开丹田的人，我们这儿开丹田的人多了，很多。但是没有意义，不代表什么。这个如果说出去，人家会说你是身外求法，叫修外道，甚至会说是修魔道的。

学生：您的观点不对，老师。

那是为什么？

学生：您听我说。我们现在是搞科学，对吧？老师您提出了一套理论和一套方法，按照这个方法去修、去练，按照这个理论去修正意识的话，那么在一定的时间之内，是可以取得一定的成绩。我们应该肯定自己的成绩，这是科学的东西，它没有作假的东西。

老师您说，按这个方法练半年，每天练5个小时就能松腰，我们有的练三个月就松腰了，而且没有完全按每天练五个小时的要求去练。我们的统计数据是给自己看的，就是说，我们按照科学的方法练，就能取得成绩，这个和别人是怎么想的没有关系。我是说，常态的科学研究方法不能丢了，它还是帮助我们前进的一个工具。数据可以不给人家看，但我们自己要心里有数。老师当然已经知道谁怎么怎么样了，我和您那儿隔了老远，不知道是怎么回事。大家还都见过面的，只有我现在一个人孤零零地在这边。

不孤零，你看现在不就是已经通话了吗？这个比10年、20年前是太优化了，已经太先进了。

利用统计的方法我不是不赞同，而是因为有些东西还要涉及一些具体内容。就是我们现在辅导员不多，也不是说就我一个人有能力帮助带大家而其他的老师带不了，其实有几位老师都有这样的能力，也可以帮大家带，可以把丹田什么的带开，都有这样的本事。但是，我一个人做这个实验是没有用的，我们统计出来的，人家都归结到我一个人身上是没有意义的，我们这里是集体的努力。如果想把这个东西作为科学的数据，最好是在几十年以后，展示一个科学的数据给大家，那个时候才是我们需要积极宣传、积极努力去展示的内容。

现在我们叫做什么？叫做"夹着尾巴做人"，做人低调一点，我们得韬光养晦。我们得涵藏着一点，得悠着一点，我们得积蓄能量，积蓄智慧的力量，得把自身的智慧功夫的水平再提高一些，身心变得更整体、更完善一些，变得再和谐一些。就像是上世纪60年代末期的那个观点——深挖洞，广积粮，不称霸。我们如果有些东西展示得过早，其实不好，还是应该收敛一些、内敛一点为好。

其实这个统计数据也不是没有，只不过没点名说有哪个哪个是怎么开丹田的，松腰了的是怎么样一回事。化喉结的，我们这有几个了，男士女士都有，不是只有男士化喉结而没有女士，化喉结化得最快的，是来到我们这里不足24小时，喉结就化了一部分。像这样的奇迹性变化统计没有多大意思。

成长空间源于意识净化

我觉得，我们要有积极的进取精神，努力地去培养人才，这样才好一点。不过你还没看到过这些老师，你说你孤零零的，那就给你看一看，给你介绍一下好不好？现在你知道就行了，别人知不知道我们不管了。

（边说边指着自己身边的人介绍）这个李老师，他是喉结化得最快的一个，不到 24 小时开了喉结。坐最后边的那个瘦瘦的是张老师，他原来给健身院的同学做饭，平时练练功，40 多天，喉结化了，长得一副罗汉相。

你看第一个连续练呼吸操 6 个小时的人是她，是她练出来的，就是这个熊老师。她是 1994 年和我们一块儿练功的人，我们那个时候办班，她就来参加了。她是有耳聋方面疾病的，后来在我们那里练了半年功以后，就能听到电话响声了，她的变化也是很大的，我们呼吸操单位时间突破练 6 个小时就是她带出来的。

对于呼吸操，我从来没想到过要练很长时间，有一两个小时就行了，当有人练了 3 个小时之后，也没想过要练 4 个小时。可就是这个熊老师回家去以后，从晚上吃完饭 8 点练到第二天早晨 2 点，6 个小时。当时她入定了，她就练个不停，不停地练，她也不累，入定了。这很多大的变化都是我们身边的人创造的。

当然也有不成功的例子。我们有的学员中脉开了，不修正意识我就不要她继续到我们这里来，就是让她走。做她的思想工作，反复做工作，要她离开。中脉都开了一段，为什么还不要她来呢？她的现象不是能给我们带来荣誉吗？不是，我认为她是在给我们制造障碍。因为她的意识不愿意改变，与她交流了很多次。但是，她的思想意识就是不能够从过去的认识改变过来，不能够把病态意识活动改变成健康的思想状态，非常僵化，这样的学生我们不能带。像心窍开的，有好几个，我们也不要了。为什么不要？修养意识不够，净化得不够，做一个平常的人都不够格、做不好。所以意识不变的我们不带。

如果搞生命科学不严格地按照改变意识、修养意识的要求去做，我们是坚决不要的。不管他的生理条件有多好，不管他的中脉开得有多好，坚决不要。那就是说，这样的人跟道没有关系，就是开了中脉也跟道没有关系。你就算是明心了，在这个层面上，如果你不能跟上老师的这个净化意识的节奏，咱也不管，也不要了。你可以自己去慢慢修去，与谁有缘就让谁教，自己有缘走这条路，自己度化自己也行。所以这个东西，它还跟一般的常态科学有点区别，你说怎么统计？

这个罗老师，今天我还批评她了，她智慧祖窍开了有两年多，中脉开了一部分；那个姓高的老师，糊里糊涂的，中脉开了有什么用，她这个混元窍也是开了的，而且还自动开合的，有什么用？像这样的人，意识不变，以后全部不要，真的全部不要。他们坐在这中间，我也是这样说。像杜老师，太执著了，执著自己的见解，一样的，不愿意改变也不行，也不要。小张也是，化喉结的也是这样。

他们这个生理上的变化没有用的，如果意识不变，就不能使人的身心活动在更高的层面上发生质变，那是不行的。当然他们这个生理上的变化也是质变，但是这个不是根本的质变。所以，只要是不能够从思想意识上改变，我们就一定不要。

未来我们要培养的人很多，我们是为未来做工作的，几十年以后，目标在未来，不在现在，所以现在统不统计无所谓的。我们的理想和目标在这儿哪。

学生：明白了，老师。

这就是说，我们统计一下，可能很多人看了以后会跟着我们走，但是人越多我们负担越大，越麻烦。因为一呼而上的时候，沙子太多，泥沙俱下。比如粮食里面有沙子以后，人吃不下去，也咽不下去，舌、牙、咽部都受不了。所以我们尽量不要掺沙子，精益求精，宁缺毋滥。我今天在这儿说的话，是一定算话的。我身边的人，只要是不主动改变意识的，全部走人，一个也不要。

"三年的路"这个慎独班，我们得带一带，怎么地也得把三年的路走完，然后能够跟上的就继续走，我们再继续带。如果意识不愿意改变，不愿意脱俗，不变，我们同样不管，也管不了。为什么？一个人的涵养道德不好，净化意识不到位，那就没有办法培养成才。如果你这思想意识解决不了，我是不愿意伤这个身、淘这个神的，不耗费这个能量、消耗这个精力。

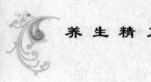

智慧传承教育的模式

我们是为未来那些热爱自己生命的人培养辅导员的，我们的辅导员一定要走向觉悟智慧，没有觉悟智慧的辅导员所传播的文化是谬误！那样传播的是谬误的文化，与真理存在是相违背的。因为智慧教育文化不同于常态文化，它是注重实践的。现在群众性锻炼的浪潮过去这么多年了，经验与教训都在我们面前摆着了，我们不干这个，总结了以后，就不再走回头路了。

在唐代有一个伟大的修炼家，画了十牛图——寻牛、见迹、见牛、得牛、牧牛、骑牛归家、忘牛存人、人牛俱忘、返本还源、入廛垂手，这位修炼家就是通过绘画艺术来喻讲开发根本智慧的学问的。我们是要探寻一条开发觉悟智慧的新道路，而不是像以前那样搞普及，搞健康。

那个普及健康的活动有什么根本意义？你能够使人获得真正的身心健康吗？从现在来看，不是有很多人没有获得真正的身心整体的健康吗？没有健康可言。既没有心理上健康的安定性，又没有生理上健康的稳定性。像这样的发展是不利于智慧生命科学事业的稳定发展的。

当一个事业的文化底蕴没有建立起来的时候，是不能盲目进行传播的。当然，浪潮式的健身文化运动也有个好处，它建立起了文化教育体系、文化框架的这个科学知识内涵。这是那个特殊时期衍生演化出的产物。没有庞老师建立起来的混元气理论这个框架，我们也走不出来，不是吗？所以它也不是一无是处，它也有好的内容在里边。但是我们好的要肯定，里边不正常、不健康、不稳定、不符合科学的内容是坚决要否定的，这个就叫科学观，也叫辩证的发展观。

前天我和这位同学在一起的时候，我问他什么叫科学，他说科学就是一个科目的学问。是这样的吗？科学的含义现在发展成为探求真理的一个名词，包括自然的、社会的。看样子事物都在发展演变，都在变化，我们也得变一点。如果穿新鞋走老路，这样的方法我们可没学会，我们得穿新鞋走新路。

前面已经有了那么多年的实践经验了，我们得总结，总结了以后才好不走回头路。真正要建立智慧生命科学这门学问，必须要有觉悟者，10个、20个⋯⋯到那个时候，生命科学的框架才能真正地建立起来，内求性质的智慧生命科学——这种教育文化体系才能真正地被建立起来。

前天我和他们聊天的时候就谈到了这一点，就是有些老师书写得很好、很科学，也很规范，从逻辑上来看，符合当代科学文化教育的模式，可大家就是学不懂，就是不会在日常生活当中去运用。为什么？它是文化框架里边的教育方式，是这个模型。

我们现在所讲的东西，都是通过对过去群众性健身文化浪潮的总结而讲出来的理论体系内容。在这里我要首先抱歉的是，由于我自己的文化基础不好，所以给大家讲的东西就可能没有完全表达出我心中所想的内容的涵义，这是第一点。

第二点，就是我的口才也不是很好，讲话当中经常会出现重复的现象，而且重复的地方也比较多，给人一种非常拖沓的感觉。然而我们讲的内容是"传承教育"的文化模式，就好像是贯穿于人的具体生活当中，一个人如何去学会吃饭、学会走路，学会叫一声"妈妈"，学会喊一声"爸爸"那样的下手法内容。我们是一种传承教育的模式，是一种智慧传承教育的文化内容，这跟文化知识教育的模式是完全不一样的。

我是这样的想法。我们这个课听起来，这个文化读起来，就显得很亲切，显得很流畅，也很自然。所以大家都不嫌弃，不会说刘老师这个课讲得太难听，这个讲课的内容太长，我都不愿意听，不愿意看。当然也有的人是会有这样的想法。像你这样的高级知识分子，像教授、博士、大学生等等，都是高级知识分子，也对我们提了很多良好的建议。

为什么有的建议我采纳，有的建议不能采纳？例如说，前些天我改了一篇稿子的名称，叫《科学的……愚昧的……》。原来是《科学与愚昧》，为什么要改成这个标题呢？"科学与愚昧"显得太定性了，而"科学的……愚昧的……"既具有本质的形式，又具有现象的内容；既有形式的本质，还有内容的现象。这就很容易让人有晃荡的感觉，是来回晃荡的标题，产生了一个松动的灵活的教育文化的内容在里边包含着，也就很容易让人产生一种亲切感。

像这样教育文化的模式现在很少见了，但过去都是这样的，手把手教。就像我们一出生的时候，自己的父母亲会这样教我们，比如父亲会说："喊我呀，快叫啊，喊爸爸。"妈妈则会说："快点，我的宝贝，叫妈妈。"重复了上万次，终于有一天，小孩自己开叫了，叫"爸爸"或"妈妈"。这就是教育文化的传承过程，也是传承教育文化的具体内容。

直指人心的智慧辩证法

学生：老师，我体会到了您的教育方法和我以前有的老师的教育方法有不同的地方。他那个是逻辑的、辩证的思维理论体系；而您这套方法，可以说有点像禅宗那个"诡辩"。我说禅宗诡辩，它有好的地方也有坏的地方。当理还没有明的时候，在自己证还没证到道的时候，是不是必须借助于禅宗的这种诡辩术，去想办法进入？对于这个方法我有的同意，有的是不同意的。

不要紧的，你同意和不同意都讲出来，这就叫学术探讨。因为教育可能按照通常所谓的合理的方式进入，但是我们的教育是教育人最本质的东西，就是让你脱俗。可是当你舍不得脱你那个俗的时候，当把你那个俗的外衣拿下来的时候，你就会说它是诡辩。

如果真舍得脱下你那个逻辑思维的外衣的时候、你的人之常情的时候、你的尊严和人格的时候，它就是直指人心！因为只有指着人的"心"说话之时，人才能直接地把自己的那个真心自性呈现出来。因为这是一种最好的、最简单的、最直接的智慧传承教育方法。但是，我还是想听听为什么你会用"诡辩"一词，而不是用"辩证法"这三个字？难道辩证法也是诡辩吗？

学生：是啊，禅宗的那些东西，有的时候就感觉它没有说得很清楚。

禅宗的东西没有"什么"未说清楚的。

学生：譬如说，佛说你要找心？说你心在哪儿？哪个是你？胳膊是你？还是腿是你？那么，这个东西就是胳膊是我还是腿是我？你去想的时候，就觉得他在那儿胡说八道。但是你再往深处想一想：可也是啊，到底胳膊是我，还是腿是我？到底什么是我？就一直往深处想……所以我喜欢他这个诡辩术。

这是排除法，它是顺着平常人的逻辑推理来一步一步破你外求的思维逻辑，是以这样的方式破除僵化、偏执、狭隘的假我的下手法，这叫随缘应化，而不是叫诡辩。例如《楞严经》里边讲的这个内容，"八还辨见，七处征心"，它就是用这种排除法来破，是辩证逻辑思维的排除法。它是让你从一个环节进入到另外一个环节，把你推到"性体"上去。那眼睛是你的吗？……

学生：到最后，就逼到无路可走了？

这个还不是禅宗的内容，它这个是《唯识论》里边的，是按照这个模式过来的。《楞严经》就是大白伞灌顶。大白伞灌顶就是通过灌顶，脱掉你身体的外衣，脱掉你身上的筋、脉、皮、骨、肉，脱掉你身上的五脏六腑，脱掉你身上的四肢百骸，脱掉你身上所具有的一切外在的四大、五蕴。脱完了，还剩下什么？还剩下的就是一个性体。这个性体，它不是个有，也不是个空；但又是个有，又是个空。这不是诡辩，它是指着人的真心自性这个性体去说的。

例如，中国道家学说的老子讲："道可道非常道；名可名非常名。"说道是什么？道是"恍兮惚兮"。你说恍兮是什么？惚兮是什么？谁能把恍兮说出来？难道我们站在气之中，人在气中，气在人中，那是恍兮吗？那不是，那是叫恍糊涂。晃晃悠悠、晃荡晃荡……那是晃糊涂，那不是恍兮惚兮。"恍兮惚兮"是惟妙惟肖地描述道的净寂态，它这个是惟妙惟肖讲解出恍兮惚兮的净寂境界，是让你这个意识在若有若无之间，在那个若有若无之间、如来如去之间呈现出来的。

它不是诡辩，是表达的智慧性的整体观与辩证法，它是通过辩证的道理，让你直接深入到真心自性里面去的内容。如果用逻辑的方法不行，那就用最简单、最明了的没有理论的方法，那就是直指人心。但是这个方法，一般人是接受不了的，因为它没有理论可寻。禅宗如果有理论的话，那么就是借助于什么？借助于唯识，借助于戒律，借助于般若经典——《楞伽经》、《金刚经》来印证，借助于《楞严经》这些般若经典来论证的。

我们开始形成现代的智慧传承教育理论体系，在学习方面，我们就又多了一个"借助于"，借助于智慧整体辩证观的理论，来见证自己的实相智慧。希望你能够把这些内容学好、学透，这样在不久的将来，才有可能践证到自己的实相智慧。

当然帮助大家学做人、学修身养性，是我们几十年以后要做的事。在此向你发出警告，好好学习，认真践行。智慧性的生命科学的建立需要你们这样的高级人才自觉地进入！

杂谈答疑下篇

生命整体的健康态

交流健身感受

生命活动的整体性

练功与调病

交流健身感受

　　刚才我们这里的老师们给大家的身体进行了调理，下面请大家谈谈自己的感受。

　　学生：丹田发热。

　　你这是铁树开了花，以前特别不敏感，现在变得敏感了，这样不错。看样子这些天做呼吸操对你帮助蛮大的。

　　学生：昏昏欲睡。

　　这是因为老师在给大家调理时能量信息太强，而你自己的身体又有些弱，所以你会感觉到昏昏欲睡。而且这里有一位老师的水平比较高，其他几位老师三个丹田基本上都开了。

　　学生：我头部有跳动的感觉。

　　这个感觉蛮好，头里面感到跳动，现在想一想下丹田，把它收一收，收到下丹田，静养。

　　学生：带中丹田时，心脏有点刺痛。带上丹田时，我想不到脑中心去。

　　这个不要紧，主要是头里边的气不足，让这些老师们带几次以后会好一些的，到时候就能想到脑中心了。心脏有点刺痛不要紧的，那是心脏上的反应。

　　学生：感觉有凉气从头往下走，后背都是凉的，这是怎么回事？

这说明你身体里边蛮热，身体里边有火，所以它就感觉是凉的。

学生：头部感觉很紧。

头部感觉紧是正常的。你属于比较敏感的一类人。有时候感觉像有个盖子扣在头上，这也正常。有感觉总是好的。

学生：如何理解"开丹田"？

这个很好理解，什么叫丹田开？"有气则成窍，无气则渺茫"，这句话你把它证明了、感觉到了就行了。当人家问你的丹田在哪儿？你说我的丹田就在那里。你一说，人家能感觉到，那就是你的丹田开了，至少应该是这样的。最初级的神入气中，丹田才能开，不然你怎么体会得到我的丹田在这儿、在那儿的？

有的人丹田靠前一些，有的人丹田靠后一些，每个人丹田的位置还不一样。其实丹田的这个位置，只能说是那一块地方或者是区域。说谁开了、谁没开，用健身养生方面的理论来解释，那就是神入气中的时候它就开了，至少要达到最初级的神入气中。"有气则成窍"，有气在丹田里边，相当于丹田的那个空间有气了，你还得神入到那个气中，体察到它，体察到有气的这个地方。如果你体察不到这个地方，没气，那不就没开吗？"有气则成窍，无气则渺茫"，应该是这么理解。

学生：开窍能叫明心吗？

开下丹田也叫开窍，开肚脐这里的神阙穴也可以叫开窍，开个中丹田还可以叫开窍。开窍是开窍穴的简称，所以开窍不一定就是明心。但明心一定是开了窍穴，那就是开心之神窍，开智慧之祖窍了。

学生：感觉命门一片有气，非常轻松。带中丹田时，小腹有点紧。带上丹田时，头有些紧，有点沉重。

这都是很正常的反应，对每一个部位的体会逐步会加深的。

学生：感觉无边无际的均匀与充满，那是什么心境？

什么都不是。你感觉到无边无际，那只是你的感觉。佛经里不是有这样的一句话吗？"有形有象皆是假，无形无相方为真。"你感觉到是无边无际的，那就是有相了，有概念、有念头了。无边无际的均匀与充满，是你感觉到的，你不要管它，更不要管是一种什么境界。真正的无边无际、均匀无别、无内无外、不垢不净等都是感觉不到的，人的身心处在那种境界中是没有任何觉受的，所以道是不可能被感觉到的。大家以后不要对道这个绝对真理产生妄想或幻想。

学生：感觉气收进去了一些，但还没收完。

你丹田没开，你怎么能收进去呢？丹田开了以后就好了。丹田开了，如果开到玄关这个层面上，你收气是收不完的，有多少气进到丹田里边都没个底。

学生：老师给我们调理时，对我们的身形有什么要求？

你躺着放松接受也行，坐着也可以。

学生：带上丹田时，头有些凉，隐隐有空荡荡的感觉。

头凉的感觉蛮好。继续做呼吸操，以后空的感觉还会更好的。但是那个空的感觉也不是智慧的空性，只是对空念的感觉而已，千万不要当作是明心见性。

学生：老师只带下丹田行吗？把下丹田带开了，再带其他可否？

不能专门带下丹田。如果是身体比较结实的人，阳气生发得太快会产生遗精或带下，所以用场调理的时候三个丹田都得带。应该说，阳气比较壮的人应该先开中丹田，开中丹田非常关键。

生命活动的整体性

学生：气充足了，会不会留不住？

如果丹田开了，气足了就留得住。什么叫气足？身体是个巨大的系统，是非常巨大而又非常复杂的系统，没有真正气足的时候。

你感觉气足的时候，那就是快要打开另一个层面了；打开了另一个层面，就又会出现缺气的现象、气不足的现象。人的身体有蛮多层面需要打开。

我今天跟你们讲一讲什么叫整体，好不好？简单地讲几句，希望能把这个讲话录音整理出来。

如果从形体的气来看，下丹田开，腰松了，形体的气才能整；把中丹田练开了，从上往下练，把混元窍打开，脏真之气才能整；如果说下丹田开了，再开混元窍，混元窍的气也不整，那种整是个假的现象，智慧的神机窍开了，那个气才能整，才能为形成真正的整体提供基础的条件。

你守印堂穴，尾闾这个地方能够感觉气血动；守夹脊关、玉枕关，整个督脉都能够感受到气血动，那么你的督脉这个整体就形成了。守印堂，任脉有变化，从喉结到胸部这条线下来，什么华盖穴、璇玑穴、紫宫穴、膻中穴、上中下脘、建里穴、神阙穴（肚脐）、气海穴、关元穴等，如果这条线都能动，还能动到会阴这个地方，也能动到尾闾这个地方，那么任脉的整体就形成了。

你守心脏的时候，小肠的气血动，那么心与小肠相沟通了，这个整体就形成了；守肺的时候，大肠能动，大肠的气机发生了变化，那么这个整体就形成了。守胃的时候，脾动；守脾的时候，胃的气血能够发生变化；守胆的时候，肝动。守左边，右边动；守上边，下边动……能够产生这些现象才叫整体。比如守头顶，会阴动，那个叫整体。

如果你没做到这些，你谈什么整体？腰松了以后，你脊椎管里边混化得怎么样？不是要洗髓吗？洗髓了以后，你的脊髓神经，腰椎以下，脊髓到尾椎，马尾神经等的混元气混化得怎么样？如果你的身体有明显的、不可抗拒的、不可改变的生理变化，到了那个时候讲给我听一听，你一讲我就知道了。

如果你问："我守头顶会阴动，我这个整体整不整？"我说还没有。为什么还没有？你脊髓管里边通了没有？脊髓管通了，脊髓神经混化得怎么样？脊髓神经这个地方通了，脊髓神经中央孔里边通了没有？这个地方通了，在脊柱的前边，动脉血管这个地方还得化……

学生：我们是不是先练中丹田？

每个人情况不一样，因势利导。上、中、下丹田，不管先开哪个丹田都对身体有好处。

练功与调病

学生：我的腰脊椎侧弯，坐、立都很困难，即使能坐、立，也很容易累。

你练练呼吸操、梳头操，你坐在床上练都可以。你是北方人吧，现在北边挺冷的，至少零下七度左右，还是在家里边练吧。慢慢的，内气充足了，身体强健一些了，还可以加练升阳固本操。

学生：我有胆结石、脂肪肝、血脂高，应该怎么练？

胆结石、脂肪肝、血脂高，这些都好练，就做呼吸操，呼吸操能够强化人体中五脏六腑的气血，对于培补内气的帮助是很好的。你要少吃点肉食品，有机会的情况下，可以吃几付中药来清理清理。如果你找不到好中医，我可以帮你开药。你先练呼吸操吧。

学生：我爱人有胆结石，能不能想一想办法？

就练呼吸操，要她练。肝脏生产胆结石的速度是非常快的，即使你找老师把它给打下来，它还会生产；你早上打下来，下午就有了。胆结石这个病，在 1992 年到 1996 年间，我们专门做过科学试验，对此了解得比较深入一些。这个病必须得靠练功才行，练一练才能解决问题。呼吸操正好能帮忙，但是练的时候可能有反应，那不要紧，把关于练功反应的理论与方法好好学习一下。

功夫与能量传承

神气、神形与炼精化气

随机应事的分别智

螺旋体的功用与特点

神气、神形与炼精化气

学生：最近老师在给我们讲关于炼精化气的问题，以前我们练功也讲神气合一、神形合一，我想问的是，炼精化气和这些层次有什么对应关系没有？

有啊，它们的关系是非常明确的。因为炼精化气不是一次能完成的，它是自然呈现若干个层次来完成的，也是有很多的阶段。如果精化气，化到形体之气上了，那就很容易做到神念内气；如果精化气，化到五脏之气上了，那可以在更深刻的层面上去认识神入气中；如果气再化的高级一点，那就是更好的神入气中的一些层面，但是想达到神气合一还是有难度，需要机遇。

神入气中有两个层次：一个是神在气的中间，气包住了神；一个是神入到了气的里面去了。但即使是炼精化气到了炼气化神的阶段了，那还是有炼精化气的内容的。

我不是讲过炼精化气、炼气化神、炼神还虚、炼虚合道这四个层面吗？《炼气化神》那堂课讲过的，有这四个层面。即使是到了炼气化神的阶段，也还要有炼精化气的内容；到了炼神还虚的阶段，也只不过是炼精化气的更高级阶段，化出去的气直接能和神合一，这也是随着自己功夫的境界的升华而升华的。这个东西是个活的，绝不是死的，也不是一蹴而就的事。

很少有人能在短时期内完成炼精化气，即使在有老师带的情况下，至少也得需要两三年的时间才能完成。因为生理结构的改变需要有几年的时间，那还得是须要身体发生质变才行。

学生：对于炼精化气，很多时候我化不掉，晚上睡觉就泄了，没办法。我想知道怎么解决这个问题？

从道家修炼的理论来讲，这叫"跑丹"的现象，这是修行练功者共同的问题。这既是个生理方面的问题，又是个意识方面的问题，所以对于这个问题，需要从身心活动的整体来进行调节。

你为了化它，就是当自己有性兴奋的时候，你的思维活动一定要转方向，不要注意性兴奋，而是要想着头顶，你就想头顶的上方，就想着头顶上方的蓝天；也可以在那个时候把自己的这个头顶，拍拍拍，拍几下，有意识地慢慢拍、轻轻拍，就这么拍几下，把注意力引上来就好了，引上来再静静坐上一会儿，然后兴奋都没有了。你如果能够守着上丹田去，你就往后守，往后就守着玉枕这个地方，这样做就可以了。这样人体中的精气它就会自然地往回返、往上行。

你要主动去化它，但是通常越想化就越化不了，因为你自己意识的注意力还在下丹田里面，那你怎么能化呢？你提不上来是因为自己的神意驾驭不了生理活动的运化功能，能力没跟上来，那肯定就不行了。

另外，你们需要注意平常在每一天睡觉的时候，用意念轻轻地往上提起，从脚心开始到会阴，从会阴到命门，一步一步提上来，到身柱穴，再往上提，到玉枕穴上升至百会穴。每天晚上一吸气的时候，一个呼吸从脚心提到百会，再做第二个呼吸从脚心提到百会，第三个呼吸还是这样轻提到百会，就这样做三次。每天晚上做，不管自己的状态怎样，都需要像这样去做这件事，持之以恒去做，久而久之就可以化了，这是一个简单的办法。但是有的人如果有高血压，那就需要根据自己的情况而定了，可以考虑意守中丹田，或用五脏循行法等内容来进行调整。

以后随着你修德练功的进步，中下二丹田开了以后，那么意守养气的位置就需要进行不断地调整。用多守中丹田、少守下丹田的方式，循环调整跟进，这样把人体下腹部的湿热症消除了就好了。有的人是因为肝肾不调、心肾不交、气滞血瘀引起的湿热下注，这样的情况也是比较容易遗精跑丹的。对于这样的情况，可以吃一点中药来调整一下。

但是告诉大家，对于这样的现象出现，不要害怕。在应对这件事的过程中真的不需要害怕，而是需要注意心性的修养与意识的净化，必要的时候结合一点中药来调整，问题就会得到解决的。这些属于提高健康梯度的正常生理现象，出现了不要把它当负担，是属于正常的现象。如果把这件事当包袱呢？那你就被这种包袱压住了，框住了。在以前我也有过你们这样的心理状态，不过现在好了，因为明白了这个理。

人要获得健康，那总是需要有个过程的。开丹田的层次越深越好，以后随着周身各窍穴的打开，化精气的能力会越来越高的。当然首先就得开丹田，你丹田练不开，什么也别说了。这种情况的对治法就是3个呼吸、7个呼吸或11个呼吸都可以，每天晚上睡觉之前就来一遍，往上提，上提的时候意念不能重，就是轻轻地提，提完以后再行放松；或者说是到了每个月的那段时间，你就注意上丹田，注意头顶，那也是可以的。

如果人的身体没有通透度，生理的各种功能不能得到强化，那是化不了精气的。像有些老师讲可以化到四肢上去，但你四肢上的通透度再好，而丹田没有形成，那你即使是化到身上了，也还是会跟着外向性的意识活动跑掉的，一样跑掉。精气是可以化到身形中去的，但需要打开丹田把它储存住才有意义。

我以前也这样化过，可以化到形体上去，但是当时丹田没形成，能量也没储备上，都跟着生活中应对事物的意识活动跑了。后来丹田开了，这个问题也就得到解决了。

学生：没开丹田，精气化不掉的吗？

没开丹田，想把精气化掉，一般情况下是化不掉的。开了丹田如果不去运气也是会泄的，也化不掉，所以得把气运起来。

学生：任督二脉和中脉通了以后呢？

尤其是通任脉下段的时候，类似于性欲的一种反应还要强烈，这个一定得讲给你们听。开任脉开到气海、关元穴的时候，那个类似于性欲的感觉会逐渐加强，直到开至前耻骨缝隙的中间，那感觉是非常强烈的。对于这样的反应现象，男女都存在，这种反应有的人可能得几天才能过去。如果这时你的心气一散，以为是正常的性欲现象，一泄，那就把能量给泄掉了，再用好长的时间来培补这些能量都很难补回来。在这样的时候尽量少睡觉，扛着一些。如果晚上不睡，那白天就迷糊一下，小睡一会儿。

开任脉如果开得比较深，那么从开喉结开始，直到沿胸骨柄的内侧开，都会出现上述相类似的现象，不过反应会弱一些。在开督脉的时候，气往上升起来的时候，也会出现性欲旺盛的现象，感觉上有些细微的差别。开下丹田时也会出现这样的情况，它会出现很多次，一次一次的，强烈的程度受所开位置或穴位的不同而有差异。

到了任脉，尤其开到前耻骨缝这一带的时候，那基本上是一天到晚都处在那种类似的性兴奋状态当中。有的人到了这里就会出现害怕的情绪，这样一来功夫就长不上去了，不敢开，功夫上不来。如果人在这样的时候把握不住自己，那就比较容易灰心、气馁。修健康、修佛、修道都是需要有这样的过程的，如果害怕，那修啥也修不了，开智慧就更别谈了。

大家要知道，人的这个任督二脉不开，你这个气就运转不起来，气走不上来，那也就下不去。练功的过程，其实是个很细致的工作。像这样一路走来，没有老师对我作过具体的指导，但是，我所讲的这些东西都是大家今后一定会遇到的内容，因为这些是我自己实践践证来的。所以应该告诉大家，这些内容是非常重要的。

大家需要谨记，如果在那个时候去过性生活，那对身体是非常有损害的。主要是气运到这个地方，堵在这个地方了，有个一两天的时间，这个通道就会被冲开，打开就好了。精化气是需要这个通道的，气如果堵住了这个通道，那就是出现类似于性兴奋反应的原因。

以后你能真正把精气化了，那人的精力就旺盛起来，身体内在的那种愉悦是不可言表的。而且人真正的精气充足了以后，是不思欲望的，没有这方面的要求，虽然脑子里还会跳出一些念头，但是人不会再跟随自己妄想的念头跑了，这种欲望会减轻，会减轻很多，这样就能够控制住自己生命中本能的欲望要求了。

在传统修道的功门中，对于炼精化气的内容做得比较好的是龙门派的那些修有成就的道人，他们有一套比较成功的经验；再就是藏密的修法中也有这些内容。

这些功法中的具体内容比较复杂，需要有老师带，没有老师的指导那是很难练出来的。

随机应事的分别智

学生：我提的问题比较多，以前说因机施教，我想如果我们不提问题，有些东西老师就讲不出来了。

是啊，谢谢你能够想到这点上来。你提问，既帮助了自己，更帮助了大家，这就叫布施。这叫有心提问，无心布施。因为你有需求，大家也有需求，老师的智慧才可以展现；如果没有需求，老师的分别智就没办法展现，也不需要去展现了。释迦牟尼佛临走之前问阿难：需不需要我留下？需不需要我给大家帮忙？阿难没有作声。所以佛祖他走了，不过这些都是传说，因为大家不需要了嘛。

学生：按摩伤不伤内气？

如果你是一个久练的老手，形体的通透度越好，那么帮别人做按摩就越容易消耗自己的内气。但是如果自我的保护意识好，并强化自己的手法训练，那么按摩时所消耗的能量会少一些，不过需要加强练功来调整自己才行。做任何事，包括按摩，都不要强行，不要为了追求利益、追求疗效而拼命地去整，那样你的注意力越强，其消耗得就越多、越大。

再说按摩这种治疗方式得练掌指的力量，得练手；把形体的气、躯体的气,尤其是掌上的气练足了,靠手掌的力量辅助按摩,那样消耗就少一些。

学生:好的。还有,我现在又看书,又要听那么多录音,脑袋里好像在打架一样。

没事,在学习的时候,不要带着自己的观念去学,你不要有固有的概念在里边,看完了就算了。

螺旋体的功用与特点

学生:"三年的路"健身修养班开学的时候,您给传承,为每个人的体内加了能量信息。我想问一下,这个能量信息有什么功用和特点?在什么情况下,它会减弱、增强或者消失?

这个问题应该这样理解。这个螺旋式的能量信息,首先有的人能看见,有的人看不见;有的人能体会到,有的人体会不到。一般来说,随着你练功的逐渐深入,旋转的力量会越来越大,但是如果你的修养水平不够,它也会消失。这个螺旋体会顺随身体的需要,有时是右旋多,有时是左旋多,因情况而定。过去古人讲,螺旋体可以把能量进行加工,或者说是转识成智的一种法器。我们主要是用它来收集能量。

这种旋转的能量信息为什么会跑呢?螺旋体的形式很像个光体,它会自动旋转。由于它的能量非常细腻,如果我们意识的修养不够,身体的能量就比较粗糙,这样一来,两个能量就衔接不上了。如果它和我们身体里的能量结合不上去,那它就很容易消失。

在宇宙之间,在多维的宇宙物质层面的空间里面,有很多旋转式的能量形式,我们把它们"下载"下来,置入我们的体内。如果我们的生命活动符合生命的那种自然而然的运化属性,也就是说我们修养水平好,这种能量信息就能待住,帮助我们收集能量,也可以帮助我们净化意识;但是如果修养水平不行的话,你涵养不住,它就会随着你意识的外放自然跑了，消失了。不过当功夫练到一定程度时，这个东西也可能消失，也可能被净化。我们班上好像有二十多个人能感觉到体内的螺旋体，有些同学可能感觉不明显，或是不知道那个感觉就是螺旋体引起的变化。

由于这种能量信息在不停地旋转，它能聚集、凝聚能量，容易形成很有力量的能量团。它应该属于能量体，而不属于气体。气体比较散，旋转旋转到最后就没有了，而能量团可以始终不停地旋转。还有，这个能量团它能进到体内，当和身体里面的气结合后，还能帮助我们收集能量和净化意识，这个非常关键。

如果这个螺旋体旋转的位置偏左，那是因为你的气机偏向左，它就靠左边旋转。这是身体的气机造成的，是气机偏差造成的。有的人有点偏不要紧的，旋转旋转到最后就转回来了，转正了，这个不要紧的。

其实功夫到了一定的程度，只要你达到玄关这个层面，螺旋体的意义就完成了；但它还可以存于身内，这时它就具有转识成智的功能，它会有这样的功用。但是现在大家身体的水平还达不到，当到了玄关层面，螺旋体也就自动与我们人体相合了。

人体内在的组织结构，在细胞内都是有螺旋体的。如在细胞内的细胞核中也存在基因的螺旋体运动，所以，人的运化功能与螺旋体的运化形式都是可以相互兼容的。不仅细胞核中的 RNA、DNA 是以螺旋体的形式旋转，其实我们身体里面有很多的螺旋体结构，只要你的生命符合自然运化规律，它就存在，它就可以在身体里面转。

我身上有很多螺旋体在转，很多年了，一直在转，从 1998 年开始有的。这个东西大家了解一下就行了，像这样的螺旋体，一般不容易练出来。因为你们现在还处在练形体的气这个阶段，形体的气比较散，练不出旋转的能量信息来。如果把气能够练到细胞体内去了，就有可能出这样的螺旋体；要不然就是老师给加持，也能够出这个东西；或者说你经常性地观想，需要观想很长的时间，在那儿想左旋、右旋，想旋、旋、旋……它也会出来，但是这样出现的旋

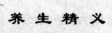

转体不能持久。

如果想把这种信息体持久地保留在体内，借助它来长功，那你就必须把它练到细胞里面去，必须使它和人体里的螺旋体的自然旋转速度相匹配，与那个场相呼应。只有这样，它才可以和你的生命成为一个整体；或者是你所练的内容和自然界中某一个旋转的场性相合，那也可以。当然，这个时候的你，应该是已经达到神气合一的层面了。一般能达到神气合一的人，身上都有这样类似的信息体，只是或多或少的问题。

学生：我的身上出现粉红色的球体了，这是怎么回事？

身上出粉红色的球体，那属于返先天的能量状态。

学生：我们是自己练出的螺旋体还是传承来的？

你们身上的螺旋体都是传承来的。现在哪有谁是练出来的？我身上的螺旋体也是传承来的。其存在形式有好多种，各式各样的：有十字形的，有卍字符的，有螺旋式的，涡轮式的……都不一样。

随意发气 伤身害己

忠言逆耳莫骄慢

自适其度 称法而行

用气调治会伤身

符合生命规律的方便法

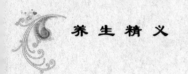

忠言逆耳莫骄慢

人总是喜欢听好话，如果有一句不好听，就不高兴了。他嘴巴说没事没事，心里面却开始犯嘀咕。我们平常人的心理都是这样的。

我过去也是这样，听好话挺舒服，满脸都是笑；不好听的，马上就起毛，尽管自己的这个脸上还是在笑，但是心里面就开始不平静了，所以脸面上表现出来的样子是比较尴尬的，笑容也显得比较勉强。你们每一个人几乎都存在这个问题，是这样的吧？这个不是假话。所以，大家还是要学会既能听好话，又要听不好听的话。不是说忠言逆耳、良药苦口吗？这是古人总结下来的人生至理名言。

有时候不好听的话很起作用，好听的话会害死人。我一开始学养生文化的时候，年轻，那时才30岁不到。人家说："刘老师这么年轻就有功夫，以后能为多少人做好事啊！"一听这话，心里好舒服。人感觉到舒服，那干劲就大了，不过因此带来的身体消耗也大了。别人就只需要这么一句顺耳的话，就会使自己产生不理智的想法和行为活动，开始蛮干那些违反生命运化规律的事，这样一来，不知道无谓地消耗了自己多少的生命力。

人家一捧你，说刘老师挺好的，那听了真高兴！连自己都不知道姓什么了，姓刘还是姓马？人家说："你涵养道德真好。"为什么？给他调治了，不花钱，而且有效果；同样是一个人，哪天你给他调气，他觉得没有效果，扭过头来就说："这个老师现在怎么这样，调气没有感受了，他不愿意给我调气。"其实你在那拼命给他发，可是没有能够满足他的感受和心愿，人家就会对你有意见。

所以，我们千万千万少听那些好话，最好把这些好话当耳旁风，左耳进右耳出就行了；即使是听进去了，也要学会驾驭自己的感官心意，别动心。如果别人捧你，你脑子里要有一个警钟：别用轿子把我抬起来。人家想摔你时，就可以随便摔你。真的是这样的，像这样的事我见得很多，也因此吃了不少苦头。

我是 28 岁到秦皇岛去学习康复、健身和养生文化的，后来留下做了康复部的老师。一个人具有了一定的能力，可以帮助大家了，这样大家就会夸奖老师，有人就曾经这样说过："如果去'中心'康复，那么你就可以去找康复部的刘老师。"并把我的名字告诉对方，还玄乎其玄给别人介绍说："他神得很，给人治病，手一挥，一说话，病就会好很多！"这是真的吗？我的回答是——不可能。这只不过是大家的一种谣传而已。不过在当时，由于自己不觉悟，所以即使是听到这些不确切的话，还是会觉得心里舒服。（众笑）

过去，我在武汉也曾经办过一期培训班，他们通过半年时间的学习，对健身功法和养生文化确实是提高了不少认识。我那时给大家讲课是不收钱的，而且还把讲课的票送到那些听讲人的手里，让他们去听。为了疗效，为了陶冶性情，通常是讲完一场报告会下来，还要交换信息，而且在握手交换信息的时候，还必须得有疗效；为了做好涵养道德，在握手之后愿意留下来单调气的人，还得再给调治一遍。

一个报告会，大约需要讲两个小时，然后给听众握手，握完手还有的人需要单独调气治理。通常是一场报告会下来，然后把握手和单独调治的事做完，到最后我都累得不行了，可是我那个培训班的学员往跟前一站说："刘老师，请您给我贯顶吧。"当然我会毫不犹豫地给他们贯顶。不过事后我会因此产生一点想法，是否只有这样才算是陶冶性情、涵养道德呢？

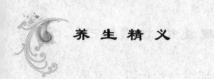

自适其度 称法而行

那时候我对自己的这些做法，以及对这些人的思想境界感到了一种无奈。为什么？我身体都感觉到空乏了，而那些学员还是会往那一站，很谦卑地说"您给我贯顶吧"，只要有人需要我的帮助，我就还得给他们贯顶。

在康复培训中心，为了提高疗效，每天都会给大家调治两遍，组场一次。再后来，我就发现自己的小便有问题了，泡沫浮在尿液上面不消，说明有蛋白流失的现象。我知道肾炎和尿毒症患者的某些病理现象，知道像这样给人发气调治身体会消耗自己的生命力，可能到最后连自己的健康都保不住，所以就不干康复这项工作了。

在当时，有些功门存在两派闹意见的现象，大家为了自己的观念和观点以及名利，产生了各种矛盾，而且相互诋毁、相互拆台、相互谩骂。当时的我就被夹在这两派中间，哪边也不靠，因此得不到协会方面人的支持，更多的是在遭遇他们无理的谩骂和背地里的拆台。所以到了1996年底，实在是身心疲惫。由于自己的身心素养跟不上当时环境的要求，也承受不了这样的压力，就改行做别的事情了。

从这以后，我就很少给人调气了。所以说关于调气治病这件事，作为我在经历了五年的专业工作之后就放弃了，感觉到像这样去普及用气治病，确实不是非常简单的一件事，很麻烦。不仅需要有一个和谐性的环境，还需要有一个宽阔的胸怀；不仅需要自己有一个非常敬业的心态，而且还要懂得很多专业的知识——如中医方面的、西医方面的、推拿按摩方面的、指导健身理论和养生文化方面的、运用外气方面的各种治疗方面的知识，以及实践临床经验。想想自己当时，差点就把身体弄坏了。

所以，人在做任何事业的时候，不仅需要有一个热爱事业的心态，而且还需要大量的专业知识与经验方面的职业技能，当然其中

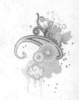

有没有功夫就是非常关键的问题了。

在功夫的内涵中，最关键的问题是由于自己的内窍和丹田未开，对功理功法的理解不深，当时又没有明理的老师来帮助和指导，所以在遇到瓶颈的时候，就出现了无法提高和长功的现象，而且当时自己对于"涵养道德"的意义根本就没有认识清楚。

现在我是知道了，人的思想言行需要符合自然道德观的要求，而要做到这些，那就必须得顺应自身的生命运化规律。我们只有首先维系好自己的身心健康，培补好自己的生命力，并把理入行入的基础打好，夯实自己的能量基础，才有能力帮助别人，为更多的人服务。否则你自己还没提高，还没给别人帮上什么忙，就使劲外放自己的内气和能量，那么最后的结果就是连自己都不保了。像这样的情形如果出现了，那你上哪儿去为大家做好事？我们说陶冶性情、涵养道德，那就得从自己这个生命体开始，从自己生活中的点滴细行开始，来建立新的思维参照模式，合于生命活动的自然道德之性。

可是关于这一点，直到现在还是有很多人不明白。大家光会在那里讲奉献，但是没想到真正的奉献是需要有智慧、有能力（功夫）、有知识、有经验、有能量、有延续性的，而且还需要符合自然规律的生生循环之性。所以说，人必须能够切实地把握自己的心性，这样才能"留得青山在"，是不是这样？这就是需要明白，人在做任何事的时候，需要做到量力而为、依智而行，能动地符合生长化收藏的运化法则，行有的放矢之功，合内敛涵藏之性，只有像这样去行，才不会因蛮干而无辜损耗自己的生命力。

那时在这些练功人中间，如果有人找你调气，你还不能随便拒绝，否则他就会说你不涵养道德；你还不能表现得马虎，这样他又会说，"有什么了不起的，就这样糊弄人，不就是发那么一点气吗"等。你们看，他自己一分钱不花，需要别人调气，还有话说……我就是这样经历过来的，前些年就是这样走过来的。

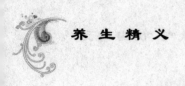

用气调治会伤身

我现在对诸位讲一点：如果你自己的基础不够，练气练得不好，不能内敛，那么发气是会伤身体的。有一位上了两届师资班的学员，问老师为什么发完气会累？发气治病到底伤不伤丹田？当时这位老师说了一句话："你还没丹田哪，伤什么丹田。"大家都是这样的情形，在那时我虽然知道理论中讲的丹田位置，但下丹田到底在自己腹部的哪个位置，我还是没有见证到。

虽然大家能够从理论上知道丹田的位置在哪里，但是想要清楚自己的丹田开没开，那就需要自己把丹田打开之后才能知道丹田的内景状态。自己都不知道自己的丹田在哪儿，还给人家发气治病，贯气长功，真是无知者无畏啊，什么也不懂，这就叫无知的盲目与狂妄！那时的我就是这样既无知又无明的狂妄者，真的。因为总是听好话，听得自己都不知道自己姓什么了。这就是我的经历。当然在这里讲这些，并不是对我的过去进行全盘否定，而是在肯定过去的我，虽然在过去的努力中也的确出现了不少的变化，但对于变化的产生还是不明就里的。现在的我是知道了，凡事都需要自适其度，称法而行。

按那个时候的说法，说发气不伤丹田气，因为我们没有丹田，所以不伤丹田气；没练成丹田，所以说不伤丹田。那么运用发气治病、调理的方式到底伤不伤人自身的混元气，这个是不言而喻的事实。只要是练功就会凝聚混元气，但是因为没有练开内窍或丹田，所练的混元气不能收敛涵藏于体内，那么只能够是疏散地存在于形体及形体的周围，那么我们大家就会明了，不伤丹田气，难道不会耗损自己身上的混元气吗？

如果能够明了养生的道理，加强练功后的静养，强化静养，延长静养的时间，这样就能起到养育你自己身体中生命力的作用；如果所练之气没有收入到身体里面去，而是用来给别人发功调理，那你给谁发都会损耗你自身的混元气。大家觉得混元气是取之不尽、用之不竭的，可是通过练功你能拿多少回来？如果你真练成天元大丹了，那才能说大自然的混元气是取之不尽、用之不竭的；如果没有见证到那个天元大丹的水平，没有把自己的玄关窍打开，那最好是不要这样说，因为你们还没有具备那种聚气和驾驭气的能力，没有达到那种功夫的境界。

有人问，天元大丹怎么练？以前听老师讲过，它是通过练外混元的，就是通过自己的神与虚空中的混元气结合，反复结合，反复地凝练，在身体的外面，头顶的上方结丹。怎么练？在头顶的上方一丈二的这个地方，观想一个球，一开始是白色的球，以后变成金黄色的球，这个黄色的球从无形可以变成有形，然后落下来从头顶化入到身体里面去，直接化到身体里面；也有的人通过很多年练成以后，一扭脖子一抬头，掉在嘴里咽下去，化进去了，然后身体才能突变，才能质变。

天元大丹是道家修炼理论的说法，其实就是人的神意与虚空中的气达到了完全混化的状态，功成之时人的那种有化无、无生有的功能孕生出的丹，那个境界是无内无外的玄关境界，是神与外气合一之后，达到的神气妙的境界。只有做功夫做到那个境界，大自然的混元气才是取之不尽、用之不竭的。

可是我们大家如果没有这个水平，就不要想取之不尽、用之不竭什么的，因为你的能量是有限的，你拿回来的混元气也是非常有限的，真是这样的。以前在培训中心有一位老师带国外学员康复班，他也是原本身体不好，在中心练功练好了，就留下来当老师。他有特异思维方面的功能，你有什么病他一查就知道了，所以就让他给外国人教功。

他"骄横"得不得了，去年五月这位杜先生把他请过来当老师，我问他："你练功吗？"他说："我练啊！每天练一个多小时，打坐。"我看他已经有一定的年纪了，就说："你能打坐练一个多小时，了不起啊！"我又说，"您多大年纪？"他说："我今年五十一。"我说："怎么看上去你不是这个年纪？"他说："是年轻还是怎么的？"我笑了，他满头的白发。我说："你啊，好好练练功，不要在外面给人发气了。"他说："没有问题，我这些年都是这样过来的。"我说："你给人治病，身体上有没有不舒服的时候？"他说："有啊！"我说："那就行了。"他说："不是说了吗，发气不伤丹田气。"我说："你有丹田吗？"他说有，我问在哪儿，他说在肚脐里。我说在肚脐里面的哪个地方？里面有什么境界和内景，是丹田吗？……

我们在一起聊了一会儿，聊得蛮愉快。他说："刘老师，你说得也对！我原来在'中心'上康复班，一期下来，身上全部的病都好了；后来上三个月的教练员班，我的皮肤非常细腻，谁都夸我，说'这位老师四十多岁像三十多岁的人，看上去可真年轻'。"可是留下当老师以后他就不练功了，天天听人家说赞美的好话，一说这位老师的功夫高，来，给你拍一拍，发发气，调一调，感觉怎么样？"这位老师的功力真高"，听了高兴，就给人发气。像这种现象就是拿自己的生命力开玩笑。后来在"中心"干了两年他就受不了了，也显老了，就像我那时一样，显老，显年龄了。我在十几年之前也是这样消耗掉自己的生命力的。

所以给人治病不练功不行，不仅要打坐，还要练捧气贯顶，然后还需要配合站庄来聚气。这个问题在《巧练捧气贯顶》那节课里讲得很详细。这么做的目的就是把自身内气培补起来，首先得自己有能量、有能力。

符合生命规律的方便法

后来，我带学生的时候就告诉他们，一般情况下不要给人治病，告诉病人练呼吸操，身体很快就好起来了；如果需要给人治病的话，病人哪个部位有病，你就守着自己的那个部位念诀。按照我说的方法去给别人治病，一般情况下是不会伤身体的，我们现在这个练法同以前不一样，给人治病的方法也不一样。

如果你心脏不好，我在我的心脏里面念诀，你在哪里都可以得到治疗。我在我的心脏里念"混元灵通"，你就接功，或者你在你的心脏里面念口诀也是可以好的。这既不伤人的身体，又出疗效，而且还会长功夫，像这样去治病该多好。

　　为什么念口诀给人治病会产生疗效呢？因为我为大家传承了"混元灵通"的口诀，而且是能量信息一体化的，所以念起来就会有效。注意，这个"混元灵通"是庞老师传给大家的，但是只是传了这几个文字；而现在我是通过能量信息一体化来传给大家的，没有别的意思，只是为了方便大家而已。

　　因为练功人中有些人就喜欢找老师给发发气、贯贯顶什么的，可是你拿什么气给人发？这可不是好玩的，你们都不知道你们的生命力的价值，你给人发一下气，他给你500块钱都不合算的。你别想着我这个气是大自然的混元气，其实不是的。你真有这个水平的话，你真能把大自然的混元气弄回来了，那自己好病是会非常快的，效果是非常显著的。

　　如果是虚空中的混元气，你只要有那个能力能够调得动，能拿过来，自己的身体很快就变，马上就变。这可不是你说的有感觉、很舒服，那个不是虚空中的混元气，那是你调动的大自然中与自己的形体相仿佛的同层次的非常粗糙的混元气。你给人家发的气，既有大自然的，也有你自己身上的混元气。但是大自然的气发进去，如果患者不练功，那同样是待不住的，不能敛入身体，随进随出，很快就消散掉了，反而把你的气却给划拉进去了。大家可以想一想，那像这样做意义何在？

　　以我的观点来看治疗，那就是通过组场来调治疾病就解决了，还是应该只强调组场治病，不搞单调。组场能够帮助好病，能调动起更多人的能量相互补充；单调的话，调得再好也就是那个水平，而且我给人治病所有的奇迹性变化都是组场出的。所以，我觉得大家一定要珍惜自己的气，珍惜自己的能量，珍惜自己的生命力。人练出一点功夫不容易，不管是外混元还是内混元，我们节约点不行吗？我们就用既不伤身、又出疗效的方法，这样事半功倍多好。

如果要发气，就用纯意念发，它不伤身体。别人说这有点不舒服，你脑子动一下就行了，脑子里面动一下，和他一结合，效果其实就出来了，那个不伤身体。纯意念治病不伤身体，以前老师也是这样讲的，这种方法我通过实践以后，感觉确实是不伤身体的。1997 年以后的这么多年，我基本上就用纯意念给人治病。但是如果你用意、气结合的方法，用意念给人发气，那比你用手来发气消耗还大，还要消耗神气。手划拉划拉，消耗体混元气多一些；而把体混元气加神气一起消耗掉了，那就是意气发放法。

所以我建议现在的练功人，无论练什么功法都行，但可别找老师要气；做老师的，也轻易不要给大家发气。如果大家身体有危险，我们做老师的可以出手相救，这个可以，这个是长功德的，但是在平时有些人没事就说"我不舒服"，如果你也跟着就给他发气，那你是既不长功，又不长德，反而还害人。

任何人的身心健康是需要自己去维系的，而不是靠别人。你这个做老师的不明理，那就是害人，属于缺德的行为。为什么会这样说？你自身违背了生命运化规律，而且还娇惯了对方。

人如果要想祛病健身，可以练一练呼吸操和梳头操等等方法，这比人家给你划拉划拉要好太多倍了！外气治病，以前有个大气场还好一点，对身体的伤害还会小一点，但是如果伤狠了，对自己的身心健康是极大的破坏。以前有大气场，大家都在练，可现在哪有大气场了？这大气场没了，大家就应该重新调整一下自己的身心状态及练功调治的方法，使之符合自己生命活动的要求。

从练功理法话健康

丹田的反应

中脉与开中脉

对防病与治病的认识

念诀的功夫力量

德行与谦卑

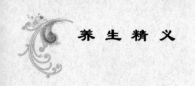

丹田的反应

学生：下丹田、中丹田和上丹田是热好还是凉好？

上丹田也是会热的，不过这个热会是很温和的，它不燥；但是上丹田以清凉为好，它是清凉的。中丹田和下丹田也会热，在一定的阶段是热好，如果一热，就说明人生命的阳气生发了，热是阳气生发的象征。上丹田温煦，是温煦之气，如果热得发燥就不对了，那就需要清一下火，吃点中药，败败火则可。

学生：现在我的身体总觉得像有一团热气包着似的，总觉得那么热，但用手摸摸还是不热的。

那你守身体里边，把它收进去就好了。男性往下丹田里边的命门处一收，收到身体里边；女性则往中丹田或是命门里面收，守着那个地方。这个热，如果热得不舒服，属于燥；如果说热得舒服，属于和气，属于生机。

学生：感觉皮肤外边热。

这是因为你体质比较虚，而且人的神比较散的缘故，如果守进身体里面去就好了。如果神能够守进丹田里边，那么气就会自动地进去，能量进去就行。养气和收功的时间长一些为好。

学生：我还有一个问题，我现在练俯身拱腰练不到位，以前还能头面贴腿，现在疼得受不了，而且还有点睡不着觉的现象。

对，那就是因为内气不足，睡不着那是人衰老的象征了。

学生：而且练完功筋疲力尽的。

那当然是筋疲力尽了，你的气都消耗了。我刚才讲了，光练形体、光练肢体的气，那种气是很容易随自我意识的活动跑掉的。你要是把丹田打开了，气就自然地进来了，而且还可以储存下来。因为丹田打开了，气或是能量就可以有地方装起来了。因此我们现在就是在反复强调要学会养气、多意守。意守丹田里边的空间位置，以后就知道有丹田了，像这样去做就好了。

学生：我想问一下什么叫丹田？

在我们人的身体里面，形成的丹田就是个已经有序化了的能量团。

学生：怎么知道丹田开了？

比如是下丹田要开，一开的时候里边是空空荡荡的，你就知道那个里边是空的，而且很清晰，你的意识活动放到身体里面的哪个地方，自己都能感觉到意识就在那个地方。

你现在意识放里边，黢黑黢黑的，什么也感觉不到。一方面那是因为身体里面缺气，另一方面是因为我们人的神对身体里面的气或说能量没有识别其存在特性的参照标准，所以鉴别不出来。功夫界有一个口诀"有气则成窍，无气则渺茫"，你身体里边真的气足了，而且神也认识它了，那里边就会自然地出现空空荡荡的感受。这样你也就能够感觉到了，它就好像个球一样。

每个人的身心素养不一样，通过练功所获得的效益存在着差别，所以，丹田开时的境界和内景都不一样，有的人会感觉像个球一样，有大有小，不同的人应该有不同的感觉。有的人说丹田里边无限的大，那个大法儿是其小无内、其大无外，那是丹田开在了玄关窍层面的感觉。但是玄关层面的窍是很少有人打开的，很少有人开。

学生：中丹田和下丹田连起来特别热。

在里边热，发热只能说里边有气了，它说明你能够感觉身体里

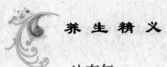

边有气。

学生：感觉里边像火似的。

那你得把这个火往命门引一引，往两个肾引一引，直到有一天出现两肾发热煎汤的感受。太热就不好，你守着里边的意念澹净一些，这个火往里边引一会儿，人就安静下来了。

中脉与开中脉

学生：我问一下什么是中脉？中脉开有什么现象？

中脉要是开了，你就知道脊柱的前沿中间有个类似于管子的东西，像根管一样的能量通道，或者说不是个管，你能明显感觉到中间是空空荡荡的，或者是脊柱的中央脊髓管有根管——清晰明了。中脉是否通了，需要看喉结窍，看看喉结窍是否打开了，这是通中脉中非常关键的内容。另一个方面的内容就是看人的会阴穴开得怎样，是否有开会阴时明显的生理动触反应和内景的能量状态。

学生：是某一段吗？

不，是从头顶至会阴，它是贴着脊柱前沿下来的，或是从身体的中间上去的，中间是有个空空荡荡的东西，而且任何人开时，是一定会出现内视、内觉、内察的感知感觉功能的，可以通过这样的功能看到或感觉到其内景的脉像变化。中间不仅是空空荡荡的，而且中脉内的颜色不一样，因为每个人开的层面或深浅不一样。中脉有的人开成一条线，有的人开得好像一条管，还有的人开三个管等。

我说的那个外国学员，在她的生命体中出现了类似于管的东西，而且还是管中套管的现象，套五个。就是说这种中脉的形式，有五层管的内容。其实最粗的管子也很细，永光学员的日记上转述了她的情况，是怎么写的？是半厘米粗细，然后里边还有一层，越到里边越细。通过这个人对中脉内景的描述，我们大家就知道了，人的整体性信息是可以缩小的，缩小到跟那个针尖大一点。一个整体的人缩小了有这么一点点的信息，她自己的信息还可以在中间那个管里边上下滑动，她可以在里边玩，她说她喜欢在里边玩。

她一听我们制作的信息音乐，她自己的信息小人儿就缩小到那里边玩去了。在玩的过程中，只要在中间碰到一个更微小的微粒，只要是比她这个小人儿更小的这个微粒一碰上、一撞上她，一下就变成一个大的宇宙虚空。过去佛家说三千大千世界，人的信息与一个颗粒相撞，"啪"地三千大千世界展现出来了，那样是挺好玩的。以后你们有机会找永光，让她讲讲。那个老外就是在网上听我们的呼吸操信息音乐，听永光一次带场调气，就开了那么个东西，挺有意思的。

当然我们网上开中脉的人已经有好多了，在座的就有好几个，但没开完全，中脉没开完全。丹田开的人就更多了，凡上网练一练功，练一段时间就开了。网上的老学员们每天给大家带中脉，每天在那带丹田，很容易就开。这些人虽然已经有不少都开了中脉，但所打开的中脉之中，还存在有质量层次的不同，有的是开气脉，还有的是开在玄关这个层面的中脉。到了玄关这个层面的中脉形成之后，可以相似于金刚脉。但是金刚脉又是一种不同的特殊中脉形式，是藏密修行文化中出现的特有的中脉形式。

玄关层面的中脉打开以后，它就关闭不了了。但是中脉和丹田，如果是开在气的层面，即使你的中脉和丹田都已经打开了，若不能够坚持习练下去，它还是会自动没有了的，以后就自然地消失了。可是玄关窍这个层面的东西一打开——开永开，你练与不练它都开着。所以过去的修行家们说，达到这个境界了，达到这个层面的功夫就叫什么呢？一得永得。

有不少修道的人就认为，修炼到这个功夫的层面就算是得道了，其实不然。为什么？因为人在见道时，根本就与任何景象无关。开到那个层面的时候，也就会自然出现"人不练法法自炼"的境界。当然，一定得开到玄关这个层面才行。

玄关这个层面的功夫境界，是其小无内、其大无外的，其小无内中的这个"小"就是小得没有里，小、更小、更小……深入到没有办法分的均匀地步，是小到那种不可分的均匀态，找不出来差别；还有其大无外中的这个"大"，就是大、大……大到天边，天边外边还有天边，就是天外宇宙的无穷大之中，有无数个宇宙这么大。这就到了玄关的层面，到了这个层面是人不练法法自炼的功夫境界。

这些都是过去的老前辈、修炼家们总结了的，几千年来都有记载，就是这样的。但是就算你们知道了这些还是没办法明白，因为你们没实践出来。我是自身实证了这些内容的，所以才有可能讲出来。

学生：现在身体里边胀。

如果是头这个地方胀，你就想脑中心；如果是胸部这个地方胀，你想中丹田的中心。没形成中丹田、找不到中丹田不要紧，你就意想回到中丹田的中心去便可。

如果你自己不知道中丹田的中心在哪里，不知道也不要紧。在大自然中、在多维的空间中，有无数的古往今来的修炼家的能量信息存在。你只要想那个中，它就会自动地归到那个中里去。你不要管其他，收到没收到，一切都不管，心里就这么想就行了，我就是这么练的。所以只要你们能够长此以往地坚持，它总有一天会自然打开的，届时你就知道了。如果没开并不要紧，你就知道往里边收就行了。

下丹田也是一样的，练开了就开了，开了之后你自己就会知道了。你们老年人不要强调练功夫，你们就应该强调身心活动整体的健康，有了身心整体的健康就有一切。

学生：开中脉会出现掉牙的现象吗？

开中脉是有可能会出现掉牙的现象的。

学生：那什么时候能恢复呢？

精气充足之后的若干年，有可能会长出来，或者通过几年的闭关修炼以后再长出来。

学生：开中脉会掉牙，为什么会有这个现象呢？

开中脉为什么会掉牙，现在我们就简单地讲讲这些道理。

首先必须理解，人会随着年龄的增长，身体健康的梯度会发生很大的变化，生、长、病、衰、亡是人生命活动发展的必然过程。修身练功的活动，能够有效地调节人的生命功能，有帮助人提高身心的健康度、减缓人的衰老、治疗疾病等效果。

但是，作为专业的修身养性之人，只要是习练那些与中脉有关的内容，经过不懈的努力，其身体是会发生很大的生理反应和心理反应的，脱牙只是那些众多反应现象中的一种反应变化内容。对此现象不足为奇。

在人的气脉发生变化的过程中，人体的这个脉如果是从身体的中间开始修起来的话，从渐修的过程来看，这样五脏六腑的气机它是从中间走的。而在人身体的中脉位置上，一方面是有很多生理器官的内容，如在脊柱的前边有动脉、静脉血管、脏腑器官以及各分支神经等实体性组织；另一方面，所有经络气血的气或说能量，以及脊柱前边的动脉、静脉血管、脏腑器官和各分支神经等实体性组织的混元气，都会与中脉产生相应的混化关系。而且在修炼中脉的气脉过程中，其不同层次和不同层面混元气的衍生内容与演化过程，都会产生不同的生理反应。

在逐节和逐层开中脉、通中脉的过程中，当低一级层次的能量累积到一定的程度时，就会出现向高一层面发生跃升的质变。即在人形体中心的下丹田之气或能量，与五脏之气或能量进行混化的过程中，会产生比较强烈的情志反应，以及五脏脏器的功能反应，甚至会出现一些胀气、闷气、嗝气等现象。

在神的统帅下，五脏之气、腺体之气与神经系统之气或能量进行混化反应。在中脉的形成过程中，气或能量会逐步强化、振荡其中脉自身周围的经络气血，这样就会促进中脉附近的器官组织的结构发生积极的优化整合，加速、加强了人的新陈代谢的功能。

所以开启中脉的过程，是人心理活动与生理活动发生重大改变的过程。新旧物质的更替所带来的各种情志活动的反应是非常大的，如怒喜思忧恐等复合情志活动的内容。这样就不难理解修炼中脉过程中的其他生理现象了。在开脉的过程中，各阶段、各层次都会出现喉部、咽部和口腔以及牙齿、牙龈部位的强烈反应。如咽部肿痛、牙龈出血、口腔溃疡和脱牙现象等，而脱牙只是这些反应之中的一种平常现象而已。所以在修炼中脉的过程中，是有可能出现掉牙的现象的。

以上的这些内容，都是人的生命活动由低级向高级发生转变的过程中应该出现的正常现象，只不过脱牙的现象是一种比较典型的通中脉的反应而已。简单地说，当气或能量往上行的时候，会冲击喉结、咽部和牙龈等部位。其中，牙的神经系统也会受到气的冲击，当能量一升起来时，牙神经系统的血管就会出现扩张的现象，只要一扩张，就有反应的问题出现，这时牙龈就会肿，牙龈一肿，牙齿就容易松动了。

另外，人的改变在脱换肝心脾肺肾这五脏之气的时候，也都会造成牙齿的松动。尤其是肾气的变化而引起的其他脏器功能状态的变化，对五官的影响是较大的。肾气的能量真正蓄起来了，肝气也蓄起来了，中脉逐步打开的时候，它这个能量往中间一扩展，其气或能量会围绕着喉部周围一圈进行反应，还会引起咽部和口腔的这些地方产生反应，之后会继续上升，升到第一颈椎的部位。

总之，中脉的气或能量所能够运化到的部位，都会产生生理上的各种变化、情志活动的变化，其时间之长得需要几年，甚至是十几年。人在开脉的过程中，在产生生理反应变化的过程中，其局部的生理活动功能都会产生优化，其局部的微循环系统都会比较迅速地好起来。

学生：是不是每个人都会有这个情况？

不一定。有的人先天条件特别好，而且人又比较年轻，那么也有可能不会出现掉牙的现象，但各种生理和心理的反应是必须有的。如果是年纪大或身体弱的人修炼中脉，届时肯定是会出现掉牙的现象。有的人会说，我的中脉开了，但是牙并没有掉啊？我可以这样说，如果不是符合"先天条件特别好，而且人又比较年轻"的条件，那是因为你的中脉根本就没有开，或者是没有开好，只是有中脉的感觉而已。

另外，所谓开了一部分中脉的人，如果喉结这个地方不化开，严格说那就是中脉没有开。喉结能否化开是开启中脉的必然象征，否则都是假中脉。无论是佛家的中脉、道家的中脉，或是民间修炼法开启的中脉，都包含在内。

学生：我们现在中脉开了，还没有出现掉牙的现象，是不是层次还不够？

是啊，那是你们通过我们的带场调理和棒喝打开得太快，一瞬间开到了玄关层面，而自身的生理活动还没有反应到这上面来，你们还需要回头补夯实基础的功课，所以就一时还体现不出来。如果是渐修，并从气脉的层面走上来的，那会出现绝大多数都掉牙的现象。

对防病与治病的认识

学生：治病方法是让气通它，还是……

治病方法是这样的，以习练呼吸操为主。另外，我们已经给大家传有口诀——"混元灵通"，这是大家练功常用的口诀，我是用传承的力量给大家传的，你就按那个方法念就行了。什么病都念"混元灵通"，并结合呼吸操等系列健身操一起练就好了。

学生：也不用练气也不用意念通一通？

不用，哪个地方有问题就在哪个地方念。哪个地方有病，就在哪个地方念。打比方说，膝盖、膝关节这个地方疼，"混元灵通"就在这个地方念。在这个地方念，想着这个关节里边，你的嘴巴就在关节里边，就在里边"混元灵通"……就好了。

这种治病的方法很简单，但就是因为很简单，所以才不消耗，像这样做还会长功，我们想的这个办法是最简单的办法。如果别人有病发烧那怎么办？拿个杯子装点水，也不要告诉人家是发了功的，你就对着这个水里边念一念口诀，对着水里边念一念，念"混元灵通"，念三遍给他喝，说喝了就好了。好了，你也不要说是自己给他弄好的，做好事不图名，不图回报，就这么简单。

学生：如果是结石、骨刺也是这样？

也是这样加意念，能化就化。如果你要化骨头的话，当然还是需要结合一定的方法来练，还得练一下相应的动功，这样就可以了，把那个形体之气练出来，化骨头上长的骨刺是最快的。如果是练五脏的气，那纯用五脏的气来化骨刺就会慢一些。这些我都已经通过自身的实践和临床治疗经验给总结好了，以后会在书里边写的，哪个层面的疾病，就需要用哪个层面的气来对治，它就能够有效地帮助起作用。

例如说你要练呼吸操，五脏层面的气，你练一练它就好了。五脏不是不受意念的控制吗？你练一练它就可以受控制了，你反复地强化它，总是训练它，时间长了它就会听你指挥了。皮肤上的病，你就结合着练个捧气贯顶法，念个口诀就好了；四肢上的病和骨头上的病，需要呼吸操再加几个相应的动功。

希望你们不要给别人调气治病。为什么？如果有病的人自己愿意身体好，就需要自己锻炼；如果他不愿意好，那就没有办法。这是我个人的观点，比方说你自己都没有积极主动的健康意向，不愿意好身体，我管你干什么？又怎能管得了你？哪怕是自己的儿子女儿，得了病他想练的时候他自然就练，练了你再帮忙，这就叫疏导。如果他不练光靠你发功来治病，那是不行的。我们不能去培养别人的惰性和依赖性，这样也解决不了他祛除疾病的根本问题。我们现在的这种练法也不适合给人单独调气治，听到没有？

学生：大夫说得骨刺是不能动的，而我们锻炼是要活动的，这矛盾吗？

这个问题是个综合问题。大夫说的话是对的，而下面我们说的话也是对的，那是因为有这些条件的存在。大夫说的话其道理就在于人体的局部生理特征，是符合这个层面的要求的，是属于一种消极的防御治疗法，是片面僵化医疗观的体现；也是针对懒人、不锻炼的人的一种治疗方法。

大家想一想，人如果越不锻炼、越不想动，那么你自己就越不愿意动，它这个长骨刺的病态并没有得到很好的抑制，并且还会因为不运动而导致人的生理功能变弱、变差的情况。如果这个人勤快，愿意把这个骨刺消灭掉，那就得学会锻炼，通过一定的方法锻炼，来增长内气，使气血活跃。这样人的生理活动才能够符合生命运化规律的要求，营养才能通过运动送到人体需要的处所，为己所用。

你如果能够认真地做呼吸操、自然蹲起操、升阳固本操，做转腰涮胯，把肾气练出来，肾主骨，骨头的营养充分，气血活跃充盈，那么骨刺就会自然消失了。我们的治疗观既是符合运动变化发展的辩证法原理，又是符合生命运动规律的方法。人如果不运动，那怎么消呢？

所以说两个答案，懒人有一个答案：就不愿意动，疾病就不可能好起来；勤快人也有一个答案：锻炼身体往内求，并且需要符合生命运化规律的要求。这是有条件的，不能一概而论。一概而论就形而上学了，我们就不搞那个。

学生：我们养气的意念活动是什么？

养气的意念活动就是想着肚脐或是命门都行，想着肚脐与命门的中间也可以；或者说肚脐内、靠近命门前边一点，或者腹腔内靠近气海一点也行。只要是人的意守活动能够进入小腹之中，即腹腔中的任何一点都行。

但是，不是在混元窍的地方，混元窍位置太高了。有很多人反复强化混元窍，其结果是最后引发出毛病了。如果没有开中下二丹田，那么意守混元窍是会容易得病的。关于不能意守混元窍的原因，可以参看中医理论。简单地说就是脾司职运化、主思虑，如果过分意守，则会造成脾湿过重而生痰，痰生各种疾病那就是不言而喻的道理了。

我今天在这讲的内容，你们应该在练功锻炼的过程中去印证，这样你就能够继续地练下去。如果印证不了，那么你们就需要观察别人的各种反应；如果周围的人全部都印证不了，那么你们就不要练了。应该这样，实践是检验真理的唯一标准，我不希望你们出现盲目的崇信。

念诀的功夫力量

我在开始教学员念口诀时，我一教他们便会，而且是一天到晚都在念。他们中的大多数人都可以念诀十几个小时，甚至有些人晚上做梦也在念。可是我们现在在座的人能不能做到这样呢？

念诀跟工作、生活其实都是两不误的。如果能常念口诀，那对家庭的益处也是很大的，对孩子成长的帮助也是很好的。经常念口诀的人，其说话时传达思想活动的念力是非常强的，而且孩子一听就把讲话的内容接受进去了。

念诀是传承能量信息、开发智慧的一种方法，但念口诀不等于智慧，它只是一个简单的入门方法。通过长时间念诀的专修精炼，人的意志力就变强，这样你讲话的信息能量就能在帮助他人的过程中体现出来。如在管理自己的孩子时，那种信息能量就能直接打到孩子的脑子里边，产生很深刻的印象，孩子会很容易记住你所说的话。

比如，"不要出去玩。"就这么简单的一句话，印到孩子的记忆中之后，等到孩子要出去玩的时候，脑子里就会产生警惕性式的兴奋灶反映，反映出"不要出去玩"的信息。这样孩子会因这种反映的警惕思维模式的兴奋点而产生一系列心意活动，比如脑子里面会产生这种警觉性——我爸说了或是我妈说了不让出去玩，转而一想，我回去吧，他就自然产生了回来的念头。念口诀的好处是说也说不完的。

念诀不仅对别人有好处，而且对自己也有好处。在念诀的同时，也加强了对自己生命活动的统帅作用，也加强了人与自然的和谐关系。如果自己或者是别人，身体上有些突发性的毛病，也可以通过念口诀的方式来进行治疗，并且效果奇好，但是要明白这种奇效是怎样达到的结果。

你们之中能有几个人做到24小时念念相续、念念不断的？有没有？那在做梦的时候，有几个人能做到念诀？没有吧。那就说明你们的水平还很有限，不用说修身养性的其他内容了，就是让你们把这一件事干好，你们都可能做不到。

如果把这件事做好了，那力量也是很大的，到那时，哪怕你是给人家一个微笑的祝福，人家也是会好长时间忘不了的；只要你把这件事做好了，你工作单位的领导和同事对你的印象也是会好起来的；只要你把这件事做好了，哪怕你是做买卖的人，也会使生意产生和谐的，这样命运会因和谐而发生改变的。你真做好这一件事，那也了不起。关键是你们自己的贪欲心在平时障碍着自己，什么都需要，什么都想做好，其结果就是什么都做不好，大家可以回想一下自己的人生经历是不是这样的。

平常人的脑子，一个小时不知道有多少万个念头，只是自己察觉不到而已。可是如果自己能够专注于一念，是可以做到以一念代万念的，就只有一个念头在那里律动，那身体也就容易健康起来。对于念口诀的锻炼，你们不要把它当成难事、累人的活，如果你们一天到晚都处在念诀的过程中，那么念到最后，你是会达到不念而念的境界的，那就是念念相续的成果。即使是你因事而忘了念诀，它也是会自动地在那儿念的，那就叫念念相续、念念不断。这个功夫几个月就可以做出来。一开始可能跟工作接不上，跟生活接不上，几个月的时间之后就结合上了。它是使你呈现清净心的一个方便法。

走路时怎么念诀，骑自行车时怎么念诀，跟人谈话时怎么念诀，你自己慢慢地设计一下，你把一小段一小段时间连起来，就这样。我以前教给学员念诀，他从早上起来就开始念诀一直念到晚上，晚上做梦还念；他做事也念，收钱也念。那收钱念，念错了怎么办？一开始你集中不上时，你收钱时不要念，慢慢地熟能生巧了，最后到了收钱的时候也可以念了，因为人的思想意识宁静下来了，它就不会错的。一个人如果思想上很宁静，那么脑子是很清灵的，这样它对数字的反应就很快了。

因为你们没好好听我讲这一课，所以你们就不知道念诀的好处。全天24小时在功态中，最简单的方式就是念诀。在这三个月锻炼和学习的时间里，你们的身体变化是很快的，但是越简单的事就越不愿意做，越做不好也就越不好做。所以希望大家回去以后加强念诀的过程，你们会发现做着做着自己全方位都变化了。

加强念诀的锻炼，长功夫是很快捷的，以后的功夫就会变得不得了的。你就默念，一天到晚地念，就应该会产生愉悦祥和的结果。当念口诀的功夫出现了，其力量是很大的。古时候的书上记载，当持咒持到心念专一的时候，是可以把石头炸开的。你念口诀厉害了，给家里人治病就容易了。

生命就是这样的。生命在于运动，念诀是一种非常强烈的内在的律动，是能量信息的运动，它是直接练能量的。你们现在是有捷径不走，非要按照自己利益的想法去走，走小道，走弯道。作为一个平常人，需要摒弃的东西，那就是贪欲、妄想、执著等无知的愚昧。

德行与谦卑

怎么叫开光？这在佛教文化的本义中是有智慧功夫的要求的，具有开光资格的人，应该是已经证得实相智慧的开悟了的人，而且是已经呈现出应化智了。像这样的人具有无量光、无量寿和无量智的境界才能给人开光，如果你不具有无量光的智慧素质，那你能给谁开光？

开光者要有得道的品质，这样你的智慧才具有了遍透的特性，才可以与存在的各种事物相兼容。在这样的智慧层面，给具体的事物加上带有智慧的能量信息，打上智慧整体性能量信息的烙印，那才叫开光。你啥本事都没有，光靠念段经文来开光，你开的是什么光？

社会中的人因为不懂开光的原理，而误以为和尚师傅或有名的法师和方丈都可以开光，其实不然！你看现在社会上的旅游景点和寺庙等地，到处都有开光的纪念品卖，这些所谓的开光纪念品都是经济发展过程中谋求利益的产品，根本就不可能有大觉悟者给开光的纪念品卖。在今天的整个人类社会中，能有几个是真正的觉悟者？所以，真正的开光纪念品是非常稀有珍贵的。

真开光的东西有好处，比传家宝还要宝贵，它是道的信息，是永不消失的，是永恒的智慧之光的存在。即使这东西破了损了，它的信息还在上面，它是具有开慧祈福的能量信息，那当然是好东西。真开光的东西你放在身上，那人的身心是会因此起变化的。这种开光后的物品都具有灵性。所以古时候的修行家都有传承的法器，而且一代代传给品性与德行兼备的弟子。

当然，如果你没达到一定的层面，或德行不高，或缘分不足，是不会轻易得到这些开光的纪念品的；即使是得到了，也会因各种原因而遗失的。因为你不具有这种德行，你享受不了。有的人带着开光的东西，他的身体受不了，这都是因为你自己的身体与意识很粗糙而造成的结果。我今天把这些关于开光的本质内涵讲出来，仅供大家参考。

现在有些人是接受过传承加持的，其原理与开光相似，就是传承"混元灵通"。像这样给你们这些品德参差不齐的人加持能量信息，也只是一种普及式的尝试。通过一段时间的观察后，确实发现在你们这些人中，有很多是不符合接受加持条件的，像这样的加持活动以后肯定是不会再做了。

品德不好的人，在接受能量信息的加持之后会产生不好的后果。在哪些方面能够观察到呢？由于接受加持的人受先天因素和后天环境的影响，其修炼的进度就出现了快慢不一的现象。有的人开悟了，有的人开玄关窍了，有的人开中脉了等，这些现象出现得太快，所以引起了某些人的利益心态反应；这些人还由于接受学习智慧传承教育文化的进度和积极性不同，理解与践行的感悟层次出现了差异，所以这些人都是因自己的习气太重，或受利益心态的驱使，起了逆反心。

在这些人中，肯定会有人觉得自己为老师做了不少事，为这个班集体做了不少事，觉得自己有了功劳，那就应该功夫比别人高，觉得老师对自己不公平，没有平等地对待……像这样弄着弄着就会对老师及周围的人产生不理解或出现背道而驰的现象，甚至是对老师产生了嗔恨的心态。这样一来结果就不好了，这些嗔恨心态就会让他自己遭罪了，这样的心态是会引起不健康的身心反应的，而且各种各样果报都是当世当时现前。这就不好了。

任何事物的存在与发展都是一分为二的。为什么其他的人开窍开脉了，而你不能开呢？因为每个人的身心状态都有各自的个体差异，但更根本的原因就是因为你的品德不够。因这样的事去报怨老师，去诽谤老师，那是会在当世当时报应的。当然，即使是在当时报应，你只是认识不到报应的结果而已。这是自种恶因而自结恶果。

人如果违背了自然道德的体与用，那么就会得到自然规律的报应——"挫其锐，解其忿"（《道德经》）；人如果违背了社会发展规律，那么必将遭受社会发展过程中运化法则的惩罚；人如果违背了自己的生命运化法则，那么其身心行为所体现出来的思想言行就是错误的结果，必将导致人生的曲折、磨难与灾殃。

这些都不是老师或别人在报应你，而是你自己的行为缺德、嗔恨心使你自己的身心状态产生了偏差。对于这种现象，日本曾有一个科学家做了大量的试验来证明。他让人在纸上写一句话"我爱你"或"我恨你"，然后把这样不同的纸片分别放在两个装了水的试管里，像这样进行观测，日后发现的结果却是大相径庭的，产生了不同的冰花结构，而且色质也有差别。"我爱你"的冰晶花非常漂亮，颜色清纯；"我恨你"的冰晶花不好看，颜色晦暗有毒。这些试验的结果是非常有意义的，也是非常有价值的。

这个例子科学地解释了人的善心、善念、善行对客观的物质世界产生的和谐效益。如果人有了恶心、恶念、恶行，那么就肯定会产生背道离德的现象，人这样的自我就会自然地把自己的身心健康破坏了，从而使自己在这种恶性循环的过程里堕入到恶报的结果之中。

　　人是善有善报、恶有恶报的。如果这位老师见证到了实相智慧，那么实相智慧具有道的兼容遍透特性之妙，等于是你自己直接反对自己的自本性，你等于是用这种道的兼容遍透特性的信息来调集能量，来破坏自己的生命活动，损消自己的生命力。关于这些内容古人已经有了大量的记载，今人又做了大量的科学试验，其结果都是一样的：人的善心、善念与善行一定得善报；人的恶心、恶念与恶行一定得恶果。

　　要知道，不是人家的能量信息打了你，而是由于自己的德性不够，自己用自己的信息能量来打坏自己，也就是相当于自己用自己造的核武器来轰炸自己。你这不是自我毁灭的行为吗？所以，修身养性的人主动去修正意识、净化自我，是必不可少的最根本的修证内容。

　　如果一个人对自己的爱都不是百分之百的，即使你对别人再好那又能有多好呢？现在大家对我都很好，可是我却希望大家对自己也应该更好一些，这种好是一种爱，而且是一种真爱。只有这样，你才有可能对别人产生全然的爱。即使你对我再好，百分之百的好，百分之一千的好，那也是有条件的好，有利益心态的好。对此现象，我可以肯定地回答，有这样利益的"好"那是没有用的，这种好一文不值。

　　为什么老师还要求大家去做、去行谦卑诚信心呢？因为世间的每个人都有道心。为什么需要大家对老师要做到谦卑诚信呢？因为老师是见证了道的人。如果老师没有道，那也得像这样去行谦卑与诚信之功，而不能是无所谓的心态；如果老师真的有道，你也必须如常对待，需要用谦卑诚信的心态去面对老师。因为你表达谦卑诚信的时候，是对自我真心的谦诚，而不是外在的什么人。

可是把话又说回来，老师是有道还是无道，你自己有能力分辨吗？现在有很多人仅凭自己的那点知识，就想来衡量人是否具有大智慧，这不是可笑的愚昧行为吗？所以，老师就会要求大家，对任何事物都需要有谦卑和诚信的心行。这种谦卑诚信的心行，不只是对老师一个人的谦卑和诚信，而应该是对所有的人都需要有谦卑和诚信的心态与心行。只要你能够真正地展现出谦卑诚信了，那么你的真心自性就会自然地呈现出来，这样你的身心活动状态就会在无内无外的智慧整体性的境界中展现出来。

什么是谦卑与诚信？人进入到忘我的状态，也就是古人所说的具有仁爱之心行的人，那就是做到了谦卑与诚信。不管是做人还是办事，只要能够把谦卑与诚信展现出来就行了。不要只是对我个人进行谦卑诚信。如果仅仅只是对我个人做到了谦卑与诚信，那么这种心态就一定是处在利益的心态当中，是假我变现的结果。

你们想对别人有谦卑诚信的心行，那么只有做到对自己的那个自本性产生谦卑诚信才行，这才是最重要的。如果你们能对自己的真心自性谦卑了，那么就一定会对老师谦卑，对所有的人谦卑；否则就变成了现在大家口头中的谦卑与诚信了，那都是假的，都只是出于礼貌、礼节的缘故才那么做的，不是真正的谦卑与诚信！

智慧功夫的『信愿行』

超常思维和常态思维

蒸化功能的重要性

感觉不是功夫

诚心 信念 实证

无古无今 内外一如

人的类本质

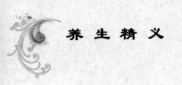

超常思维和常态思维

学生：如果开悟了，是否人生的所有问题就都解决了呢？

开了悟的人，也不是一下子就能完成净化意识的任务，只是说明了其思维参照模式有了改变的可能。同时值得注意的是，人在开悟后，消损不良习气也不是一蹴而就的，也得需要时间来改变。即使是古人，学了30年的理论，开悟了以后，也只是觉悟到了参照系的内容与心性本体是处在一个整体中的，并把参照的标准翻了个身。他见证到了这些内容，可是还有一大块内容需要自己去完善，那就是与生活的具体内容相磨合，在具体的生活过程中去经历，以使自己所学的理论完全地与生命活动的运化规律相符合才行。

学生：老师，您说常态思维和超常思维能不能同存？

你问的问题，简直不是个问题。超常思维和常态思维本来就是一个东西，是一个事物的两方面，超常思维是常态思维凝神聚气的集中表现。

学生：可是我觉得超常思维和常态思维就像开车换挡，换一下就过来了，不是很困难，可就是不愿意换挡。

不愿意换挡是吧？那你现在把观念改变一下，愿意换挡不就行了吗？换着换着，换熟了就熟能生巧，那时不就成一个整体了？你就需要通过具体的事，来帮助自己变换思维模式和参照标准。一开始是在换，到后来就不用换了，它就是一个整体的了，自然地展现出来。刚开始的时候是换，到后来它就不是换了。

学生：然后就是全自动的了？可我现在的状态还不是全自动的。

要想变成全自动的，那就必须认真地践行见证智慧教育文化的具体内容，并通过自觉自性来帮助自己获得自由自在的觉悟智慧境界才行。

蒸化功能的重要性

今天为什么给大家带海底轮？其实带海底轮强化的不仅是海底，还有膀胱的生理功能。强化了膀胱至会阴这一带，如果感受到了，它的气是往上蒸腾的。你感受到了没有？它热，它这个能量是往上来的，那就是膀胱的蒸化功能在起作用。

学生：膀胱有一个蒸化功能？

是啊。《黄帝内经》中说："膀胱者，州都之官，津液藏焉，气化则能出矣。"古人告诉我们，膀胱在人体中的地位是属于州都之官，其体现的是藏津液、气化则能出的功能特性。

所以，膀胱作为人体储藏体液的器官，担负着营养的最后一道工序的回收加工工作，把膀胱中的尿液进行蒸化，去浊升清，这是人体生理功能中变废为宝的再利用功能，非常重要。因此，膀胱这种蒸化功能的强弱，直接会影响炼精化气之功能的强弱。

作为平常人而言，如果膀胱功能弱，则会出现小便不利的现象。所以传统法门，无论是佛还是道，其实都非常重视膀胱这个器官所在区域的生理运化功能；无论是修丹道的，还是修中脉的功法，都需要在这一区域建立"加工厂"。为什么？因为在海底轮的上方，还有一个生殖轮，这里是藏涵先天之先天之精的地方，而且人生命活动中的生生运化不息之性在这里。

如道家各门各派，基本上都会在佛家中脉之生殖轮这一区域筑炉建鼎，依此来进行炼精化气的工作。佛家的密宗则会在这一区域

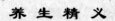

建立海底轮与生殖轮。这样大家就会因此明了膀胱蒸化功能的重要性了。

感觉不是功夫

下午几位老师给大家调理的时候，你感觉怎么样？

学生：当时，我感觉心里比较烦躁，只能睁着眼，就是烦，心里面有点难受。

为什么难受？

学生：不知道。就是有点难受。

难受也是一种开始适应这种蒸化功能的感觉，没有关系。

学生：就是没有其他的感觉。可能是空调的冷气吹得不舒服吧。

对待寒气，不要闭眼，也不要放松，只是脑子里边想着，同老师的信息能量沟通就行了。如果你全身一放松，因为这寒气比较多，它"哧溜"一下就进到你身体里去了。你如果想让寒气出来，可能不是那么容易。现在有很多人就是因为不懂得维护自己的身体，就拼命地享受人生，可是享受的过程却出现了违背生命运化规律的内容，而且自己还不懂，也不听别人的劝告，其结果是因吹空调风而得了类风湿病，后悔莫及！

你们可以提问题，我们边聊天边给大家调理好不好？我先讲一个事。

那时，我自己练功的时间并不长，只有三、四年。武汉有个人，他把我接到他家去，他们家是个老干部家庭，他妈妈腰痛得起不来床。在坐车去她家的路上，我就给他妈妈加了个好病的意念。去了以后，我就说："你起来吧。"老太太开始时有点打怵，后来我跟她讲没有关系，马上就会好的，我怎么说你就怎么做。老太太听后，虽然不太方便，但还是缓慢地坐起来了。在她坐起来的过程中，我治疗的意念是始终跟随着的。

结果我们一起聊天谈话，老太太就坐在床沿上，开始时坐不住，主要靠自己的手撑着坐。手就像这样撑在床沿上，她尽量地不让腰受力，所以用手使劲撑着，像这样撑着讲话："哎呀，谢谢你。"我一听就知道她是东北人，我说："您是东北人，而且还是辽宁人？"与她说话的同时给她的病灶区加意念。说着，聊着，慢慢地她的思想就开始放松了；聊着，说着，她那撑着床沿的右手松开了，而且是一边说话一边舞动起来。这个右手松了，可那个左手还撑着。老太太边说话边与我们聊天，边用手比划着，最后说忘形了，两只手都松开了。

这样，我在不经意中告诉她说："你这腰痛的病已经好了。"就聊了 40 分钟的家常话。我告诉她："现在可以下来走走了，可以吗？"她回答："可以啊。"然后就下地走起来了。我问她能否扭个秧歌我看看，她马上就扭起秧歌来，就这样把腰病治好了，那是1995 年的事。

现在给你们带脑中心上丹田，我就讲着话带，大家有问题可以提。

学生：我现在想，想您说的话。下午，几位老师带我们健身活动，刚开始感觉那个气挺顺的，一放松就特别舒适，然后突然间就感到心里烦躁，好像这一段时间一直是这样。

那是因为肝脏的气没透过去，蛮简单的生理现象。你就像我这样多开合几下（边说边演示）。其实人的情志活动出现烦躁与肝脏有关系，你就想是肝脏气没通过去，给它开合拉拉气，拉几下就行了；或者是按照五脏循行法调整一下就妥。

你练功的方法得改，不要从下丹田搞了，就是上丹田、喉结、中丹田来回守，也守守这几个地方，三个月、半年以后再换到下丹田来意守。

学生：可是我下丹田守得都有感觉了。

有感觉还怕跑了啊？因为你的明点在上边——上丹田，如果像这样去练，今后的反应就小了。从下边往上边练，人的生理与心理的反应就特别大。人家不这么练是没办法，上丹田打不开；你上丹田打开了，棒喝开了，最好是从上往下练，这样方便快捷。

学生：您不是说先开了上丹田，再开中间不是容易出偏吗？

如果是脑子里边的那个窍打开了，那是出不了偏的；出偏是需要条件的，你现在的情况上哪出偏去？上丹田开了，就守上丹田。上丹田是神气，如果用神气来化其他的地方，好化。不这样练，上哪儿起大反应？你的这个脑子是干什么用的？就是不注重学理论，因此不理解练功反应，那么自然会被这些现象障碍。

总而言之，像我们这样不断出现顿开的情况，应该是哪里开了就守哪里，这就是随顺因缘的练法，最方便、最便利的方法。所以现在就建议你，在平时的情况下，你就守上丹田。

呼吸操本身就强化了三个丹田，做呼吸操的时候，在五小时中有三个小时养，两个小时练，不就守着了？你三个丹田都共振了，基础也就自然地有了。你们如果不把丹田夯实，那么基础就无法保证了。当然，现在你们修身练功的内容太少，过程太短，时间也还不长，还做不到夯实基础的功夫。

学生：我们做的时候意守也是乱换位置，一会儿守下边，一会儿守中间的。

平常我也换意守的位置，但希望你们意守的时间延长一点，不能五分钟换一个地方。对上丹田的意守时间至少也得半个小时以上，安心地守住它。可能一开始做意守功夫的时候，人的意识不晓得轻重，意守的时候意念比较重，重就重点，没关系，等以后学会意守了，能够驾驭意识活动了，再轻守。

学生：一小时上丹田，中丹田半个小时，下丹田半个小时，这样可以吗？

可以。那你按这个做了没有？你不能五分钟换一次地方，两分钟换一个位置，你的神还没有在那里定住，就换位了，这个不行。还是没真正守进去，真守进去了，你想换，它一下还出不来。等你

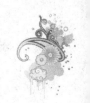

的神出来时，已经几个小时了，那就是定。

学生：明白了，就是需要通过意守上丹田来转变，平时一直守着。

对，在平时的生活当中，你就守着上丹田，守不住的时候就念口诀，守得住的时候就照察。我希望你们大家能够长大功。开了智慧玄关祖窍的人，其实是蛮好练功的。但是希望你们不要总是想找某种感觉。

总听人家的心得体会是有感觉的，慢慢地自己就会觉得没有信心了。像这样的情况我是知道的，人家的感觉跟你们是没有关系的。

打个比方，当时有个学员有感觉，让他练功刻苦一些可就难了，因为他练功是凭着感觉去的，他不是凭着要出功夫去的。做功夫、开智慧是不能谈感觉的。我不管你有什么感觉，只要你能够往里边进入就好，要知道功夫不等于感觉。它等于什么？意识的修养加上练功的时间、加上练功的过程。

因为敏感的人练功夫不能吃苦，也就是因为你这个身体太敏感了，吃不了苦；而那些没有感觉的人，能够使劲地练，当然就是不容易坚持，如果能够坚持，那么出功夫的可能性就大了。身体敏感的人，就很容易把自己给惯坏，他们会想："我随便练五分钟就等于别人练五个小时。"可是结果倒过来，人家不敏感的人，使劲地练五个小时，坚持、坚持，从那个没感觉到有感觉的时候，功夫就大了。大家应该明白，修功夫、觉智慧最关键的内容是意识修养必须跟上来才行。

这些内容以前讲过，但是大家都不愿意听，也听不进去。可当时我在听老师讲课时，只要听一遍就生了根、发了芽，真的是这样的。我的学习方法跟你们一样，我是个没有太高文化水平的人，但是自己身上仅有的一点文化知识，都被用上了，基本上没有浪费文化知识的现象。

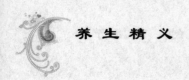

诚心 信念 实证

所以，练功的过程，不仅能够体现一个人的意志力，还能够体现出这个人的意识状态。如果总是缺乏信心，缺乏信念，那就半途而废了，不行了。练功的过程就是这样的。

打个比方说，我们这里有位老师对自身的能量没感觉，但他给大家带场带得不错。他一带场，大家不都有感觉吗？大家能够有感受不就是他自己的感觉吗？你们回去以后也可以尝试一下。比如，自己什么感觉都没有，然后给别人有感觉的人带带场。自己长点信心和志气，长点自己的决心和勇气。

这位老师以前在这方面是比较悲观的，他常说："我什么感觉都没有，怎么谈体会呢？"后来通过多次带场，使他自己的信心就增长起来了。不会给别人调治，我就让他去做，不是照样出现了不错的效果？这样他不也有信念了吗？他在做功的方面是什么感觉都没有的，但不等于没有能力。而你们这些做功有感觉的人，会不会给别人调治？只不过在我跟前就有这点好，平时我会教大家一些本事，我跟他说："你去消肿块吧，没事"！一开始做他可能会非常紧张，以后就好了。杜老师，紧不紧张？

杜老师：我想老师让我做肯定没问题。

田老师也是这样获得的信念。学带场、学习调治，并让她去实践这些事情。田老师讲一讲大家就知道了。

田老师：让我做没什么呀，老师让这样去做就做成功呗。

那大家呢？我要是让你们做这种实验呢？你们是否会有疑问？如果心想："我哪有那个本事啊？"完了！这个给你长功夫的信息就过去了。其实有很多东西都是蛮简单的。我说："你去做吧。"如果你问："我行不行？"这样就把帮助你长功、长本事的信息能量错过了。你们一定要知道，说你行，你就行！这样本事就长上去了，带着诚意去做，就出结果了。我这话不是乱说的，既可以帮助大家增长信心、长本事，又带有传承的能量信息内容。

田老师：老师说"没问题，你去做吧"，我就去了。然后走在路上他们还问我说，你现在头皮发麻吗？我说没发麻，没什么紧张的感觉。

其他人说："田老师在带场时，你是不是在后面给她帮忙？"我说："为什么要给她帮忙？我也不在现场，对具体的情况都不知道，怎么帮？"

你看现在，大家已经开始认同杜老师带场了，并说杜老师带场的效果不错。在聊天的时候有人曾这样说过。现在刘老师可以站一边去乘凉了，杜老师现在比较吃香，有人表扬，有人捧场。（众笑）像这样去帮助大家，你们自己的信心怎么会树不起来，那才怪！像高老师、罗老师，还有小吴。大家都不错。

一开始，大家都不会带场。大家总希望我来带。我说你们都有能力带场，都可以把这件事做好。只要你们好好地践行，修炼心性，而且是从心性这个源头去修养意识，那你们会出大本事的。

就像我们这里各位老师带你们做健身方面的活动，大家都有感觉，身体都能够发生变化，那该是多好的一件事啊。当然一个人功力的大小，与平时的修养功夫和练功的时间成正比，就是这样的。

其实讲这些也没什么用，花里胡哨的。真要能够带领大家健身、开发智慧，还不是得好好地练功夫？就是这样的过程。还得好好练功，苦练十年，到了那个时候，我想我们的本事就会大一些了。要知道，人做任何事时都是需要有积累的，总得需要有个改变身心的过程，能量积累的过程，驾驭心性意识的过程。

功夫是个积累的过程，绝对不是说练练玩玩，练了三天，玩几个月，然后记起来了再练。"哎呀，我这段时间没练功，好像前几天我还练了"，实际上已经过了好几个月了。如果像那样就完了，那你就练不了了。练功要相信自己，我也有曾经怀疑过自己的时候，但是我相信自己的时间有 99.99%。

我们练呼吸操只是基础，主要是改变人的思想意识的觉悟境界。

修正意识绝对是为自己服务的根本性内容，是为自己获得真正的快乐、见证自性真心、开发根本智慧的。人只有在不受任何的情感利益、物质利益束缚的情况下，这样再去做任何事时，才能够呈现出超越常人的觉悟智慧，这样就不会有任何的障碍，因而为人奠定了根本的基础，这才是行的根本法，这就是根本法。

有的人想："修什么意识？我这样多好，像我这样多自在，想吃点就吃点，想喝点就喝点。"如果持这样的心态来"历练"自己的人生，那肯定是没有符合生命运化规律的结果的。

我觉得我们就是得把自己调整一下，人的一生就需要有一个追求。但是为了追求，不能说我不再维持生活，那是不对的。现在如果你是一个做生意的人，那么就请把生意做好；如果你是一个做工作的人，那么就请把工作做好；如果是一位老师，那么就请把自己的教学做好。

但是人生的理想与追求只有一个，那就是自己是否能够获得自觉自由的幸福，建立对探寻真理、了悟人生的信仰。说探讨生命科学，不了悟人生，简直就是一派胡言。如果你没有正知、正觉，哪来的正见？你没有正确的观念来指导自己，你怎么可能说我自己在探讨智慧性的生命科学？你见地都错了、歪了，得出的结果都不对，怎么来探讨生命科学？探讨生命科学一定要在觉悟这个层面上才行。

无古无今 内外一如

现在需要大家改变健身文化运动时的那种功力观，只能说那是普及健身锻炼活动的要求。大家有点小本事，发点气给人治个病，搞点农业增产什么的，这些只能是从运用的这个层面上讲的。真正要探讨人的生命科学，建立起科学的生命观，那没有大的觉悟智慧是绝对不行的。

古人确立的功力观是不会错的，几千年了，怎么能错呢？那就是我们要使科学的生命观建立起来，在智慧觉悟这个层面上进行的。

在社会运用的这个层面上来讲，功夫展现出来的功力内容，也同样是会存在大与小的分别的，即使是作为平常人，那能力也是有大小的。功力观可是不能含糊的，一含糊大家就没有个准星了。一发气，农业增产了，可练了十好几年了，怎么还有关节炎？再想想也是，亩产能增加200斤，这个关节炎怎么没好呢？因为基础不够。

基础很重要，从练形的基础上入手，要开启丹田；从修养意识入手，来调和自身的各种情志活动，使之保持中和之气；从开发人的觉悟智慧上入手，把握自我的中和之性，这样就对了，那就有基础了。这些内容的呈现，必须践证到觉悟智慧的层面才行，所以我们现在讲的就是这个道理，很简单。

人在没有见证到觉悟智慧之前，其所谓的保持中和之性，是很难做到的。即使是人的身心处在相对平和的状态，那也只是处在一般的平和之中，真正要做到"发而皆中节谓之和"的话，应该是在觉悟之后。

"喜怒哀乐之未发谓之中，发而皆中节谓之和"，这要到觉悟以后才能做到，一般人是做不到的。一般人的和气是从表面上看着和气，实质上是一种压抑的表现。等到了一定的时候，关系到自己切身利益时，他一翻眼睛谁都不认了。这样所谓的和气，到了一定程度，他就不干了："别让我太吃亏了，你以为我傻啊，其实我都是让着你的。"就会产生这样类似的想法。

学生：我有个朋友，是武警部队的。他觉得他工作也做了很多，然后长级，提干，分房子，他能让的都让了。他说："很烦，你看我什么都让给别人了，最后别人还对我不好。"我说："那就难怪了，你肯定烦。你既然是心甘情愿让给别人的，你就不要希望别人对你好了。"

不是的，他让给别人是有条件的："我让给你，你得对我好。"他是做这个交易买卖的。"我不要工资，我要买个好"，他是这样的利益想法，大家看对不对？

学生：我说，"你没有这个观念，这个事情就没有了，你是自找的。"他说，"我觉得奇怪呀，半年没见你，境界怎么不一样了？"

因为你们脑子里边有好多观念和固执点，我讲出来了，可能你们就长力量、长能量，驱散了固执，概念平了就好了。老师讲课，说什么叫觉悟智慧？那个内容我以前讲过。老师要跟一个农民谈话，那就呈现农民的智慧；和一个工人谈话，就呈现出工人的智慧；和做买卖人谈话，就会呈现出买卖人的智慧；如果和一个学者谈话，就会呈现出学者的智慧；和一个当兵的谈话，就需要呈现出兵者的智慧，那样才叫大觉悟智慧，也叫分别智。

你说我跟一个农民说话，有农民的智慧，跟一个工人说话就没话可说了，跟一个学者交谈就没有思路了，相差更远，那是叫什么？那就是没有觉悟，也没有智慧，那就是一个没有见证到觉悟智慧的人。

有智慧，有大智慧的人是圆满十方的。什么是圆满十方？首先得破除人我执，破除人我执就必须在现实的社会生活中去破，平常人都会是上有老、下有小，左右有姊妹，前后有兄弟，社会有朋友和同事，是圆满这十方的。人能够在自觉的过程中调和好这些人际关系，即自我的思想意识活动内容与自己的行为活动过程，都能够处在不执著、不分别、不妄想的觉悟境界中，那就圆满了人的社会属性。

人需要在驾驭感官功能方面做功夫，这样才能克除法我执。人的感官功能就是人的眼耳鼻舌身意的本能功能，克除法我执就是需要人能够驾驭感官功能——眼耳鼻舌身意引起的色声香味触法的欲求，而且就是在"能所合一"的层面上做智慧功夫的内容，也就是说从人的自然属性上去认识、去践证圆满觉悟智慧的根本内容，这样一来才能圆满人的自然属性。

人只有做到了克除人我执、法我执的全部内容，那才是进入到圆满觉悟智慧的境界中。

人一辈子就是这么几种关系在这摆着，人这一辈子也就是需要把感官功能的生理属性和心理属性认识清楚，从而使自己能够达成驾驭感官功能的功夫能力，这样也就自然地成就了人的圆满觉悟智慧。这么简单的东西，还搞不定"这个"？

我所讲的这些内容简不简单？简单得很。大家别把这些内容想得那么复杂，只要把这几种关系协调好，能够驾驭自己的感官功能和管理生命活动就行了。只要大家把这些内容做清楚，那么人的身心整体健康也就获得了。不仅如此，人在这种境界中就会自觉地把自身与自然及社会的各种关系应对好，这就是圆满觉行的大智慧！

你们现在做人的品质还太粗糙。你总是感觉人家对你有意见，这就说明了一个问题，你没做好。你不要说人家不对，首先是你自己不起心，不动念，那就什么都没有了，是不是这样？

有的学员就是固执，不吃剩饭，这观念多可怕。我还得强调，改了也得强调，为什么？你改了，你确定了你这一辈子不犯？这是一方面。第二方面，在座的其他同学还有这个观念怎么办？我得借助你这个事告诫大家，哪有讲课讲给一个人听的，除非我面对的是一个人。如果我面对的是一群人，讲一个人就是讲这一群人。大家在现实的社会中生活都会存在这样类似的问题。难道你们在家里都没有这个观念？有没有这样的现象？心想：如果老是吃剩下的东西，烦不烦？

我们这可不是在鼓励大家多做饭、吃剩饭，而是就这个现象教育大家不要浪费，要能够吃多少就做多少，如果剩下了没坏掉就及时吃，这样才处事合度。有的人就更不用说了，毛巾是半个月换一条。我一条毛巾用了将近两年，已经像鱼网了，都还没下岗。

人的生活态度，决定了这个人思想意识的根基。很多人说："我这一辈子，挣这么多钱干什么？自己不花销一点说不过去。"但是老人还有一句话，大家没听过吗？什么话？就是"天晴需要防天变"，所以才有这样一句话，出远门的时候需要"晴带雨伞，饱带干粮"，不饿的时候还得带着干粮。

我所讲的这些内容，都是需要在当下去行的，当然也还是需要在未来进行践行的内容。"晴带雨伞，饱带干粮"这句话，与我们所说的当下有矛盾吗？这句话说明了什么样的内涵？中国人不仅有眼光，而且还要活好当下。当然，只要大家能够坚持下去，那么就自然地展现出了未来。

我觉得这个观念是挺好的，你不幻想未来，但是可以展望未来。晴带雨伞，人生的道路上总是会有阴天和晴天的，有阳光明媚，风和日丽，还有冷风秋雨，下雪，冰雹，打雷闪电，各种各样的情况都有。那么"晴带雨伞，饱带干粮"，说明了我们中国人的智慧。你别小看这个谚语，这都是我们的古人、我们的祖先，他们生命智慧的总结。你现在遵循它就行了。现在晴带雨伞，带什么？

学生：带钞票。

带钞票多厚啊，带卡。当然我是没有银行卡的，你们有卡，你们不会带着钱满街跑，要花钱就刷卡，那个就叫什么？晴带雨伞，饱带干粮。因为今天的这个社会，不需要你背着伞到处跑，方便的时候要带着伞，不方便的时候要带着钱，有钱下雨能买雨伞，饿了能买食品充饥。

我们这样练功，绝对不提倡什么？不提倡盲目地去练。你该做社会工作还得做，不做怎么办？这条小命还得活，家里的人还得活命。所以我们为人在世，是有很多人生的道理的，修身养性的道理也没有多么深奥、多么玄妙，不是玄而又玄的东西。

像老子的文章，两三千年了，才这么一篇。尽管他这个语言放在当时都是能听懂的，可以这样说，当时的语言表达形式就是这样的。但是能听懂那个语言，可不一定就能明了其中所要表达的本质内涵啊！可是放了两三千年以后，大家现在连读起来都非常困难，加注解还不一定说得正确。那时没有标点符号都能看懂，现在再怎么断句，是不是当时老子的那个原模样还有待考证。但是如果你见证了道，那就容易了，怎么讲怎么是，你讲的就脱不开那个道的本质内涵了。

为什么在几千年之后还能够表达出《道德经》的本质内涵？因

为人见证到了根本真理，获得了大智慧，人的大智慧之属性与道的本质属性一样，所以只有智者圣人的智慧，才能够通过不同的文化表达形式复述出、呈现出道的真义。

智慧教育文化，是社会生活内容和过程以及生活节奏的文字表现，任何一种社会文化和社会生产力，都是所处社会人类存在的生命力的体现。文化有古今，而智慧无古今！多简单哪，就是需要践行，需要见证。

人的类本质

其实，人类存在至今，无时无刻不是生命力的体现，挺简单，只要是个活人都会有生命力。形体之气充足的人，他能出力；神气充足的人，他能出点子，有聪明才智；神与气都充足的人，是既有体力又有智慧的，他既能干活也能思考问题。所以第三次人类文明进步的过程，是内求的智慧科学与外求的现代科学走向整体融合的这样一个过程，是智慧教育文化融合现代的社会文化与科学文化的过程。

我们还是把它说得整体些，真是这样的。因为一个人真有智慧了，没有什么是内求与外求的，也没有什么是超常与不超常的分别，不能把内求与外求、超常和常态智能分开来谈。应该是这两大科学体系的融合，这样人的所谓常态智能就会产生质的飞跃，它不再是什么分工了，而是人的觉悟智慧走向整体智能的状态了。

我们认为人的类本质就是人的生命力。不管是从历史到现在，从有人类以来到现在，无一不是生命力的体现，这是生命存在的本质内容。

不仅是这个，一个蚂蚁它也有生命力，它那个蚂蚁王国也是生命力的体现。人的类本质，是生命存在的类本质，因为它是人生命存在的象征。人迄今为止，认识人自身以及人类赖以生存的地球环境来说，是科学的，或者说是高级的，其实怎么说都可以。从人的本质属性上来看，人的生命力就涵盖了人的一切存在的根本，如果人没有了生命力，那么人也就不存在了。所以说，人的生命力就是人的类本质，而人的觉悟智慧才是人之类本质的根本属性。

学生：我看别人的书上讲类似的理论，没有看懂关于人的类本质那部分内容，我也没有找到答案。

要想认识人的类本质，需要开发大智慧、走向觉悟才行。

学生：生命力是精、气、神？

生命力就是人精、气、神的统一体。不能漏掉"统一体"这三个字。在这个统一体中可以分为神、气统一于形，神、形统一于气，神、气、形统一于神的内容，当然这其中还存在有很多不同的层次层面。

学生：您说的生命力，在任何生物体中都有生命力。所以，人的类本质区别于别的生物，那别的生物也有类本质？

是的，每一个生物体都有生命力。人的类本质既区别于其他的生物，又能够涵盖所有生命存在的类本质。从现代科学观点来看，人是目前能够认识的最高级的生命存在。迄今为止，人类在认识自身的这个问题上，认识大自然的这个问题上，从生物这个角度来看，它是最高级的生命体。宗教界对于人的类本质是没有认识清楚的，因此就认为神、真主和上帝是人的类本质。

今天我们也简单地讲了人类对自身存在的类本质学说的看法。人如果认识不清楚这个类本质，就会把生命本能的功能当作类本质的存在，这样就理解错了。

学生：我们正在修谦卑心。

如果能够真正地明了谦卑是从内在生起的，从日常生活点点滴滴的内容和过程体现出来的，那么像这样呈现出来的谦卑心就是根本智慧。这样的智慧是自性里流露出来的，是自性真心的自然呈现，或者说是法性里边流露出来的，这样讲就简单了。可是我讲了之后，你们还是不知道。

什么叫法性？那就是佛家说的佛性。什么是佛性？就是灵山。

灵山是什么？就是如来。如来是什么？就是真我。真我是什么？就是道。还是说不明白，说不明白你探讨它干什么？但道又不是说出来的。

大家吃吧，这是樱桃，这个能吃明白，是甜的还是酸的。为什么要这样说呢？因为吃樱桃的时候，就是相当于大家践行的过程；这个品尝樱桃滋味的过程，就相当于是在平常事中修身养性的内容。如果有不明白的东西，就需要按照理论去学、去做；如果明理了，那还需要依靠践行去证明，只有这样才能获得真知灼见。

将健康握在手中

棒喝与健康

修正意识的重要性

浅谈辟谷

身心印证能量信息

棒喝与健康

其实治病很简单，"棒喝"就那一下就行了。昨天晚上"那一下子"就是治病，刚才大家谈了谈昨晚棒喝时那一下子的体会，都谈得很好。

有的人说，在昨天的组场带功中，突然听到了一声吼，那一下让自己的头里好像过电流一样，过了里面感觉就通了，挺快的，就那一下。其实这样振动一下，大家康复的速度可以大大地提高。如果你想着慢慢来，慢慢恢复，那么康复起来可能就很慢。过去我做康复临床工作的时候，经常和大家话疗、谈话，调整学员的内心世界、意识状态，然后再治病，那效果就很好。

昨天晚上棒喝那一下，基本上每个人都会有变化，大家应该多交流一下。还有同学说，脑子一响，"咚"一下子，自己也不晓得是什么位置。如果说有疾病的话，就一个位置，一个位置就一心一意，你要是放在两个位置效果就差些。昨天晚上那一下子，意念活动是散开的，下午做的组场棒喝那一下是合着的。

你们看，我棒喝时的发音，都是一声响。但是其中有一声响是符合了"将欲翕之，必故张之"的法则要求，有一声响是"将欲弱之，必故强之"（《道德经》）的法则要求，对这些信息的运用，其所展现出来的效果是不一样的，其中藏着聚和散的能量信息内容在里面，是不一样的。人的生命非常复杂，它是一个巨系统。

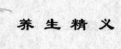

修正意识的重要性

我们健身的切入面不一样，切入的层面不一样，大家的效果和收获都不一样。如果说我们遵循一个原则，那就是不要想其他的，就是一心一意地去练这个健身操。这样不健康的人练起来就能健康，健康的人练起来就更健康，维系住自己的健康。

不管我们做什么操，怎样来锻炼身体，但是我们获得的健康只是一部分，是改善生命活动的基础部分。几天以来，我们一直在讲一个人的意识形态的改变才是根本。在座年龄大的，六十多岁，七十多岁了，生活了六、七十年，形成了自己的生活习惯。确实，你要想改变它那是非常难的。但是不改变人的思想、净化人的意识，那你们即使是获得了健康，其身心健康的状态也只是暂时的。

即使你今天在这里好了，但回到家里边，你的那个生活习惯、你的思维模式没有变，还是会引起新病出现，导致旧病复发。因为人的生命活动是由意识主导的，人的意识活动又是由思维参照模式产生的，人的思想意识能主宰我们的生理活动。所以大家看改变意识有多么重要啊！

社会上很多人学佛，他们说"我们跑庙，我们念佛，念完了心里的疙瘩就少了"，好像这样一来身体就可以健康。确实是有一些人，他们没有进行养生的活动，其身体也是会好起来的，这是为什么呢？这就是因为在盲目崇信的过程中，人的心意活动进入到相对安静的状态所带来的结果。这样我们就知道了，人的身心状态只要是处于恬淡虚无的状态，就会在一定程度上给自己的身心活动带来健康。

有些人信佛，这样他们便不敢越轨。有信仰的人，在平时的生活中，如果自己遇到了事想发脾气，但脑子中一想、一警觉——这是孽障，那么就不发了。这样他们的身心状态也会因这种警惕性的存在而影响自己，使自己慢慢地变得中和一些。

这些人在遇到什么困难的时候，他们也会认为是由于自己的业力现前了，是业障所造的，这样一来，人的心态也就变得平和了。实质上，在这个层面上人所展现出的精神状态，要比他们自己平常的修养水平高出了很多，所以他们就容易出现一些康复的现象，因为他们的心理状态很平静。但他们会认为这是天上的那个佛菩萨所产生的力量，这样就自然地使人走上了迷信的深渊。

　　实质上人的这种改变都是由于自我信仰的意识调整而使自己改变了自己的生活模式，改变了思维参照模式。人思想意识的思维参照模式一旦得到了改变，那么身体自然就会好起来。

　　我们健身锻炼从改变生理活动上来看是要快些，但是要改变我们的意识活动，想改变、想修正就慢了。我有一个老师，他有这样一个口号：忘掉疾病，忘掉烦恼。可是任何一个平常的人要想做到这一点那是非常不容易的。我们有很多人在这里，他忘不了疾病，忘不了家里边有事，他忘不了烦恼，这样人的身心想健康起来就非常困难了！所以这就需要我们自己去认识自我生命存在的运化规律，对自己严格要求。

　　昨天我们唱歌唱得非常开心，唱得非常好，大家非常高兴，这样的高兴、这样活跃的气氛给我们带来了一两个钟头的快乐、和谐与健康。这样好不好？好。但能不能持久？不能。那么怎么办？紧接着下去得依靠我们自己，这个问题只能靠我们大家自己。平时不该计较的就不要计较，尤其是当自己情绪出现烦躁的时候，内在心意出现不安的时候，自己的利益受到损害的时候，要能包容，要能放下。

　　不是有这么一句话吗？"吃亏是福"。一般的人是什么都能吃，就是不能吃亏。如果感觉自己吃亏了，那他就不干了，会因此而产生不良的情绪。但这样一来对自己的身心就直接造成了障碍，那么潜在的疾病也就由此而产生了。尤其是那些中老年人，在事业上、在单位里面从一个岗位上下来，心情不平和，想一想"原来那么风光，大家都围着我转，现在我一下来，你们就不理我了"，产生了

"人走茶凉"的心态。像这样由于内心不平静而引起的各种疾病是有很多的，我们人的很多疾病就是在这个当口发生的。

四十多岁、五十多岁的女性，大多数进入更年期，这时候心情的波动很大；男性在五十五岁、六十岁左右，身体差一些的在五十岁左右，就开始出现更年期综合征。按《黄帝内经》的说法，女子是七七四十九岁，男子是八八六十四岁。现在的人大都出现生理紊乱，所以"老更"提前是很正常的事情了。更年期综合征不是女性才有，男性也有。只要你家里边老婆有，你这个身体的综合征现象也会相伴而生。

我们不是学过整体观吗？你这家里夫妻两人一块儿生活了几十年，你们很多信息是相似的，心情是相通的。你这儿发生变化了，那无形的信息也会在同时影响着对方，对方也会因此而发生变化。

往往我给人看病的时候，尤其是给人看中医的时候，尤其是夫妻两个到我这来的时候，我给他们开的药总是那么的相似，为什么？那就是一个整体，你要调整他的时候，就调整她。我们有一种经验，给不育症的人开中药吃，男的吃，女的也吃。为什么治两个人？那就是从整体的高度、从辩证的角度出发的。

一般的情况下，如果家里主事的人胃部出了毛病，那么家里其他人的胃部也会出现相似的不太好的现象。女方的胃部出了毛病，很严重，丈夫的胃也不会是很好的，家庭中情感比较好的成员之间通常是相互影响的，这就是人的疾病信息在家庭中产生了相互干扰的现象。大家应该知道，家庭中的任何成员都是处在这种"家"的整体信息中。

所以人需要改变自己的生活习惯，那不是一个人的问题，而是整个家庭的问题。如果我们不谈这个，专门靠别人来给你调整，你们的病能不能好？也许有的人可以好一些，但大多数的人不会有很好的疗效；即便一时能好，那也维系不了很久，到时还是会复发的。

其实用外气调治，包含着很多的方法，比如，针灸推拿的方法、组场的方法、话疗的方法、辟谷的方法、练功健身或者吃药的方法等等。那么除了话疗以外，体现出来的全部是调整生理，由生理波及和影响心理，产生平衡心理的结果。身体不但健康起来了，心理上也会健康起来，心身的整体也会健康。这就是我们认识到的一些内容。

社会中的任何人，都需要认识到改变意识的重要性。对此，我们只有通过各种形式的交流、讲课等方式方法，才能解决这样的根本问题。如果你们不想交流，不要交流，不愿意打开心怀，那么就不可能解决意识的修养问题。人与人之间的关系就是需要通过沟通、对话来达成和谐的。

话疗就是交流沟通的一种形式。当老师跟你话疗的时候，你一定要敞开自己的心扉，不管是家庭里边的事，还是你私生活方面的事，只要它障碍着你，那你就需要全部跟老师进行交谈。把你内心的隐藏的秘密讲出来，这样你就可以放松了，老师也会教你如何应对。不管是五年前的事，还是十年前的，有可能病因就在那儿。所以通过交流，通过话疗，它能产生影响，产生疗效，而且效果非常地明显。

我到你们这儿来，到今天就三天三夜了。我不知道我来到这个地方能给大家带来多少的帮助，但是有一点，我的气机和你们是那么的不一样。就在中午，我到隔壁那个四号房间去了一趟，马上我的肚子就开始起反应。有时候我都不愿意出去上街，出去转一圈马上不行，回来拉肚子。为什么？一方面是因为外面的气太浊，另一方面是我个人太敏感，因此在污浊的环境待着，自然会有明显的新陈代谢反应。这种生命运化功能的表现显然与大家是不一样的。

为什么我们一调气，大家会明显地感觉到能量是从自己身体的中间升起的，为什么会产生这样的现象——大家身体的中间升起能量？我想这与练法有关，与生命体里识别内压的参照系标准有关。另外，我在练功时，生命运化功能呈现的是直接摄收并加工内外混元气或说能量的过程。因此，我的身体穴位有很多都是打开了的，一进到你们这个场合里，就把你们身体的能量——那个偏颇紊乱的、不正常的能量信息给改变了，我身体里的生命运化功能也因此开始出现反应。

以前我有位老师，他就是这样的情形。在当时我不相信，哪有这么巧的事。现在这现象到我身上来了，这不是今天才出现的，已经有一年多了。为什么我的气质跟你们的不一样？一个是练功的内容不同，另一个关键的内容是在意识的净化方面存在着较大的差距。

大家以前可能没有遇到过这样的老师，因此也不懂得如何修养意识。只是希望从今以后，通过我们棒喝的那一下来震动自己的思维参照模式，改变一下，哪怕是改变一点点你的人生轨迹，你就可以获得健康。如其不然的话，那健康是很难保持的。所以通过呼吸操的锻炼，内气快速地培补起来，人是可以健康起来的。当然再配合我们的系列健身法，那康复的效果就会非常显著了。我们大家需要努力、加油。

这几天可能比以前要忙一些，以前大家练功，我听有的老师说，一早上8点多钟才练，有时上午唱歌，下午2点30分才练功。其实我告诉你们，以前我办康复中心的时候，上午8点钟开始到11点钟结束，中间休息20分钟，练功量比你们现在大。早晨，冬天是6点钟起来练45分钟，夏天是5点30分起来练一个小时；下午看录像，做功课，带场调治；晚上还要练一个小时，然后再带场一遍，睡觉。你们现在的练功量都是不够的。

搞康复，练快速的捧气贯顶法，一天要能够练15遍以上，至少15遍以上比较好，这样就多了一点。如果达不到这个数量，大家的康复的效果会差一些，我举个例子，当年有位老师身体不舒服时，他一天练20遍。这位老师当时也是由于肿瘤好起来以后才开始学会治病的。所以练功需要我们大家刻苦。

另外，昨天和前天，我们这几个学生给大家带场以后，不知道大家的下肢和身体有哪个地方不舒服。一般的话，下肢会出现酸、麻、胀，尤其是膝关节会产生不舒服的情况，有的人还会出现手臂麻木等等这样的情况，这都属于正常的。康复不仅仅是练功，更重要的是如何通过习练这个使我们走向健康的呼吸操来改变身心，这是重要的，其他的并不重要。

有人说："我到这个地方来就是为了健康，你就给我调治就行了，就好像我到医院去，医生给我开药方就行，我交钱拿药回家就可以好。"如果是那样，在医院就可以治好了，就不用通过这样的方式来提高身心健康了。如果要通过这样的方式，就必定要改变意识活动中的某些病态的思想观念。

浅谈辟谷

我曾见过癌症治愈率很高的功法，治愈率达到75%左右。他们的方法很简单，就是先启动你的丹田气，然后通过辟谷，通过组场来治病。为什么要通过辟谷呢？大家练的方法中都没有辟谷，功夫不到一定的水平，辟谷很容易消耗能量。但是对于肿瘤病人，他的那个肿瘤长的速度非常快，它是属于异形细胞，这个异形细胞跟我们身体这些组织细胞、五脏的组织细胞有巨大的区别，它是细胞裂变的结果。我们人的生命细胞是按照生命活动规律来运化的。

人的这个细胞要吸收大量的能量，但是癌细胞也需要大量的能量来维系自身的裂变。可是人在辟谷以后，没有大量的能量供给癌细胞，它就没办法生长了。而这时的人体生命细胞，有大量细胞的运化功能被辟谷的方式唤醒。所以当人处于饥饿的状态时，它的运化功能就自然地开始工作。细胞的生命运化功能在工作的过程中，它的修复功能得到了完全的展现，然后再借助外力的调治，提高了治愈率。它的原理在这里。

我去那位老师那里学习，一下就把他治疗癌症的原理认识清楚了。然后我也用这样的方式治疗过癌症病人，效果非常好。所以方法是多种多样的，有时候我们不要拒绝这个方法、拒绝那个途径，我们不要自己给自己设置障碍。有的人说："我一天不吃饭就饿得慌，那是会出现低血糖的。"可是有好多人在我带领辟谷的过程中，开始时害怕出现低血糖的现象，但当我们进入辟谷状态之后，他们也并没有感觉饿，低血糖的现象也没出现。为什么？我就是通过意念活动来调整人生命活动的运化功能，把它调整一下，约束了起来。一到吃饭的时候就不生产消化酶，在胃里边、肠道里边停止各种酶的生产，使肝脏、心脏里边产生协调性。人身体之中那些参与消化的脏器，不仅是西医学讲的肝、胰、胃、肠才是消化系统，其实消化系统涵盖着五脏六腑，一个消化功能体现了五脏六腑整体的功能运化状态。

记得那位老师当时在给人发辟谷指令时，只是要求胃停止工作，而后来我是按照符合生命运化规律的意念来下指令的。为什么这样做？因为我学过混元整体理论，懂得了人的生命存在是一个整体，所以我直接从五脏六腑着眼，结果效果更好。如果单纯从胃去约束辟谷者的消化功能，比如约束了胃，但肝脏还会分泌，胰脏与肠道都还会分泌，那么辟谷者还会有饥饿感产生，这样辟谷者就不容易坚持下去。

其实辟谷具有激活生命体中各类细胞运化功能的作用，使人的生命活动呈现出修复功能，是开启人自身修复功能的一个方法。当然我们不是在这里谈这个方法就需要大家这样去做，我们在这里不提倡，因为辟谷需要有专业的老师来安排指导。如果有谁的身体不太好，那么能否尝试一下在某段时期内一天就吃一顿饭。如果一天只吃一顿饭，肿瘤疾病比较重的病人，他就没有更多的营养供给他的疾病，生命自身的细胞它就有更大的能力与肿瘤细胞抢夺营养，这样就自然地激活了自身细胞的功能。

如果要辟谷，可能大家会怕；如果一天吃一顿饭大家可能不怕，24 小时总有一顿饭可以吃，饿不死。然后再发功调治的时候，老师也轻松，我们的学员也轻松。

如果一个人一天吃一顿饭，我们的精神活动还要好一些，几天以后我们就会出现神清气爽的状态，这也是改革治疗方法。人家是辟谷，我们就来个不辟谷、半辟谷，少吃点，或者说不吃饭，在一天当中吃几条黄瓜，多吃几个西红柿，行不行？也行。通过这样来清理我们的肠道，清理脏腑组织里的这些毒素，抑制自己疾病的生长，这是从生理上寻找治疗方法的一种途径。这样的方法需要大家配合，当然，这样的方法既可以用在患者身上，也可以运用在我们健康人的身上来。

我讲的这些理论，它不是仅仅针对患者的，也可以针对健康人。健康人可以通过这样的方式走向更健康，走向长寿。但是不是要你长年累月的只吃一顿饭？要是那样刘老师就有罪过了。大家得注意一个关于"合度"的调节问题。如果一个健康的人，天天都辟谷或节食也是不行的。人体需要各种营养的摄入，也需要通过整体的消化功能休眠或半休眠状态来进行调整，二者皆不可或缺。所以应该是在一段时期里边，10天、20天或一个月里边这样操作，使身体发生巨大改变以后，再渐渐恢复到原来的饮食状态。

实质上，我们现在饮食的营养远远大于过去。在上世纪80年代以前，我们的生活非常地简单，营养摄入可能不够，那时候人有病很好治；可现在的人有病不好治，是因为大家都吃好的，营养过剩导致不平衡。得了病，医生还要你吃甲鱼。

尤其是长肿瘤的，医生说你做了化疗，你得吃甲鱼补一下。完了以后还要吃什么，那个黑鱼？叫财鱼。那东西吃不得的，越吃毛病越多，越吃你的消化功能就越不容易运化开。不懂得生命运化规律的医生所告诉你的强补法，是值得大家思考的。虽然他也是以关心你的方式在帮助你，但要根据身体的具体情况来看才行。而现在的西医生，大多并不懂得生命活动的规律性，只会按照西医学对人的认识来帮你。

虽然我讲了这么多，但是关于刚才所讲的这些内容是不会在这里演示的，这些内容中的很多方法将由其他的学生带着大家做，效果是一样的。这是对大家的建议，大家愿意做，自觉地做，老师就会继续帮助你。

如果一天吃一顿饭，瘦了一斤，没有什么可怕的。一天不吃饭，也就瘦两斤，它不会瘦三斤的，有个规律。当你开始复食的时候，一天长两斤，比那个猪娃长得还快。（众笑）具体方法的操作里面有很多的技巧。但一天吃一顿饭人是不会瘦很快的，然后又能把我们的细胞激活了，结果是产生了双赢。

我把这个方法告诉大家，传授给其他的学生，他们会把这些治病的方法传授给大家。当然如果有谁愿意把这个方法说成是自己发明的，那么我就无偿地送给他，没有问题。但是你一定要有能力，要能够控制得住节奏。一天吃一顿饭的人，消化系统的功能要把它协调好，你只要有这个能力，你就可以这样做；如果你没有这个能力，那就请你别做。

如果你亲身在这里试着做了一次，你回去就可以经常做。经常做的原则是：肿瘤病人好了以后，一个礼拜有六天吃两顿，有一天不吃，身体会比常人瘦一些，但很健康，癌症很不容易复发。这些内容的原则我都讲了，做不做你们自己看着办。尤其是对老年人，只吃两顿饭，营养应该够了。晚上不吃，就吃黄瓜，吃西红柿等等，照这样去做就可以了。

身心印证能量信息

学生：我在这里锻炼，身体感受为什么不是很明显？

你们在这是会感受不明显的，等你们回去练的时候那种感觉就会非常明显了。因为人是"不识庐山真面目，只缘身在此山中"的。

你现在已经到了山里边，你说哪一座峰秀，哪一座峰奇？你不知道。你站在山里边，会觉得哪一座峰都不是奇峰，哪一座峰都不是秀峰。所以对于你们来说，在这个地方住着感受会不明显；只有离开这个地方的时候，回到家里面练的时候，那种感受，你们身体里边带着那种能量信息、强烈的能量信息，和以前相比就都不一样了。

为什么会出现这样的现象呢？因为你们现在的身心活动还是比

较粗糙的。无论是生理方面的，还是心理方面的生命活动内容，都比较粗糙。不过等你们回去之后，把带回去的音乐光盘给周围的人听一下，让大家一起体会体会，感受就自然有了，身体也会起一些明显的变化。

我有个信念：只要自己的思想言行符合生命存在的运化法则，那么在这个世界上是绝对没有不平等条约的。只要你去做了，好像用世俗的眼光看上去是不平等的，但从人与自然以及社会是一个整体的高度来看，实际上是平等的。你付出了这个，你就会获得这个，有些东西能看得见，有些东西是看不见的。所以，对于人与人之间的生存状态，不要比较，也不要比相互之间的感觉。因为任何事物的存在和运化发展，都是符合"有无相生，难易相成，长短相形，高下相倾，音声相和，前后相随"（《道德经》）的法则的。我讲的都是真实的，都是我生活当中见证过的内容，绝对不会在你们面前夸夸其谈。我就是那么走过来的，我也将这样走下去。

大家知道吗？这个"红太阳"的健身音乐，不管你哪个时候放，它都会带着那种强烈的能量信息，就像我们的《金刚智》一样。你如果不是用生命在宣讲、在谱写，那书怎么可能有那么强烈的智慧生命的能量信息存在？这个就相当于过去佛家所说的应化智的内容。

人如果明心见性了，那么他是成就了法身。报身成就，是父母给我们的这个肉体生命成就了。我们要想获得人生命存在的肉身成就，就需要全面地把各窍穴打开，把周身的经络气血畅通，而且还要使其发生质变，达成身心统一的、形神合一的、行神俱妙的智慧，这样就获得报身成就了。然后当法身与报身的整体性被独立呈现出来的时候，那个所能够呈现出来的独立整体性智慧，就是应化身成就，也可称之为应化智。

在应化智的智慧层面，不管是你说的什么语言，还是你用过的什么东西，它都会带有强烈的能量信息，而且这个能量信息是活的。比如像我讲著的《老子道德经全解》、《薄伽梵歌全解》、《金刚经全解》和《智慧书》这几部书，只要把其中的任何一本书放在头上，就会让人感受到书中的活体能量信息。

这不是我体会的，是大家体会后告诉我的，买了这些书的多数人都有类似的体会——这个书像有生命一样。大家可能是没看过《大师在喜马拉雅山》这本书，书中有一个巴巴拉，就是印度的一个修行者，修炼了四、五十年，他的身上扛着一个袋子，那个袋子就会动，就跟我们这个书一样，它会动的。那就是说生命不再是我们肉眼看到的这样，书也是个生命能量信息体。

你们回家以后要爱惜、要珍惜这样的事物，当你有一些困难的时候，你就和它沟通一下，有时它还能帮你解决一些问题。有的人出了反应以后，他把书放在身体不舒服的地方，很快就缓解了，并使其身体恢复正常了。

例如，有位学员的家里人胃不舒服，然后他就拿着书放在这位胃不舒服的人的身边，过了一会儿这位不舒服的人身体就好了。还有人睡眠不好，有神经衰弱，也把这本书放在枕头下，这样睡眠就好起来了。像这样类似的例子太多了。

当然这些人是很会动脑子的，很会运用这种吉祥的能量信息。对这种信息能量的运用，最关键的是在当时需要有谦卑虔诚的心态。但是你们一定要注意，不要把这些现象神秘化了、玄学化了。有时候你可以跟那个书交流一下，它虽不会说话，但是它那个信息会和你交流，可以尝试一下，当然这其中最重要的是挚诚笃信的谦卑心态。这个谦卑心是对自己的谦卑，对自己真心自性的谦卑，可别外求了。

看我讲著的这几部书，大家确实可以体会一下，不少人都有这方面的感受。所以这本书所体现出的不仅仅只是具有书的内容和书的存在形式，还能体现出传承的智慧教育文化的内涵，而且它还是一个能量信息的活体存在。

健康根本与智慧映相

丹田与延年益寿

健康要从根本解决

治病方法与长功

智慧整体的映相空间

智慧独立性与整体性

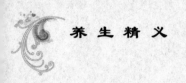

丹田与延年益寿

　　只想通过开下丹田来保证自己的健康，这种情况在刚开下丹田时会有效果，但时间长了就没有用了。为什么这样讲？因为下丹田的气上来营养五脏，五脏是接受不了的。因为它们不是一个层面的事物，而且其结构也不一样，所以彼此不适应。

　　下丹田的气比较粗糙，中丹田的气非常细腻，你说那么粗糙的东西要把中丹田打开，那怎么可能钻得开呢？打个比方说，下丹田的气，如果一颗气有 20 个平方米的房子这么大小；而中丹田的气，一颗气却只有一个篮球这么大小。你说用房子这么大个空间的气去把那个篮球大小的气给同化好，那怎么可能呢？所以近几十年来，有好多搞养生文化的老师们少有健康长寿的，而他们的学生们也没能解决得了长寿的问题。为什么？因为他们这些老师都没有做好修养意识的功夫，所以才没有见证到中和之气的境界。

　　我在不同的场合说过，人要想获得健康长寿，应该打开中丹田。我为什么要说延年益寿与开中丹田有关？因为中丹田这个地方是协调五脏六腑之运化功能的要窍，是人这个生命体之生理活动的中心。下丹田的形成和强化，只能帮助人的生理运动机制得到修复和完善。下丹田是人生命体的运动中心，也是形成中丹田的基础；中丹田是人体生命活动中生理活动的中心，也是形成上丹田的基础；上丹田是人的生命活动中心，在上丹田中藏着人的神或者说是心性本体，神是人的一切生命活动中的统帅，其统帅着生命活动包括生理方面和心理方面的全部内容。中、下二丹田是决定人生命能否延年益寿的基本要求和关键条件，上丹田打开的质量以及心性的修养状态是人能否延年益寿的重要内容与根本条件。

那我们为什么能把中丹田打开呢？因为我们练的是呼吸操，这个健身呼吸操同时启动了经络之气，脏真之气，还包括我们的形体之气。由于呼吸操能够使身体的气机上下开合、前后开合、左右开合，六个方向都可以开合。这六合的开合，使得我们的五脏之气和六腑之气都被激活了，被调动起来了，这样从能量信息的层面和物质运化的层面上解决了不同属性之气的统一性问题，这样开中丹田就成为了可能。所以我们开中丹田，如果修炼得当，也就只需要一两年的时间，当然这其中最关键的内容是需要老师为大家进行"传帮带"的传承教育。

健康要从根本解决

我的三焦不是很通畅，这都是因为以前给人发气过多而造成的损害。那时没有练出功夫，还要每天给几十人调治，也不知道发放外气的利弊，所以才会出现今天的这种现象。

平时你们偶尔给人发点气、治个病，有那么一些疗效，那都算不了什么；可是每天如果给很多人调治，那就不行了，因为像这样发气的要求是非常高的，需要在调治的当时产生一定的效果，所以在当时就会为了那个疗效而进行外求。人的主观意识活动带着自己所练之气向外驰骋，这样就使得人的生命能量出现了很大的消耗，因此对我自己的身体就自然地产生了伤害，那就会出现不利于身体健康的现象，人就会出现受不了、承受不住的感觉。

发气伤身体，是一个比较缓慢的过程，因为我们当时的练功时间并不长，基本上没有什么功夫水平，属于所谓的外混元阶段，开始时的消耗并不明显。不过在离开了康复中心两年以后，再继续发放外气，就逐渐开始出现一些迹象了，体乏无力，尿液中有悬浮的尿泡长时间不消失，好似有蛋白流失的现象。

所以我认为，当自己通过练功的锻炼活动，没有使自己的身体发生大的改变，没有把自己的基础做好，如开丹田、开中脉等，那发放外气是肯定会对身体的健康状态产生不利的影响的，而且不是一般的影响，有可能会损伤身体。关于如何健康地运用外气的理论，我个人觉得，没有相当的健康水平和功夫做基础，没有与发放外气相适应的健身方法来练，那就目前社会大众的水平而言是不适合的。发放外气的理论还有待今后作进一步的探索与总结。

如果健康状态和功夫水平都非常不错了，通过运用外气来帮助别人调治身体还是可以的，那也需要开在玄关这个层面上才行。但是，即使是给人发了气、治了病，你如果妄想要帮助这些人不死，那也是不可能的。发气治病解决不了祛病消灾、延年益寿的问题，最好是运用带场的方式来进行治疗，这样就行了。当然遇到了特殊情况，确实是需要解决当务之急，需要偶尔发一下还是可以的。不需要也不能天天去给人帮忙，没有节制的发气肯定会出现伤身害己的结果。

有些人给人发气治病的目的，就是想听别人对自己的恭维话，比如"你真有本事，功夫好，德行好"等别人赞美自己的话，显摆自己有本事，让自己产生成就感；还有些人给人发气治病是为了谋取经济利益；也有一些少数人，确实是出于善良的心态，真心实意地想帮助人。凡此种种，不管你是属于哪一类的，大家可以想一下自己的健康状态，也想一下自己的功夫水平，是否有这个能力这样去帮助大家呢？

如果自己的身体没有完全好起来，那还是先把自己的健康维护好再说。另外，即使是我们无私地给人治病了，那么患者就真的好了吗？我自己做这个工作做了十来年，看到了形形色色的人，为了获得气，将好话说尽，可是一转脸就说坏话，像"有什么了不起的，混元气招之即来，还要人说这么半天好听的话"等等。那么我们大家可以从中分析一下，发气调理身体是帮助大家的行为，其结果是否达到了帮助别人的效果？还是助长了他人不愿意主动锻炼的懒惰思想？……

如果家里的人，亲戚朋友，在危难之际偶尔用一下也是可以的，但总是像这样做，肯定会出现损气伤身的现象，不合算，即使是给十两黄金发一次气也是不合算的。

今天有位教授打电话过来，邀请我们这里的老师到北京去给一位学者治病，这人得的疾病是肝腹水。我们这里的老师建议，让他练呼吸操，我们给加一个康复的信息就行了。如果发的治病信息解决不了问题，那么当面发气也是解决不了问题的。然后他又说让我们这里去个老师给治一治，他是会给钱的。这里的老师讲，我们这里不缺钱，而缺少做老师的人才，老师太宝贵了。而且已经告诉了他解决问题的办法，只要能够坚持练呼吸操，是会很快出效果的。想用钱买健康是买不来的，就得自己锻炼。

平时你告诉这些人，让他们注重自己的身体健康，好好地习练呼吸操，这样可以强身健体，但他们不愿意练，讲了多少次也都不愿意练，等到病危了再想通过这条途径来帮忙救命，那显然是不合时宜的，为时已晚啊。开始讲健康重要，可是这些人往往是不以为然地觉得自己的身体不错，认为如果有病就可以找医院，现在的医学这么发达……可当自己真正到了医院也没有办法解决问题的时候，就开始找救命稻草了，把外气和信奉宗教神学当作是救命的稻草。

如果这一次好起来了，那么像这样的人就需要接受经验教训了，作为国家级的人才，需要明白自己生命存在的意义和重要性，以及生命存在的责任和义务。自己的这个生命的存在不仅属于自己，而且还属于社会，属于科学的事业。人如果懂得了这一点，就会知道生命的自然属性了，就会珍爱自己的生命了。如果这一次是由于没有注重身体的锻炼而积劳成疾，那么就请在康复的过程中逐步进入，只有这样去做，才能避免今后出现覆亡无日的结果。

对此，有的人还会产生这样的说法："那你练了本事不给人治病，你练了干什么？"我们要干的事可多了。首先，把自己的身心健康照顾好了，有多余的时间和能力确实是可以帮助他人的。先把家里人给帮助好，如果你眼前的事都没做好，你做那么老远的事有用吗？大家自己眼前的什么事儿都没做好，尽做些与自己不相干的事，你做了，即使是做得再多，人家也不会相信你们。

所以，我觉得目前你们首先把自己的身体搞好，把自我的意识净化好，这是最实惠的；把自己身边的人影响一下，把家里的人管一管，然后再有精力，把自己的朋友管一管就行了，把周围的环境、人际关系改善好，这就是非常了不起的行为。《道德经》也是这样讲的：修之身，修之家，修之乡，修之国，修之天下。如果没有把自己修好，没有把周围的人和事处理好，那么想做成大事是不可能的。

要知道，每个人在做人的过程中，如果自身的能力越大越强，那么可以影响人、帮助人的范围就越多越广。所以咱就别干那些有心无力的事，你光想得好有什么用，自己得先有那个能力才能做实事。这就要求我们把当前的任务完成，把自己的身心首先健康起来，把自我的意识净化下来，只有这样才能把自己的能力提高上来。做人切记不能、也不要好高骛远！

治病方法与长功

学生：我们给人治病的话，应该注意什么事项和运用哪些方法为好？

首先要明确一点，我们练的是呼吸操。关于给人治病的方法这些问题，我不主张大家去用这种气给别人治病，而是希望有病的人通过主动锻炼来自我康复，用最简单的锻炼方法——呼吸操结合升阳固本操等，这样来解决健康问题。所以让病人依赖你给他治病，莫不如教会他用符合自然道德观的养生文化和正确的健身锻炼方法来自我调整。

大家可以通过自己的锻炼来达到强身健体的目的，但是当自己遇到别人出现危难之时，还是须要出手给别人治治病什么的。关于如何治病，我觉得是有很简单的一些内容的，那就是通过我传承给大家的那个带有能量信息的口诀，念口诀就行了。人家身体哪个地方有病，你不要把意念加在人家身体里念，你就在自己身体中与之相对应那个部位念，让对方坐在那儿放松，念口诀就行。如果说还想用其他的方法治病，那就可以运用信息水，把口诀念到水里边，给病患者喝就可以了。

有这么简单的两个方法就够了，这就把我们以前所运用的那些方法都包含在里面了。念口诀的过程也包含着组场的内容在里面，既包含着治病的内容，又包含着组场的道理。制作信息水的过程，就是把信息能量与食物或需要信息能量的对象放在一起进行混化，这样便得出了信息食物等结果。像这样去做，等于把各种非药物治病的技巧都包含在里边了。所以治病就是这样简单的过程和内容。

不过我们强调的是患者应该通过自己的锻炼来获得健康。

学生：练了呼吸操以后，感觉现在比以前好练功夫了，那以前为什么不好练？

这个可以从不同的层面去认识和了解，里面有这样几个内容。

第一个层面的内容，因为通过呼吸操的习练，你增长了内气，比以前练功的质量提高了，而且能够坚持下去了，身体明显见好了，所以现在就比以前好练，这是一个原因。

第二个层面的内容，当内气充盈起来，当丹田开了的时候，神就很容易内守了，较之以前神不能内守、不能内敛的情况来看，又进步了一个层面，这样来说比以前练功也好练了。

第三个层面的内容，就是说当内气充盈、丹田打开了，如果丹田开在玄关这个层面，那么练功夫就更好练了，就可以做到生活健身化，健身生活化，更好练了。

但是这些层面的内容只是从生理上说的。从人的思想意识角度来看，生理上的准备已经有了，这样对思想意识改变的要求就变得突出了，同时人生理活动的改变也为意识的改变奠定了基础。修养意识的生理基础有了，那么修养意识也就好下手、好修正了。

只要人能够主动去认识和主动去改造自己的世界观、人生观，能动地去改变自己的一切，那么修身养性的内容和过程以及目标等，这一切就会成为可能，人生的目标也就一定会实现了。

智慧整体的映相空间

人的思维不是光速运动，也不是超光速运动，它是个映象的整体功能态，是映相空间的自然映现。在这个实相智慧的境界中，是不可以用速度来描述的，它不是个速度方面的问题。如果你用数字来解释，用数字来衡量事物的发展，那你就堕入到数学逻辑的诡道里边了。

真正超越四维、五维空间以后，连生命现象的存在形式都发生了改变。有人说一个老头子会变成个小孩，可是在现实的环境中确实没有变回来的现象出现。不过大家可以理解为这时的信息是往回收缩的，可质量态的存在呢？是停止的吗？不。在高维次、多维次空间同样存在着微细的物质运动。可是当人的智能效应功能的映相功能与净寂实相的智慧在瞬间产生了统一性的时候，那一切的存在，不管是物质的存在还是精神的存在，实际上远远不是所谓三十三天的概念了。

大家知道吗？宇宙自然的那种实相净寂，包含了无数维次的空间在里边。因为无始之始的道体，已经运化出了无量无边无数个三千大千世界的存在内容。三十三天是佛家大德对宇宙自然的存在层面的一种认识和描述，相当于三十三维空间，这种划分是为了帮助人们理解而将抽象认知具象化了的方法，并不是说真的就有这三十三个层面。实际上对永恒智慧存在的状态，想通过数学或物理学的方式去计算它已经是没有意义了，因为它就是永恒的存在，不能被量化。所以，想要用光的速度去看待这些问题的时候，那就会堕入到数论那种逻辑学范畴里了。

相对论的建立，主要还是针对宇宙自然中宏观与微观的物质存在及运动特性来进行研究的。我个人认为，其认识的原理还是个速度效应。但在智慧实相的映相空间，就根本不是个计算速度的课题了。如果非要用速度来描述实相智慧，那就是零速度。

　　人的这个实相智慧，把有形的宇宙空间和无形的运动内容的发展信息都包含在里边了。人就是这个万事万物中的一个具体事物，就像宇宙自然中存在的一颗尘埃。

　　在1993年听混元整体理论的讲课时，我当时就有一种感觉，觉得宇宙自然的整体运化发展与宇宙自然运化发展的整体绝对信息，二者运动的方向是相反的。这种相反方向存在的绝对信息，记录了宇宙中所有的运动变化发展过程，以及其中的一切内容，如各种星系的存在、生灭、增长、膨胀等，这种绝对的信息存在就相似于古印度大德所说的"宇宙之心"。所谓的净土世界是不是要到哪个地方去呢？在宇宙自然的这个道之前是怎样的存在？这些都只是当时的我在胡乱猜想。其实老子在《道德经》里已经对宇宙自然的本体作了明确的回答，道孕生演化了宇宙间的万事万物。有没有比"道"更早的存在？没有！老子说："吾不知谁子，象帝之先。"

　　由道运化发展出来的存在，也就包含了我们现在能够看到的这一切。当然我们人类迄今为止对宇宙自然存在的认识，还仅仅只是其中很少、很小的一部分。道之体不仅运化发展了宇宙自然，同时还与宇宙中的万事万物呈兼容态存在。所以"道生一，一生二，二生三，三生万物"以后的万有信息，都被道这个宇宙实相所藏涵。人类的各个个体的思维运动也都包含、储存在宇宙实相里边了。所以过去说人的业力有多少劫等，可能都与此有关。

　　实质上人的实相思维空间是怎么认识的？是通过映相来认识的。人能够看到的是个映相的映现反应过程，人能够听到的还是一个映相的映现反应过程，人能够感觉到的同样还是一个映相的映现反应过程。人在当下觉悟了以后，其眼耳鼻舌身意就合成了一个整体的映相映现功能。

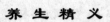

　　对外在事物的映相映现境界，对内在事物的映相映现状态，对各种事物没有分别的映相映现，不都是个映相功能的展现吗？因为实相净寂的整体映现功能，既可以兼容人的一切生理活动内容和过程，同时也能够遍透人的一切心理活动内容和运化过程；不仅如此，人的这种实相智慧境界，还与宇宙自然的绝对真理——道的属性特征一样，因此实相智慧与道的体用关系自然是相互兼容的。为什么这样说？因为人的实相智慧之心性与道的属性特征都是相同的。道之理就这么简单。

　　可能大家现在还不容易听懂这些讲课的内容，以后通过慢慢践行，逐步地践证到一定的智慧境界时，你们就能够听懂这些话了。

　　对于实相智慧来说，难道逻辑思维不是个映相的映现过程吗？那只不过是抽象概念的映相映现境界而已。形象思维不就是具体形象的映相映现内容吗？体察思维也是对体察过程中所有内容呈现出的这个映相映现的结果。实际上人的智能效应功能的本质内涵，就是一个映相空间。只要是映相映现的内容，都是同时而整体反映出来的结果。

　　实相智慧所展示出来的空间智慧效能，是个整体的智慧思维过程，这个整体是由虚寂的无始之始而孕生形成的智慧思维参照的映现功能。常人肯定是没有办法去揭示和描述这其中的奥秘的，也想象不出来是个什么形象，而人的思维就是那样自然存在、工作、运化的。

智慧独立性与整体性

　　学生：宗教者修行的目的是为了什么？

　　很多修佛者就是为了涅槃，信上帝的人就是为了升天去见上帝，去见主，盼想去天国享福。这些都与生命运化规律相背离，已经偏离了古智者圣人传承智慧教育文化的根本宗旨。

　　学生：人不能走了再回来吗？

如果能够把自己的这个形体化了，从理论上来讲应该是可以回来的。如果你自己的这个肉身形体没了、腐化了或烧掉了，那么你这个肉体生命的整体信息没了，能量态没有了，关键是这种个体生命的整体能量信息没有了，就不可能再回来。

你们现在不应该妄想这些问题，对你们修证智慧的实践活动没有太大意义，在现世把人做好、把当下修好就行了，不要生未来心。

学生：那以前讲意识本体的独立性该怎么理解？

那实际上是说智慧存在的独立性的整体展现。这是属于应化智的范畴。

学生：我认为是应化的存在。

在五维、六维、七维、八维等多维空间中，都会存在有人的生命信息。比如说，有人写了几个字"混元灵通"，那幅字画跟这个人有什么关系？如果有关系，那就因为是这个人写的，这个唯独的关系就是这个人拿笔写了几个字。当写完字之后，应该字是字、人是人才对，可是为什么你们站在这幅字的跟前，还能体会到这样强烈的能量和信息，而且它还可以起到帮助人的作用呢？为什么会起某些智慧效应？这些智慧效应又不是这个人有意或者是刻意加上去的能量信息？

学生：这个信息是同步的，这是个有功夫的人，他自己会不会有感觉？

这个写字的人肯定是没有感觉的。

学生：就是说，这幅字与人的信息是一体的吗？

是一体的。这个是智慧的独立性整体展现的现象。

学生：那么写了这幅字的人，以后长功夫了，那么这幅字呢？

一体同观啊，也同样会成长，这幅字的能量信息应该也是个活体。

学生：它的信息和写字人的信息是两个东西吗？

不是的，其本质内涵是一个东西，没有两个。只不过它是人智慧独立性的整体应化展示，这是生命体智慧的独立性的整体存在。

学生：我的生命体也有独立性吗？

每个人都有这种独立性的智慧存在，但是一般人是不觉悟的状态，是愚昧无明的状态，不能识别无形的多维空间中能量与信息的存在。

如果说平常人没有智慧的独立性，那也是不对的。打比方说，某个人做了个杯子，其实在那杯子上就有制作人的信息。如果具有某种特异思维的人，是有可能查知到这个制作人的信息的；如果功能差了，那肯定也是看不见的，但是这个人的信息是一定会存在的。

学生：那人在小时候写了几个字，现在功夫高了，再看小时候写的字，能量信息是不是也大起来呢？

会不会大起来，这个我不知道。但是应化智的出现，必须以身心整体发生智慧性的质变为基础，在这之前的生命活动状态就不得而知了。因为记录人生的基因结构，只有在人的智慧祖窍发生质变之后，才会出现基因突变。人在未觉悟之前所做的一切事，应该与开悟后证得应化智所做的事还是存在着差别的。因为人在明心见性后，其生命活动的信息能量在不同的多维空间层面也会存在整体性的互动——你长它也长，水涨船也高，这是人的智慧境界从量变到质变的过程中必然会出现的现象。